U0248618

数理医学丛书 1

医学图像分割与校正
——基于水平集方法与深度学习

杨云云　著

科学出版社

北　京

内 容 简 介

本书从图像分割与校正模型和水平集方法的基本概念出发,整理了若干基于水平集和深度学习的医学图像分割与校正模型.全书共 11 章,包括五部分内容:第一部分(第 1 章)介绍医学图像分割与校正的方法,包括医学图像分割与校正背景及意义、国内外研究现状分析和相关模型和方法.第二部分(第 2—4 章)详细讨论二区和多区图像分割与校正模型,包括多区 MR 图像分割与校正模型、抗噪声医学图像分割与校正模型及基函数表达的人脑 MR 图像校正及分割模型.第三部分(第 5 章)介绍多图谱融合的三维人脑 MRI 分割及校正模型,主要针对 3D 人脑 MR 图像的分割及校正.第四部分(第 6—8 章) 介绍带有约束信息的图像分割模型,包括结合先验约束项的图像分割模型、带有强约束项的彩色图像分割模型和 PeRSF 模型.第五部分(第 9—11 章)介绍基于深度学习与水平集方法的医学图像分割模型,包括弱监督牙齿分割模型、基于局部方差和边缘信息的自适应分割模型、基于强化主动学习的图像选择策略应用于分割模型.以上介绍的各种医学图像分割与校正模型,针对不同特性的医学图像,不仅提高了模型分割的准确度,也提高了模型分割的速度以及自适应性与鲁棒性.

本书可作为高等院校数学、电子信息工程、计算机科学、自动化、通信、生物工程和医学影像等专业的本科生与研究生的专业教材,也可供从事上述相关专业的研究人员和工程技术人员参考.

图书在版编目(CIP)数据

医学图像分割与校正：基于水平集方法与深度学习/杨云云著. —北京：科学出版社,2024.9
ISBN 978-7-03-077669-3

I. ① 基⋯ II. ① 杨⋯ III. ① 医学摄影–图像处理 IV. ① R445

中国国家版本馆 CIP 数据核字 (2024) 第 019393 号

责任编辑：李 欣 李香叶 / 责任校对：彭珍珍
责任印制：赵 博 / 封面设计：陈 敬

科学出版社 出版
北京东黄城根北街 16 号
邮政编码：100717
http://www.sciencep.com
涿州市般润文化传播有限公司印刷
科学出版社发行 各地新华书店经销

*

2024 年 9 月第 一 版 开本：720×1000 1/16
2025 年 1 月第二次印刷 印张：12 3/4
字数：257 000
定价：128.00 元
(如有印装质量问题,我社负责调换)

"数理医学丛书"编委会名单

主　编：孔德兴

编　委 (按拼音排序)：

陈　柯　陈韵梅　董　蒨　顾险峰

梁　萍　刘士远　孙　剑　张小群

"数理医学丛书"序

　　现代医学与数理学科相交叉是今后医学科学和数理科学发展的一个重要研究方向, 它具有十分重要的科学意义和广泛的应用价值. 严格地讲, 数理医学不仅是一门关于医学与数学的交叉学科, 同时它还涉及计算机科学、物理学、信息论及数据科学等. 其目的不仅是重构人体内部组织器官、病灶等的几何形状, 确定组织、血管等的相对位置, 以及生成解剖信息的定量描述, 而且可以预测疾病的发生与转归, 阐明疾病的发生机制, 揭示医学的内在规律, 从而帮助医生制定精准的诊疗方案, 实现为患者造福的终极目标, 对促进人类健康具有重要意义.

　　数理医学学科具有如下几个鲜明特点.

　　1. **多学科深度交叉与融合**　数理医学涉及医学、数学、统计学、物理学、计算机科学、信息论、数据科学与人工智能等学科. 其研究的对象和问题、解决问题的方法和工具以及结论的意义都具有鲜明的多学科深度交叉的特点.

　　2. **理论与实际需求密切结合**　数理医学研究的目的之一是解决临床医学提出的重大科学问题和实际需求问题. 为了实现这一目的, 需要新的数学思想、理论与方法以及高效的科学算法, 通过数学建模、数值模拟、软件开发及临床试验和应用, 制定合理的医疗方案、研制高端的医疗设备, 从而达到造福患者的终极目的. 因此, 理论与实际密切结合是数理医学的特点之一, 同时也是本丛书的特色之一.

　　3. **传统学科与大数据、人工智能等新兴学科的高度匹配与相容**　由于我国患病人数多、医疗数据庞大, 研究医学大数据分析技术、使用大数据挖掘与分析算法是不可避免的. 但是, 我国不少医疗数据以碎片化、孤岛式存储, 由于这些数据还属于传统的统计学范畴, 因此统计学将发挥重要作用. 上述现状决定了数理医学目前具有传统的统计学与现代大数据、人工智能等新兴学科的高度匹配与相容特点.

　　人民健康是关乎国计民生的大事, 是经济、社会发展的基础. 实现国民健康长寿, 是国家富强、民族振兴、大众幸福的重要标志, 是实现"健康中国"的重要组成部分. 随着社会经济的发展和生活水平的提高, 民众对健康的需求与日俱增, 当今科学技术的巨大进步使得智能诊疗应运而生. 智能诊疗的目标是使诊断治疗精准、高效、低损害、低成本, 主要是通过高端精准医疗设备和手段, 尽可能地减小临床实践的不确定性, 实现智能诊断和治疗, 同时尽量将损伤控制到最低程度. 因此, 根据国家重大战略需求, 深入开展智能诊疗领域的基础研究及关键技术研发,提升我国相关领域自主创新能力, 构建和完善适合我国国情的智能诊疗体系, 保证在涉及国计民生领域不受制于人, 具有十分重大的意义.

智能诊疗是一种多学科交叉的高尖科技, 需要医学、信息、大数据、统计学和数学等学科协同合作和推进. 医学影像的高效精准分析是智能诊疗的核心, 高效精准的医学影像分析有助于及时准确预测和识别疾病, 科学制定治疗方案, 适时实施手术导航和量化评估治疗效果. 由于是特定成像设备对人体器官和组织的信息进行采集和反馈成像, 医学影像高效精准分析需要处理反演、非刚性、小样本、多模态、多序列等问题, 因此数学在其中起着不可替代的基础性作用. 对于当今国际关注的医学影像分析与疾病智能诊疗, 已有的相关方法和技术面临着巨大挑战, 需要新的思想、理论、方法和技术才能获得更加清晰的图像、更加丰富精准的信息和更加快速的处理能力, 这也是数理医学所关注的一个重要内容.

宏观上讲, 数理医学一方面为智能诊疗提供了理论基础, 另一方面也为智能诊疗提供了方法论. 事实上, 智能诊疗包括两方面: 智能诊断和精准治疗, 它可以通过现代医疗设备及生命科学等学科中的一些先进现代技术, 实现对患者的智能诊断与精准治疗, 在保证精准的同时尽可能将损伤控制到最低程度. 智能诊疗的最终目标是以最小化的医源性损害、最低化的医疗资源耗费使患者获得最大化的效益, 这对造福患者、提高人类健康水平具有十分重要的意义.

"数理医学丛书"重点介绍数理医学这一领域内的重大科学问题, 探索和发展该领域内的核心技术. 希望通过对数理医学的研究, 能够提升我国该领域的研究水平、应用能力和核心竞争力, 推进我国在高端医疗装备 (特别是医学影像设备等) 和诊疗手段方面拥有先进的自主知识产权, 为提高民众健康水平, 实现民众看病 "少跑路、看好病、还便宜" 这一惠民目标, 做出我们力所能及的贡献. 同时, 在实际问题驱动下促进数学学科的原创发展, 增加数学学科新的研究增长点, 实现多学科交叉融合和协调创新.

孔德兴

于杭州玉泉

2024 年 9 月 3 日

前　　言

随着科技发展和医学进步, 医学领域对医学图像处理技术提出了越来越高的需求, 要求能够直观、清晰地反映生物组织的形态、轮廓和病变情况, 将其提供给临床医生作为诊断患者病因和病理的重要参考与依据, 这就是图像处理的一个重要研究方向——医学图像分割. 活动轮廓模型在面对医学图像分割任务时, 灵活性强, 便于运用先验知识, 能够在不同的情形下给出较好的分割结果, 因而运用较为广泛. 但活动轮廓模型也存在一些普遍性的问题, 例如非凸性和局部最小解, 对噪声图片效果不好, 以及对初始轮廓线和参数敏感等问题.

针对以上问题, 本书系统介绍了不同图像分割与校正模型和带有不同约束项信息的图像分割模型、基于水平集与深度学习的图像分割模型等, 针对具有不同特性的医学图像, 所提出的图像分割模型, 提高了模型的鲁棒性、分割的精确度和速度, 并且避免出现数值不稳定的问题, 从数学科学的角度深入分析并解决了医学图像分割与校正问题. 本书内容系统性强, 深入浅出、重点突出, 层次分明, 理论与实例并重, 并提供了丰富的数值实验与图例, 以供读者参考.

杨云云

2024 年 8 月

目　　录

第 1 章 绪 论

1.1 医学图像分割与校正背景及意义

随着社会发展和科技进步, 人们每天都要处理大量的信息数据. 其中, 图像由于能够包含更多、更为广泛的信息数据, 且信息具备直观、形象的优点, 成为我们处理最多的信息种类之一. 特别是在医学领域, 医学图像信息能够直观、清晰地反映生物组织的形态、轮廓和病变情况, 随着医学成像技术的快速发展和在临床上的广泛应用, 医生也经常要处理大量的医学图像信息. 医学图像包括超声波图像、磁共振 (magnetic resonance, MR) 图像、染色显微图像、X 射线图像等. 然而, 我们所接收的医学图像信息中, 并不是所有的内容都是我们需要的, 这就要求对得到的图像进行加工处理, 以满足人们的各种需求[1]. 我们发现, 有用的信息多存在于图像的某些特定区域内, 所以需要借助图像分割的技术将这些特定的区域提取出来.

图像分割是图像处理的基础之一, 能够根据图像的某种特质将图像区域划分成两个或者两个以上互不相交的子区域. 图像特质可以是颜色、灰度或者纹理等, 其中, 对于同一个子区域中的像素点, 图像特质是相同的, 而对于不同的子区域图像特质则不同. 图像分割的精度和效率直接关系到后续工作的开展, 所以研发高精度和高效率的图像分割算法, 成了图像处理方向一个重要的研究分支. 医学图像分割是图像处理的一个重要研究方向, 目的是将医学图像中特定的组织或者器官标记出来, 提供给临床医生作为诊断患者病因和病理的重要参考与依据[2].

在临床医学中, 医生通过观察人脑磁共振图像, 判断并分割出患者的脑部患病部位, 这个观察诊断的过程是后续药物治疗和手术治疗的重要指导前提. 因而, 对人脑磁共振图像进行精确的分割具有重要的临床实用价值. 然而, 根据磁共振图像对患者进行确诊在实际应用中面临着两大难题: 一是磁共振图像由于其成像技术, 经常受到偏磁场的扰动, 产生不可避免的图像伪影和偏磁场, 为后续的医学图像分析造成较大的不良影响, 伪影和偏磁场严重时, 甚至会掩盖病灶, 仅凭肉眼难以区分, 医务人员出现误诊、漏诊的情况; 二是巨大的手动分割工作量使医务人员视觉疲劳. 在人工手动分割中, 医学研究者对医学图像的认知程度占主要地位, 医务人员根据累积的临床经验对磁共振图像进行判断, 找出患病部位, 对患病部位的边缘进行勾画. 手动分割需要医务人员有丰富的临床经验, 对于新从业的医务人员来说, 手动分割的困难较大, 而且经验丰富的医务人员进行分割时也存在偶然性, 面对大量的图像分割任务时, 很容易给出不准确的分割结果. 因此, 要帮助医务人员更好、更准确地分析和诊断人脑磁共振图像, 亟须研究发展出具有实际应用价值的图像校正及分割算法.

计算机技术的蓬勃发展推动着图像领域相关算法的进步, 在处理人脑磁共振图像这类特定图像时, 图像分割任务面临着特定的挑战. 伪影和偏磁场的存在通常对图像的精确分割造成巨大的阻碍, 磁场的不均匀分布导致图像像素点的灰度值与其真实值出现较大偏差, 从而影响对图像不同区域的划分. 偏磁场校正能够去除不均匀的磁场扰动, 改善局部不清晰的状态, 因此是十分必要和重要的. 图像的偏磁场校正方法分为两大类型: 一类是前瞻性方案, 即在成像阶段去除可能导致偏磁场及伪影的因素, 如优化设备、优化拍摄环境等; 另一类是后顾性方案, 即成像后对得到的图像进行处理分析, 而不考虑真实图像本身, 常见的有滤波方法、直方图分析法、表面重建法 [3-7]. 本书将重点探讨将图像分割与校正相结合的数学模型法, 此种模型着重根据成像信息, 建立数学模型, 给定分割条件及校正条件, 使得分割过程与校正过程同时进行, 且互相促进、互相约束.

一般来说, 人脑磁共振图像中会呈现出三种不同的图像灰度, 分别是灰、白、黑分别代表白质、脑脊液以及灰质, 若对其中的某种组织结构感兴趣要进行后续的深入研究, 精确的图像分割技术将会有很大帮助. 成熟的图像分割技术能在不破坏原图结构的情况下完整地分割出特定的区域, 对寻找病灶和局部分析至关重要. 由于磁共振图像的医学用途特性, 医生与患者都希望尽快得到诊断结果. 因此, 为了节省时间, 先校正后分割的方案逐渐被边校正边分割的模型所取代, 边校正边分割的模型不仅在时间上表现良好, 也更多地运用到了图像信息, 能给出更为准确的分割结果. 为提高模型效率与准确性, 目前主要有两种思路. 第一种思路是考虑将磁共振图像的分割与校正结合到一个过程中, 而不是先校正后分割. Li 等提出的 K-值聚类模型 [8] 和乘法内在成分优化 [9] (multiplicative intrinsic component optimization, MICO) 模型很好地将图像分割与校正结合起来, 达到了二者同时进行的目的, 且实际可行. 值得着重指出的是, MICO 模型细致考虑到了偏磁场的连续缓慢变化特性, 用一组基函数的线性组合近似表达出偏磁场的想法尤其新颖. 另一种思路是通过改进模型计算方法或迭代算法, 减少模型运算时间, 提高运算效率, 更迅速地给出运算结果.

边校正边分割的模型在实际运用中能给出更为精确的结果, 且可以显著减少工作量, 提高图像处理的效率. 但此类模型存在的缺陷也较为明显, 首先, 此类模型在处理磁共振校正问题时对偏磁场的要求较高, 只对缓慢全局变化的偏磁场扰动有较好的校正效果, 而对局部的、较为强烈的偏磁场分布的校正效果较差, 而偏磁场的校正结果将直接影响到图像的分割结果. 其次, 构建偏磁场模型时假设真实的磁共振图像灰度是分段的常数函数, 这一假设是为了方便建模与后续计算, 但与客观事实相违背, 因此在偏磁场校正的过程中可能去除了图像真实存在的灰度不均的情况, 导致图像细节失真. 最后, 当前方法在求解模型时多采用梯度流方法, 没有考虑采用更加有效率的求解方法, 使得模型的运行效率有待提高. 在偏磁场校正方面的缺陷都将直接影响到图像的分割结果, 我们能够清楚地看到, 校正结果不理想, 会导致分割结果也不理想.

1.2 国内外研究现状分析

在图像分割方面, 现在实际运用的主要有阈值法、区域生长法、统计模型法以及活动轮廓模型法. 阈值法 [10-14] 是一种常见的图像分割方法, 它的中心思想是根据图像中最能辨明不同区域差异的特征, 对图像进行分析, 对于二区图像的分割, 阈值法将图像分成前景或者背景, 达到区分不同目标的目的. 但是, 人脑磁共振图像是灰度图像, 各个组织之间的灰度差异一般较小, 且还受到偏磁场的影响, 使图像灰度分布无法呈现规律的特征, 这时阈值法就无法得到良好的分割结果. 区域生长法 [15-18] 在考虑阈值法缺陷的基础上, 考虑了图像的连通性特征, 它通过找到图像不同区域的生长点 (称为种子) 通过对种子邻域像素点的特征进行判断, 不断扩大种子影响范围, 最终得出分割结果. 区域生长法的结果很依赖于种子点的选择, 不正确的种子选择方式可能会得到不正确的区域生长结果, 而磁共振图像往往灰度分布不均匀, 所含的区域先验知识比较少, 选择正确的种子具有一定难度, 这也限制了区域生长法在人脑磁共振图像中的运用. 统计模型法则是通过统计不同区域的灰度信息, 画出灰度分布图, 从而确定不同组织的划分, 但在存在严重偏磁场干扰的磁共振图像中, 统计模型法容易将偏磁场扰动区域的灰度特征统计为原本图像的灰度特征, 给出错误的分割结果. 活动轮廓模型法 [19-21] 广泛地应用于图像分割任务中, 其主要思想是: 对于给定的图像, 为了探索图像中需要分割的目标区域, 初始化一个曲线轮廓, 使用连续曲线来表示目标区域的边缘, 并运用其自变量定义一个能量泛函, 因此分割过程就转变为求解能量泛函的最小值的过程. 对于活动轮廓模型法, 当能量达到最小时, 曲线位置就是待分割目标的边缘所在.

相比较于其他传统的图像分割模型来说, 活动轮廓模型能更好地适应人脑磁共振图像的分割. 首先, 活动轮廓模型很好地借助图像自身的灰度信息, 在计算时通过泛函积分遍历了图像中的每一点, 因此能够确保图像中的每一个像素点对图像分割都会起到相同的作用, 实现对图像的像素级别分割. 其次, 活动轮廓模型基于图像信息构建一个能量泛函, 通过极小化这个能量泛函得到分割结果, 外界的可操控性较强. 针对不同的分割任务, 构建能量泛函时可以灵活添加已知的先验知识和预定要求, 使分割效果与事先设定效果尽可能一致, 在对人脑磁共振图像的分割中, 医务人员掌握了大量的先验知识, 将这些知识与活动轮廓模型相结合, 有助于提高图像分割的精度. 最后, 活动轮廓模型的最终结果呈现为封闭的曲线, 一方面二维的曲线在拓扑性质上很容易扩展到三维上, 便于直接对三维人脑磁共振图像处理. 另一方面, 封闭的曲线为切割类手术提供了良好的参考范围, 可以辅助医务人员开展手术切割.

活动轮廓模型分为两大类: 第一类是基于边界的活动轮廓模型 [19-27]; 第二类是基于区域的活动轮廓模型 [28-32].

基于边界的活动轮廓模型主要利用图像的梯度信息, 活动轮廓在运动的过程中会找到图像梯度差最大的地方, 然后将其标记为分割边界. 经典的基于边界的活动轮廓模型有 Kass 等提出的蛇 (snake) 模型 [23] 和 Caselles 等提出的几何活动轮廓 [20](geometric active contour, GAC) 模型. 基于边界的活动轮廓模型是为一条可形变的参数曲线建立能量函数, 以最小化能量函数为目标, 通过控制参数曲线进行演化, 最后演化结束时得到具有最小能量的闭合曲线, 即目标轮廓. 基于边界的活动轮廓模型能量函数中一般包括两个部分; 图像能量和外部能量. 图像能量用来刻画活动曲线与图像局部特征的吻合情况, 依托于图像数据对活动曲线具有约束作用, 也称为外部力量, 在通常情况下利用图像的局部梯度对图像进行描述. 基于边界的活动轮廓模型十分依赖正确的初始轮廓, 因为如果初始轮廓离分割目标很远, 外部能量的最小化过程会变得很长, 从而很难找到正确的目标边界, 而内部能量此时已经达到最小化, 得到一条光滑的具有良好曲线性质的曲线, 但该光滑曲线并没有停留在目标边界. 此外, 基于边界的活动轮廓模型对于边界信息缺失的图像作用效果不显著, 如有的图像出现边界缺失或者图像边界不明显的情况时, 仅仅根据梯度信息无法得出正确的分割结果.

基于区域的活动轮廓模型利用图像区域的特征信息 (如灰度、纹理、颜色等) 而不是边界的特征信息, 来驱使活动曲线演化直至将图像分成多个不同的区域, 从而达到分割图像的目的. 基于区域的活动轮廓模型通过引入区域的特征信息, 广泛地应用到了图像的区域信息, 对于边界不明显的图像来说, 基于区域的活动轮廓模型更加适用. 经典的基于区域的活动轮廓模型是 Chan 和 Vese 提出的不依赖于边缘活动轮廓模型 [28](Chan-Vese, CV 模型), 对于二区的图像分割任务, CV 模型会给出目标和背景两个分割区域, 在这两个区域之间给出边缘曲线. 基于以上假设, CV 模型利用一个分段常数函数去近似原始图像, 在活动轮廓模型的框架下, 构建能量泛函, 通过最小化能量泛函对图像进行分割. 考虑到实际生活中的图像大多由多个区域组成, Vese 和 Chan 又将 CV 模型拓展到多区图像的分割上, 即用多段常数函数近似原始图像. 由于 CV 模型在建模过程中均用分段常数函数近似图像, 所以 CV 模型也常被称为分段常数 (piecewise constant, PC) 图像分割模型 [33,34]. 分段常数图像分割模型基于对图像的简单假设, 建立了对图像进行分割的能量泛函, 对灰度分布均匀且图像不同区域之间差异较大的图像应用较好. 但也存在着一些缺陷, 因为分段常数图像分割模型假设图像的灰度在各区域是一个常数, 这是一种理想状态, 通常只有合成图像才能满足, 而现实生活中的图像几乎不可能满足, 特别是人脑磁共振图像, 受到偏磁场的影响, 常常出现灰度严重不均匀的情况, 此时 CV 模型一般很难给出好的分割结果.

为改善分段常数模型的缺陷, Chan 和 Vese 在文献 [28] 中以及 Tsai 等在文献 [34] 中均提出了分段光滑 (piecewise smooth, PS) 图像模型, 简称 PS 模型, PS 模型用一个分段光滑的函数来近似图像每个区域的灰度. 因为 CV 模型使用分段的常数函数近似图像的灰度, 所以不能解决图像灰度分布不均匀的分割任务, 而 PS 模型利用分段光滑的函数刻画图像灰度之后, 就能面对图像灰度不均匀的问题. 但 PS 模型计算量过大, 对于一幅图像分割的时间过长, 在实际应用中遇到了一些瓶颈. 为改善 PS 模型的缺点, Li 等在文献 [35] 中提出更加关注图像的局部性质的局部区域可伸缩拟合能量 (region-scalable fitting energy, 简称为 RSF) 模型, 在这个模型中, 图像的每一个局部邻域被近似为一个分段常数函数, 局部邻域的大小通过一个核函数进行控制. 显然, 当局部区域大小等于图像本身时, RSF 模型等价于分段常数模型. 然而, RSF 模型强依赖于图像的局部性质, 在实际应用中表现出对初始轮廓十分敏感的缺陷. 观察到 CV 模型和 RSF 模型的优缺点之后, Li 等构造了局部和全局强度拟合能量 [36](local and global intensity fitting energy, 简称为 LGIF) 的模型, 通过引入一个权重因子, 来控制模型中是局部信息起主导作用还是全局信息起主导作用, 对于肉眼能够确定的图像, 选择合适的权重是比较方便的, 但对于某些灰度分布情况复杂的图像, 权重的选择就不那么容易了. 因此, 在 LGIF 模型中, 权重的选择十分影响模型的性能, 这在一定程度上限制了 LGIF 模型的适用性.

通过以上简要的回顾, 不同类型的图像分割方法各有其优缺点, 但活动轮廓模型在面对分割任务时, 灵活性强, 便于运用先验知识, 能够在不同的情形下给出较好的分割结果, 因而运用较为广泛. 但是, 活动轮廓模型在实际中存在着两大主要问题: 一是表达活动曲线所需参数多, 更新过程复杂, 曲线移动步骤需要大量的计算; 二是上述提到的活动轮廓曲线模型无法保持良好的凸函数性质, 数值实验中, 求解非凸的最优化问题很容易陷入局部最小解, 所以需要外部给定超参数的控制才能获得理想的数值结果, 这对于医学图像分割任务来说有些困难.

对于第一个问题, Osher 等提出了水平集方法 [30,32,33,37-39] 给出了很好的启示, 水平集方法通过构造高维的水平集函数, 在寻找低维的曲线轮廓时, 只要令高维的水平集函数为零, 找到零水平集即可. 水平集方法令曲线迭代从繁杂的参数更新中解脱出来, 而只需要关注水平集函数的零水平集, 十分方便曲线的迭代, 现存的活动轮廓曲线模型几乎都引入了水平集方法. 此外, 引入水平集方法还有另一个优点, 即对于二区的图像分割任务, 模型中采用一个水平集函数即可, 而对于多区的图像分割任务, 由于水平集函数之间的互相独立性, 只需引入多个水平集函数即可, 且由各水平集函数就可以表达各区域. 对于三维的图像分割任务, 在实际运用中, 我们采用三维的水平集函数, 可以得到分割表面. 水平集方法的引入极大地方便了目标轮廓的演化, 采用零水平集来表达目标曲线, 解决了参数曲线无法灵活运动及演化缓慢的问题, 给图像分割带来了新发展, 现阶段的基于活动轮廓的图像分割模型基本应用了水平集方法. 依托于水平集方法的图像分割, 为更好地利用边缘信息, 方便曲线迭代, Osher 等于 1988 年首次提出水平集方法, 开启了水平集方法在图像分割中的广泛应用. 此后, 图像的水平集分割方法相继出现, 如 Vese 和 Chan 提出的基于 Mumford-Shah 模型的多区图像分割模型 [33], 解决了图像的多区分割问题; Li 等提出的基于变分模型的水平集方法解决了模型迭代过程中需要初始化的问题 [36]; 更多利用水平集方法实现图像分割的研究可详见文献 [40-48].

对于第二个问题, 非凸性和局部极小解是图像处理中变分模型的普遍性问题, 局部最小解的问题十分依赖于初始轮廓的选择, 好的初始轮廓可能会让曲线停在全局最优解, 可不好的初始轮廓就很容易让曲线演化至局部最优解, 无法得出好的分割结果. Chan 等在文献 [41] 中为了解决非凸性带来的困难, 提出了全局凸分割 (globally convex segmentation, GCS) 方法, 这种方法通过对模型进行适当变形和约束, 将原本非凸的问题转变为凸的问题. 受到 GCS 方法思想的启发, Chan 等将 CV 模型进行处理, 建立了一个全局凸的图像分割模型. 同时, 他们也提出了图像去噪邻域的一个凸性模型, 该模型用于处理二值图像的去噪, 能够解决局部最小值问题. 随着 GCS 思想在图像分割和图像去噪邻域的广泛运用, Bresson 等在文献 [49, 50] 中提出将图像分割和图像去噪相结合, 构建了一个全局最小化能量泛函, 可以同时实现图像分割和图像去噪的效果. 在 GCS 思想的影响下出现的一系列凸性模型很好地解决了局部最小值的问题, 为之后的图像分割模型提供了良好的思路.

分裂 Bregman 方法 [51,52] 是一种求解凸优化问题的迭代方法, 相比于传统的迭代优化方法 (如梯度下降法、共轭梯度法和牛顿法等), 常被用于提高算法的迭代速度, 改进模型效率. 当目标函数中含有 L_1 正则项时, 分裂 Bregman 方法的思想是将极小化目标项从原函数中分离出来, 从而迭代过程中只需对极小化目标进行更新, 很大程度上节省了运算时间和存储空间, 加快了运算速度, 更多理论证明可以在文献 [53] 中找到. 另一方面, 分裂 Bregman 方法在迭代的过程中将参数设置为常数, 可以选择一个满足最小化条件的参数, 而以往迭代方法在寻找最佳参数时, 常常令参数趋向于正无穷, 加重了迭代过程的计算负担, 分裂 Bregman 方法还可以避免出现数值不稳定的问题. 在图像分割领域, Goldstein 等在文献 [49] 中将分裂 Bregman 方法应用于全局凸的 CV 模型, 有效提升了模型的分割效率,更多将分裂 Bregman 方法应用于图像分割中的实例可见文献 [49, 54].

本书将针对性地把握分割准确性和模型效率这两点. 一方面, 在建立模型时更多地考虑到成像信息及真实图像应具备的特征, 在模型建立过程中根据已知的图像信息反复检验, 提出能够处理灰度不均匀的图像分割模型, 同时确保图像校正结果与分割结果的准确性. 另一方面, 运用分裂 Bregman 方法开展模型求解, 缩短图像分割的时间. 最后, 在确保模型准确性和高效性的基础上, 强化模型的稳定性与鲁棒性, 以此解决目前人脑磁共振图像分割领域难以处理的问题.

1.3 相关模型与方法

1.3.1 MICO 模型

令 $\Omega \subset \mathbb{R}^2$ 表示图像定义域, $I : \Omega \subset \mathbb{R}$ 表示一幅给定的图像. 一幅带有偏磁场扰动的磁共振图像可由如下模型表示:

$$I\left(\boldsymbol{x}\right) = b\left(\boldsymbol{x}\right) J\left(\boldsymbol{x}\right) + n\left(\boldsymbol{x}\right), \tag{1-1}$$

其中 $J\left(\boldsymbol{x}\right), b\left(\boldsymbol{x}\right)$ 以及 $n\left(\boldsymbol{x}\right)$ 分别表示在像素点 x 处的真实灰度、偏磁场以及存在的噪声. MICO 模型基于磁共振图像的特性, 提出了以下两个假设: 假设 1 是磁共振图像中的偏磁场是缓慢变化的平滑连续场; 假设 2 是真实的磁共振图像中不同区域的图像强度是一个各不相同的常数, 且噪声是均匀分布的, 可以忽略噪声对分割的影响. 为了有效地利用真实图像 $J\left(\boldsymbol{x}\right)$ 和偏磁场 $b\left(\boldsymbol{x}\right)$ 的特性, MICO 模型给出了偏磁场和无噪声的真实图像的数学表达.

在 MICO 模型中, 偏磁场 $b(\boldsymbol{x})$ 由一组线性的基函数 $g_1(\boldsymbol{x}), \cdots, g_M(\boldsymbol{x})$ 表示, 这一表示是由假设 1 中偏磁场的连续型延伸而来的. 理论上, 平滑连续函数可以通过大量的基函数的线性组合来近似, 只要基函数的数量足够多, 这种近似可以达到任意精度. 因此, 偏磁场 $b(\boldsymbol{x})$ 可以表示为一组基函数的线性组合:

$$b\left(\boldsymbol{x}\right) = \boldsymbol{w} G\left(\boldsymbol{x}\right)^{\mathrm{T}}, \tag{1-2}$$

其中 $G\left(\boldsymbol{x}\right) = (g_1(\boldsymbol{x}), \cdots, g_M(\boldsymbol{x}))$ 是一组基函数, $\boldsymbol{w} = (w_1, \cdots, w_M)$ 是基函数的系数, $(\cdot)^{\mathrm{T}}$ 符号表示向量的转置. 基于以上表示, 偏磁场 $b(\boldsymbol{x})$ 的计算则可以转化为在合适的一组基函数情况下, 寻找一组最好的基函数系数.

对于真实图像 $J\left(\boldsymbol{x}\right)$ 来说, 将图像域 Ω 划分为 N 个区域, 其中 Ω_i 表示图像的第 i 个区域. 在基础的 MICO 模型中, 为更好地表示各个不同的区域, 在模型中引入了一个成员隶属函数 ϖ, 该成员隶属函数是一个二值函数, 用于灵活地表达每个像素点所属的区域, 即 $\varpi_i\left(\boldsymbol{x}\right) = 0$ 表示 $\boldsymbol{x} \notin \Omega_i$, $\varpi_i\left(\boldsymbol{x}\right) = 1$ 表示 $\boldsymbol{x} \in \Omega_i$.

结合真实图像的分段常数特性, 则真实的磁共振图像可以表示为

$$J\left(\boldsymbol{x}\right)=\sum_{i=1}^{N}c_i\varpi_i\left(\boldsymbol{x}\right),\tag{1-3}$$

其中 c_i 为第 i 个区域图像的真实灰度.

基于以上描述, MICO 模型建立如下能量泛函:

$$F\left(\varpi,\boldsymbol{c},w\right)=\sum_{i=1}^{N}\int_{\Omega}\mid I\left(\boldsymbol{x}\right)-wG(\boldsymbol{x})^{\mathrm{T}}c_i|^2\varpi_i\left(\boldsymbol{x}\right)\mathrm{d}\boldsymbol{x},\tag{1-4}$$

其中 $\varpi=(\varpi_1,\cdots,\varpi_N)$, 且 $\boldsymbol{c}=(c_1,\cdots,c_N)$, N 表示图像中的第 N 个区域.

运用梯度下降法等方法对能量泛函 (1-4) 进行最小化, 则可以得到分割区域的零水平集. MICO 模型在实验中已经获得了很多好的结果. 但其由于假设真实图像的强度是分段常数函数的限制, MICO 模型有时无法在部分区域中对具有严重偏置场的磁共振图像进行分割.

1.3.2 CV 模型

Chan 和 Vese 提出另一种活动轮廓模型[28], 称为 CV 模型. CV 模型主要根据图像的灰度值信息以及分割目标的光滑性质建立能量泛函模型, 并认为水平集函数在达到能量最小的时候停止演化, 这样得到目标物体的分割结果. CV 模型的假设是分割的目标图像是一个分段光滑的常数, 比如说只有背景和目标主体的一个图像, CV 模型认为目标主体都是一个灰度值 C_1, 而背景的灰度值都是 C_2, 这样可建立能量泛函为

$$E^{\mathrm{CV}}\left(e,C_1,C_2\right)=\lambda_1\int_{\phi>0}|u_0\left(x,y\right)-C_1|^2\mathrm{d}x\mathrm{d}y$$

$$+\lambda_2\int_{\phi<0}|u_0\left(x,y\right)-C_2|^2\mathrm{d}x\mathrm{d}y+\mu\left|e\right|,\tag{1-5}$$

其中 ϕ 表示水平集函数, $\phi>0$ 表示曲线的内部, $\phi<0$ 表示曲线的外部, e 表示图像域上 Ω 的闭合曲线. 从公式 (1-5) 中可知, 只有当 ϕ 能够正确地划分图像的背景和目标时, 能量达到最小, 此时的曲线长度 $|e|$ 也应该是最小 (曲线光滑且无抖动). 因此 CV 模型适用于分割分段光滑的图像. 但是, 根据 CV 模型建立的假设原理, 该模型不能分割灰度不均匀的图像.

1.3.3 RSF 模型

图像强度不均匀性在真实的图像中普遍存在, 如光照导致的强度不均匀、磁共振技术导致的偏磁场等, 而传统的 CV 模型的假设前提为图像的各个区域强度

分布是均匀的, 因此无法解决这类图像的分割问题. RSF 模型通过引入一个非负的核函数, 来控制模型对局部信息的运用能力, 使得该模型能够解决具有强度不均匀性特征的图像分割问题. 对于一幅待分割的图像 $I : \Omega \subset \mathbb{R}$, 令 Ω_i 表示图像的第 i 个区域, 令 C 表示分割曲线, RSF 模型的能量泛函可以如下所示:

$$F^{\mathrm{RSF}}\left(C, f_1\left(x\right), f_2\left(x\right); I\right)$$

$$= \sum_{i=1}^{N} \lambda_i \int_{\Omega} \left(\int_{\Omega_i} \left(K\left(\boldsymbol{x}-\boldsymbol{y}\right) |I\left(\boldsymbol{y}\right) - f_i\left(\boldsymbol{x}\right)|^2 \right) \mathrm{d}\boldsymbol{y} \right) \mathrm{d}\boldsymbol{x} + \nu L(C), \qquad (1\text{-}6)$$

其中 λ_i 和 ν 都是非负的参数, $f_i\left(\boldsymbol{x}\right)$ 用来表示当前以 $\boldsymbol{x} = (x, y)$ 为中心的第 i 个区域 $\lim\limits_{|\boldsymbol{u}|\to\infty} K\left(\boldsymbol{u}\right) = 0$ 内的图像强度, $L(C)$ 用来约束分割曲线的光滑性, $K\left(\boldsymbol{x}-\boldsymbol{y}\right)$ 是满足下面定义 1.1 的核函数.

定义 1.1 一个非负的核函数 [35] $K : \mathbb{R}^n \to [0, \infty)$ 应具有以下性质:

(1) $K(-\boldsymbol{u}) = K\left(\boldsymbol{u}\right)$;

(2) $K\left(\boldsymbol{u}\right) \geqslant K\left(\boldsymbol{v}\right)$, 如果 $|\boldsymbol{u}| < |\boldsymbol{v}|$, 则 $\lim\limits_{|\boldsymbol{u}|\to\infty} K\left(\boldsymbol{u}\right) = 0$;

(3) $\displaystyle\int_{\Omega} K\left(\boldsymbol{x}\right) \mathrm{d}\boldsymbol{x} = 1$.

有很多满足核函数定义的函数, 其中经典的是高斯核函数, 这也正是 Li 等最早运用到论文中的核函数, 高斯核函数可如下表示:

$$K_{\sigma}(\boldsymbol{u}) = \frac{1}{2\pi\sigma^2} \mathrm{e}^{-|\boldsymbol{u}|^2/2\sigma^2}, \qquad (1\text{-}7)$$

其中 $\boldsymbol{u}$ 是控制核函数局部性质的尺度参数.

为了更好地进行分割曲线的演化, Li 等用水平集函数 ϕ 来刻画分割曲线 C, 并将高斯核函数融入能量泛函中, 对于二区的图像而言, (1-6) 被转化为

$$F^{\mathrm{RSF}}\left(\phi, f_1\left(\boldsymbol{x}\right), f_2\left(\boldsymbol{x}\right); I\right)$$

$$= \sum_{i=1}^{N} \lambda_i \int_{\Omega} \left(\int_{\Omega} \left(K_{\sigma}\left(\boldsymbol{x}-\boldsymbol{y}\right) |I\left(\boldsymbol{y}\right) - f_i\left(\boldsymbol{x}\right)|^2 \right) M_i^{\varepsilon}\left(\phi\left(\boldsymbol{y}\right)\right) \mathrm{d}\boldsymbol{y} \right) \mathrm{d}\boldsymbol{x}$$

$$+ \nu L_{\varepsilon}\left(\phi\right) + \mu P\left(\phi\right), \qquad (1\text{-}8)$$

其中 λ_i, μ 是非负的参数, 前两项是对应 (1-6) 中的两项, 分别用来拟合图像以及约束曲线的光滑性, 第三项 $P\left(\phi\right)$ 是用来正则化水平集函数的正则项, 该项用于使水平集函数保持符号距离函数的性质, 并且避免了演化过程中需要重新初始化的

问题, $P(\phi)$ 的表达式如下:

$$P(\phi) = \int_\Omega \frac{1}{2}(|\nabla\phi| - 1)^2 \mathrm{d}\boldsymbol{x}, \tag{1-9}$$

$L(\phi)$ 的表达式如下:

$$L(\phi) = \int_\Omega |\nabla H_\varepsilon(\phi(\boldsymbol{x}))| \mathrm{d}\boldsymbol{x}, \tag{1-10}$$

其中 H_ε 是光滑的 Heaviside 函数 (ε 是非负参数), 有如下定义

$$H_\varepsilon(x) = \frac{1}{2}\left[1 + \frac{2}{\pi}\arctan\left(\frac{x}{\varepsilon}\right)\right], \tag{1-11}$$

$M_1^\varepsilon(\phi) = H_\varepsilon(\phi), M_2^\varepsilon(\phi) = 1 - H_\varepsilon(\phi)$.

RSF 模型在求解最优解的过程中使用梯度下降法.

首先, 固定 ϕ, 分别关于 f_1 和 f_2 最优化 (1-7), 得到 f_1 和 f_2 的更新公式:

$$f_i(\boldsymbol{x}) = \frac{K_\sigma * [M_i^\varepsilon(\phi(\boldsymbol{x}))I(\boldsymbol{x})]}{K_\sigma * M_i^\varepsilon(\phi(\boldsymbol{x}))} \quad (i = 1, 2), \tag{1-12}$$

其中 $*$ 表示卷积计算.

其次, 固定 f_1 和 f_2, 关于 ϕ 最优化 (1-8), 得到 ϕ 的梯度流为

$$\frac{\partial\phi}{\partial t} = -\delta_\varepsilon(\phi)(F_1 + F_2) + \nu\delta_\varepsilon(\phi)\operatorname{div}\left(\frac{\nabla\phi}{|\nabla\phi|}\right) + \mu\left(\nabla^2\phi - \operatorname{div}\left(\frac{\nabla\phi}{|\nabla\phi|}\right)\right), \tag{1-13}$$

其中

$$F_1 = \lambda_1 \int_\Omega K_\sigma(\boldsymbol{y} - \boldsymbol{x})|I(\boldsymbol{x}) - f_1(\boldsymbol{y})|^2 \mathrm{d}\boldsymbol{y}, \tag{1-14}$$

$$F_2 = -\lambda_2 \int_\Omega K_\sigma(\boldsymbol{y} - \boldsymbol{x})|I(\boldsymbol{x}) - f_2(\boldsymbol{x})|^2 \mathrm{d}\boldsymbol{y}. \tag{1-15}$$

RSF 模型通过引入核函数, 更加关注图像的局部性质, 能够很好地适应图像局部的强度不均匀变化, 对于边界不明显、不连续以及强度分布不均匀的图像分割效果良好, 对比起 CV 模型, 应用面更广. 但 RSF 模型在曲线进行演化的过程中更加侧重于图像的局部信息, 邻域越小, 局部性越强. 所以 RSF 模型对初始选择的演化轮廓比较敏感, 如果选择的初始轮廓离目标区域很远或者停留在多个区域之间, 则很容易出现错误的分割结果. 同时, 模型由于引入了局部邻域函数, 影响了模型的凸性, 最小化能量泛函时可能存在局部最小解, 同样也得不到正确的分割结果.

1.3.4 分裂 Bregman 方法

分裂 Bregman 方法最早由 Osher 提出, 用于求解 L_1 正则问题的一般形式:

$$\min_u |G(u)|_1 + Y(u), \tag{1-16}$$

其中 $|\cdot|_1$ 是 L_1 范数, $G(u)$ 和 $Y(u)$ 是两个凸函数, 且 $G(u)$ 是可微的.

分裂 Bregman 方法的主要思想是对 L_1 范数进行分离, 从而解决 L_1 范数在实际求解过程中可能导致的难求解问题. 在运用分裂 Bregman 方法时, 我们并不直接求解 (1-16), 而是通过引入一个辅助变量 $\boldsymbol{d}$, 将原本无约束的极小化问题转化为以下有约束的极小化问题:

$$\min_{u,\boldsymbol{d}} |\boldsymbol{d}|_1 + Y(u), \quad \boldsymbol{d} = G(u), \tag{1-17}$$

将约束条件并入极小化问题中, 有如下形式:

$$\min_{u,\boldsymbol{d}} |\boldsymbol{d}|_1 + Y(u) + \frac{\rho}{2} \|\boldsymbol{d} - G(u)\|^2, \tag{1-18}$$

其中 ρ 是一个非负的参数.

从极小化问题 (1-18) 中可以看到, 约束式对于 $\boldsymbol{d} = G(u)$ 只是一个弱约束条件. 要想形成对 $\boldsymbol{d} = G(u)$ 严格的约束, 一般采用参数控制法, 即在求解过程中, 用一个递增的参数序列, 如 $\rho_1 < \rho_2 < \rho_3 < \cdots < \rho_n$ 来作为权值, 易知, 当 ρ 趋向于无穷大时, 则 $\frac{\rho}{2}\|\boldsymbol{d} - G(u)\|^2$ 会对 $\boldsymbol{d} = G(u)$ 形成严格约束. 但是参数控制法在实际的运用中存在着两个主要问题: 一是参数 ρ 过大会导致原问题 "不可解", 若用牛顿法求解 (1-18), ρ 值过大将导致目标函数的黑塞矩阵的条件数过大, 难以运用快速迭代法求解问题; 二是 ρ 过大时, 极小化问题求解时的收敛速度会变得相当慢, 使得求解的效率极其低下.

为了解决以上两个问题, 分裂 Bregman 方法通过引入一个 Bregman 迭代变量 $\boldsymbol{q}$ 应用于无约束的极小化问题 (1-18), 使得在迭代求解的过程中可以将 ρ 控制为一个固定的常数.

引入辅助变量 $\boldsymbol{d}$ 和 Bregman 变量 $\boldsymbol{q}$ 之后, 分裂 Bregman 方法求解极小化问题可如下所示:

$$\left(u^{k+1}, \boldsymbol{d}^{k+1}\right) = \arg\min_{u,\boldsymbol{d}} |\boldsymbol{d}|_1 + Y(u) + \frac{\rho}{2} \|\boldsymbol{d} - G(u) - \boldsymbol{q}^k\|^2, \tag{1-19}$$

其中 Bregman 变量由下式更新:

$$\boldsymbol{q}^{k+1} = \boldsymbol{q}^k + \left(G\left(u^{k+1}\right) - \boldsymbol{d}^{k+1}\right), \tag{1-20}$$

其中 k 是算法迭代的步数.

定理 1.1　　分裂 Bregman 算法中 (1-19) 和 (1-20) 在如下条件下收敛: 当 $k \to \infty$ 时, $||\boldsymbol{d}^k - G(u)^k||^2 \to 0$, 而且 $||u^k - u^*||2 \to 0$, 其中 u^* 是原 L_1 正则问题 (1-16) 的最优解[55].

定理 1.1 说明分裂 Bregman 方法将原问题转化为一系列无约束的问题求解, 新的无约束问题仍然收敛于原问题的解, 即新问题的解与原问题的解一致. 求解 (1-9) 只需要交替进行以下两步即可.

第一步: 更新 u^{k+1},

$$u^{k+1} = \arg\min_{u} Y(u) + \frac{\rho}{2}||\boldsymbol{d}^k - G(u^k) - \boldsymbol{q}^k||^2. \tag{1-21}$$

第二步: 更新 $\boldsymbol{d}^{k+1}$,

$$\boldsymbol{d}^{k+1} = \arg\min_{\boldsymbol{d}} |\boldsymbol{d}|_1 + \frac{\rho}{2}||\boldsymbol{d}^k - G(u^{k+1}) - \boldsymbol{q}^k||^2. \tag{1-22}$$

由第一步可以看到, 现在对 u 的优化式中已经不含有 L_1 范数, 因此优化 u 的过程中可以采取多种优化方法, 如 Gauss-Seidel 方法、傅里叶变换或者共轭梯度法等. 而第二步中 $\boldsymbol{d}$ 的求解可以由向量的 shrinkage 算子解得如下:

$$\boldsymbol{d}^{k+1} = \text{shrink}\left(\boldsymbol{q}^k + \nabla G\left(u^{k+1}\right), \frac{1}{\rho}\right). \tag{1-23}$$

定义 1.2　　向量值 shrinkage 算子 $\text{shrink}(\boldsymbol{v}, \gamma)$ 定义如下[55]:

$$\text{shrink}(\boldsymbol{v}, \gamma) = \begin{cases} \dfrac{\boldsymbol{v}}{|\boldsymbol{v}|}\max(|\boldsymbol{v}| - \gamma, 0), & \boldsymbol{v} \neq \boldsymbol{0}, \\ \boldsymbol{0}, & \boldsymbol{v} = \boldsymbol{0}, \end{cases} \tag{1-24}$$

其中 $\boldsymbol{v}$ 是一个向量, γ 是一个常数.

与梯度下降方法相比, 分裂 Bregman 方法解决上述 L_1 正则化问题需要的迭代次数更少, 并且可以求得全局最优解.

1.4　本书内容简介

本书的研究内容主要是在经典的活动轮廓图像分割模型的基础上, 提出一个可以同时分割及校正图像的模型以及一个基于机器分割结果的三维图像精准分割模型. 以上两个模型的建立在理论上更加注重真实图像的性质, 考虑磁共振图像普遍存在的偏磁场扰动问题, 在准确性上有了一定提升. 同时, 为提升模型的求解效率, 更快地获得图像分割和校正结果, 本书将分裂 Bregman 方法应用到模型求解中, 提升了模型求解的效率. 本书的主要内容和结构安排如下.

第 1 章简要回顾图像分割的发展历程及现状, 概述本书的研究目的和意义. 对本书背景涉及的经典分割模型和分裂 Bregman 方法进行了叙述, 并给出了简洁的推导过程. 对书中的研究内容和结构进行了概括.

第 2 章通过结合 CLIC 模型中基于聚类的偏磁场估计方法和分裂 Bregman 方法, 提出了一种变分水平集形式的快速图像分割和偏磁场校正模型. 通过在能量泛函中增加隶属函数, 自然地将模型推广到多区图像分割模型, 能够同时对多个目标和背景进行分割. 由于模型的能量泛函与 L_1 正则化问题具有相同的特殊结构, 因此采用分裂 Bregman 方法求解模型. 我们利用 MR 图像进行实验仿真, 并将结果和现有方法作定量的比较.

第 3 章利用偏磁场校正的思想改进了 CV 模型, 使得 CV 模型能够对强度不均匀且噪声污染的图像准确分割, 并进行偏磁场校正. 我们利用水平集函数和隶属函数分别构造了二区图像分割模型和多区图像分割模型, 并利用分裂 Bregman 方法求解二区模型和多区模型. 我们在医学图像和合成图像上进行分割测试, 将分割结果与传统方法进行定性和定量比较, 测试我们的模型的性能.

第 4 章已有的 MICO 模型在进行图像分割和校正时假设真实图像的强度是分区常数, 在实际运用中遇到了无法解决严重强度不均匀的图像分割和校正问题, 同时存在着过度校正的问题. 为了克服 MICO 的缺陷, 提出一个基函数表达的人脑 MR 图像分割校正模型, 简称 SCMB 模型. SCMB 模型的改进点有两个: 一是用一组基函数来近似地表达图像的真实强度, 保持了图像的强度连续性, 在分割过程中能够更好地对抗 MR 图像的偏磁场扰动; 二是在模型求解过程中引入了分裂 Bregman 方法, 将约束性的优化问题转化为一系列无约束的子问题进行求解, 提升了图像分割的效率.

第 5 章针对基于 RSF 模型的图谱融合算法对初始轮廓线敏感的缺点, 提出一个新的基于图谱项和图像拟合项的能量泛函, 确保了能量泛函的凸性, 避免了在演化过程中出现局部最优解. 同时, 将分裂 Bregman 方法应用于模型的求解过程中, 提升模型的求解效率. 最后, 在模型中提出一个自适应空间权重, 来衡量不同图谱的可参考性, 可以自动地挑选出可参考性强的图谱, 从而加强优良图谱在模型中的影响力, 降低不正确图谱在模型中的影响力. 实验结果中, 本模型对三维的人脑 MR 模型适用性良好.

第 6 章通过对图像目标进行预分割, 把预分割结果构成先验约束项. 并且, 我们参考了 RSF 模型的目标图像数据项, 再加入加权长度项, 构成了模型的能量泛函. 利用分裂 Bregman 方法求解能量泛函, 得到最终分割结果. 我们对多种类别的医学图像和自然图像进行了分割测试, 尤其是一些构成复杂、强度分布不均匀的图像, 并将结果与现有方法进行了定性和定量的比较.

第 7 章讨论了一种可以克服 RSF 模型对参数敏感、对初始条件敏感的带有强约束项的彩色图像分割模型, 并通过分割一些自然彩色图像验证了新模型的鲁棒性以及分割的准确性. 根据 RSF 模型在分割灰度不均匀图像的良好结果, 新模型中保留了局部区域拟合项, 引入了边缘加测项以及强约束限制项. 应用分裂 Bregman 方法极小化新模型, 给出了各个变量的迭代公式, 并应用了一些真实的彩色图像进行数值模拟.

第 8 章在带有强约束项的图像分割模型的基础上, 进一步研究它的并行算法, 并给出并行算法在分割血管、心脏等医学图像上的结果. 将分割彩色图像的带有强约束项的分割模型改成分割单色图像的模型, 并给出并行算法的设计方案及算法框架. 根据给出的算法进行数值实验及结果分析.

第 9 章提出一种结合深度学习方法和水平集方法的自动牙齿分割模型. 所提出的模型使用深度学习方法来检测每个牙齿的位置和大小, 并从检测到的边界框中生成先验椭圆. 计算每个点到先验边缘的有符号距离并将其用作先验权重, 限制项可以根据到先验椭圆的距离来约束水平集函数的演化. 然后, 我们使用曲率方向来找出牙齿的关节点, 并使用变分模型来分离它们以获得单独的结果. 定量评估表明, 所提出的模型可以准确地分割牙齿. 与经典水平集模型和深度学习模型相比, 性能更准确和稳定.

第 10 章提出一种基于水平集的局部方差和边缘信息的自适应分割模型, 用于分割心脏 MR 图像、人脑 MR 图像和乳腺超声图像等医学图像. 与 LRFLSM 模型相比, 我们提出了方差差异信息的系数, 以平衡轮廓内部和外部之间的强度差异, 消除强度不均匀性和噪声引起的麻烦干扰. LRFLSM 模型的边缘检测功能考虑了局部区域拟合方差, 而该模型考虑了该区域项中的局部区域差异. 此外, 我们提出双层水平集能量泛函, 用于分割左心室和左心室心肌, 并取得不错的成果.

第 11 章提出基于强化主动学习的图像选择策略应用于分割模型 (BDAL), 来分割心脏 MR 图像中心脏的多结构. 将用于选择信息和代表性图像的主动学习技术视为马尔可夫决策过程, 类别均衡分布主动学习模型学习了一个基于强化学习的获取函数, 用于主动学习策略以提高准确和有效的分割. 考虑图像的形状特征和不同类别分布的平衡来构建新的状态表示和动作表示, 并设置奖励机制, 这可以帮助代理识别信息丰富且具有代表性的图像进行注释. 大量实验表明, 该模型可用于分割小部分带标注心脏 MR 图像, 能够分割左心室、左心室心肌和右心室, 并且分割结果的 Accuracy、DC 值和 IoU 值都比较高.

第 2 章 多区 MR 图像分割与校正模型

磁共振成像已广泛应用于生物组织的医学诊断. 但由于设备的限制, MR 图像往往存在强度不均匀性, 这给图像分割和处理带来了困难. CLIC 模型虽然能同时成功地实现强度不均匀图像的分割和偏磁场估计, 但是其能量泛函不具有分裂 Bregman 方法求解的结构和性质, 因此采用了梯度下降法最小化能量泛函, 在实际应用中, 梯度下降法计算速度相对比较慢, 使得其实际应用变得比较困难.

另外, MR 图像经常包含多个目标组织, 例如, 肿瘤患者的 MR 图像就会包含组织、病灶、背景等几部分, 所以, 一种同时分割多个目标的方法变得尤为重要. 本章我们通过结合偏磁场信息、水平集方法、隶属函数以及全局凸分割的方法, 改进一种快速且高效的多区图像分割模型, 能够对图像中多个目标同时进行分割和识别. 此外, 能量函数的特殊结构使得我们可以应用分裂 Bregman 方法极小化, 大大地提高了算法的效率.

2.1 前期准备

2.1.1 CLIC 模型

在文献 [8] 中, Li 等提出了一种能够同时分割图像和估计偏磁场的新模型, 它利用局部强度聚类的特性来处理强度不均匀问题, 简称 CLIC 模型. 在 CLIC 模型中, 强度不均匀性被认为是图像的固有分量.

CLIC 模型假设真实的图像 $I: \Omega \subset \mathbb{R}^2 \to \mathbb{R}$ 是由三部分组成的: 强度分布均匀的理想图像 J, 引起强度不均匀的偏磁场 B, 以及附加噪声 n, 其中, 噪声被认为是零均值高斯噪声. 因此, 真实图像建立如下模型:

$$I = BJ + n, \tag{2-1}$$

其中, B 作为偏磁场变化是缓慢的, 解释了强度不均匀性的主要原因, J 被看作是由分段常数函数近似的理想图像, 而 n 一般是零均值高斯噪声.

对于给定的图像 I, 区域 Ω 可以被划分为 N 个不相交的子区域: $\Omega_1, \Omega_2, \cdots,$ Ω_N 使得 $\Omega = \bigcup_{i=1}^{N} \Omega_i$. 因此, 真实图像 J 可以被近似成 N 个不同的常数值 $c_1, c_2, \cdots, c_N$. 另外, 根据偏磁场 B 的假设, 模型认为 B 在同一子区域内变化非常缓慢, 每个像素点的 B 都能够作为一个常数. 同时, 对于图像中每一个像素点 $\boldsymbol{x}$, 考虑其半径为 ρ 的圆形邻域内, 都有 $O_{\boldsymbol{x}} = \{\boldsymbol{y} : |\boldsymbol{y} - \boldsymbol{x}| \leqslant \rho\}$, 因此

$$B\left(\boldsymbol{y}\right)J\left(\boldsymbol{y}\right)\approx B\left(\boldsymbol{x}\right)c_i, \tag{2-2}$$

其中, $\boldsymbol{y}\in O_{\boldsymbol{x}}\cap\varOmega_i$, $i=1,2,\cdots,N$. 另外, $\boldsymbol{x}$ 和 $\boldsymbol{y}$ 在这里均为向量, 表示像素点坐标.

2.1.2　分裂 Bregman 方法

分裂 Bregman 方法是一种快速解决 L_1 正则化问题的方法, 要求具有以下形式:

$$\min_z\left(\left|L\left(z\right)\right|_1+Q\left(z\right)\right), \tag{2-3}$$

其中, $|\cdot|_1$ 表示 L_1 范数, $L\left(\cdot\right)$ 和 $Q\left(\cdot\right)$ 表示两个函数. 通过引入辅助变量 $\boldsymbol{d}$, 考虑以下等价约束问题:

$$\min_{z,\boldsymbol{d}}\left(\left|\boldsymbol{d}\right|_1+Q\left(z\right)\right)\quad\text{s.t.}\quad\boldsymbol{d}=L\left(z\right), \tag{2-4}$$

然后通过增加二次罚函数将其转化为无约束问题:

$$\min_{z,\boldsymbol{d}}\left(\left|\boldsymbol{d}\right|_1+Q\left(z\right)+\frac{\lambda}{2}\|\boldsymbol{d}-L(z)\|^2\right), \tag{2-5}$$

其中, λ 为一个正的参数, $\|\cdot\|$ 为 L_2 范数.

由于惩罚函数仅仅执行弱约束 $\boldsymbol{d}=L\left(z\right)$, 所以延拓方法惩罚参数 λ 设定非常大的值, 这可能导致数值不稳定问题. 分裂 Bregman 方法可以通过应用 Bregman 迭代严格强制约束 $\boldsymbol{d}=L\left(z\right)$, 以及固定的 λ 来克服此困难. 具体而言, 求解公式 (2-4) 和公式 (2-5) 的分裂 Bregman 迭代方案如下:

$$\left(z^{k+1},\boldsymbol{d}^{k+1}\right)=\arg\min_{z,\boldsymbol{d}}\left(\left|\boldsymbol{d}\right|_1+Q\left(z\right)+\frac{\lambda}{2}\|\boldsymbol{d}-L\left(z\right)-\boldsymbol{b}^k\|^2\right), \tag{2-6}$$

其中, $\boldsymbol{b}$ 为 Bregman 变量, 更新方法如下:

$$\boldsymbol{b}^{k+1}=\boldsymbol{b}^k+\left(L\left(z^{k+1}\right)-\boldsymbol{d}^{k+1}\right). \tag{2-7}$$

与传统方法相比, 分裂 Bregman 方法在求解上述 L_1 正则化问题时效率更高. 关于分裂 Bregman 方法及其优点的细节, 可以参考文献 [49]. 在本书中, 我们将使用这种方法来更有效地极小化新的能量函数.

2.2　模　型　建　立

2.2.1　建立能量泛函

根据 CLIC 模型对真实图像建立的模型 (2-1) 以及相关的假设 (2-2), 有

$$I\left(\boldsymbol{y}\right)\approx B\left(\boldsymbol{x}\right)c_i+n\left(\boldsymbol{y}\right), \tag{2-8}$$

其中, $n(\boldsymbol{y})$ 假设为零均值高斯噪声. 所以, 对于 $O_{\boldsymbol{x}}$ 邻域内的强度可以分成 N 类 $\{I(\boldsymbol{y}) : \boldsymbol{y} \in O_{\boldsymbol{x}} \cap \Omega_i\}$, 而聚类中心 u_i 近似为 $u_i \approx B(\boldsymbol{x}) c_i$. 因此, 我们应用标准聚类方法, 尤其是 K-值方法来将 $O_{\boldsymbol{x}}$ 邻域内的强度分成 N 类, 即

$$\varepsilon_{\boldsymbol{x}} = \sum_{i=1}^{N} \int_{O_{\boldsymbol{x}} \cap \Omega_i} |I(\boldsymbol{y}) - u_i|^2 \mathrm{d}\boldsymbol{y}, \tag{2-9}$$

下面通过引入非负窗口函数 $K_\sigma(\cdot)$ 将公式 (2-10) 运算从 $O_{\boldsymbol{x}} \cap \Omega_i$ 转化到整个子区域 Ω_i 中. 非负窗口函数称为核函数, 定义如下:

$$K_\sigma(\boldsymbol{z}) = \begin{cases} \dfrac{\mathrm{e}^{\frac{-|\boldsymbol{z}|^2}{2\sigma^2}}}{2\pi\sigma^2}, & |\boldsymbol{z}| \leqslant \rho, \\ 0, & \text{其他}, \end{cases} \tag{2-10}$$

其中, σ 是高斯函数的标准差, 另外, 对于 $\boldsymbol{y} \notin O_{\boldsymbol{x}}$ 都有 $K_\sigma(\boldsymbol{x} - \boldsymbol{y}) = 0$. 所以, 聚类准则函数 $\varepsilon_{\boldsymbol{x}}$ 被重新定义如下:

$$\varepsilon_{\boldsymbol{x}} = \sum_{i=1}^{N} \int_{\Omega_i} K_\sigma(\boldsymbol{x} - \boldsymbol{y}) |I(\boldsymbol{y}) - B(\boldsymbol{x}) c_i|^2 \mathrm{d}\boldsymbol{y}. \tag{2-11}$$

现在可以看出, 我们能够通过聚类准则函数 $\varepsilon_{\boldsymbol{x}}$ 评价图像强度分类的好坏, 即对于图像中每一个像素点 $\boldsymbol{x}$ 都有 $\varepsilon_{\boldsymbol{x}}$ 最小, 所以我们通过极小化 $\varepsilon_{\boldsymbol{x}}$ 来获取最佳的强度分类结果. 因此, 定义了如下的能量函数:

$$\varepsilon = \int_{\Omega} \sum_{i=1}^{N} \int_{\Omega_i} K_\sigma(\boldsymbol{x} - \boldsymbol{y}) |I(\boldsymbol{y}) - B(\boldsymbol{x}) c_i|^2 \mathrm{d}\boldsymbol{y}\mathrm{d}\boldsymbol{x}. \tag{2-12}$$

2.2.2 定义隶属函数

下面通过引入隶属函数 M_i 来表示公式 (2-13) 中的积分符号下标 Ω_i, 以此将积分拓展到整个图像区域 Ω. 定义隶属函数如下:

$$M_i(\boldsymbol{y}) = \begin{cases} 1, & \boldsymbol{y} \in \Omega_i, \\ 0, & \boldsymbol{y} \notin \Omega_i. \end{cases} \tag{2-13}$$

因此, 公式 (2-13) 转化为如下形式:

$$\varepsilon = \int_{\Omega} \sum_{i=1}^{N} \int_{\Omega} K_\sigma(\boldsymbol{x} - \boldsymbol{y}) |I(\boldsymbol{y}) - B(\boldsymbol{x}) c_i|^2 M_i(\boldsymbol{y}) \mathrm{d}\boldsymbol{y}\mathrm{d}\boldsymbol{x}. \tag{2-14}$$

为了方便运算, 在模型中引入水平集函数 $\phi : \Omega \subset \mathbb{R}^2 \to \mathbb{R}$. 水平集函数是由两个相反的值构成的, 而零水平集轮廓恰好将图像区域 Ω 划分成两个互不相交的子区域: $\Omega_1 = \{\boldsymbol{y} : \phi(\boldsymbol{y}) > 0\}$ 和 $\Omega_2 = \{\boldsymbol{y} : \phi(\boldsymbol{y}) < 0\}$.

下面, 引入 Heaviside 函数来将水平集函数转化为非 0 即 1 的数值, 定义如下:

$$H(z) = \begin{cases} 1, & z > 0, \\ 0, & z \leqslant 0. \end{cases} \tag{2-15}$$

在数值计算上, 将 $H(\cdot)$ 近似为一个连续光滑的函数 $H_\tau(\cdot)$, 定义如下:

$$H_\tau(z) = \frac{1}{2}\left[1 + \frac{2}{\pi}\arctan\left(\frac{z}{\tau}\right)\right], \tag{2-16}$$

其中, τ 为一个正的参数. 根据定义, 对于 $z \in \mathbb{R}$ 都有 $H_\tau(\cdot)$ 满足 $H_\tau(z) \in [0,1]$, 所以对于图像两个区域 Ω_1 和 Ω_2, 它们的隶属函数也就转化为 $M_1^\tau(\phi) = H_\tau(\phi)$ 和 $M_2^\tau(\phi) = 1 - H_\tau(\phi)$.

在实际应用中, 两个隶属函数通常并不能满足我们的需要. 更多的时候, 需要 N 个隶属函数 M_i^τ, $i = 1, 2, \cdots, N$, 因此引入 k 个水平集函数 $\phi_1, \phi_2, \cdots, \phi_k$, $k = \log_2 N$. 例如当 $N = 4$ 时, 就要引入两个水平集函数 ϕ_1 和 ϕ_2, 因此隶属函数 M_i^τ 被定义为

$$\begin{cases} M_1^\tau(\phi_1, \phi_2) = H_\tau(\phi_1) H_\tau(\phi_2), \\ M_2^\tau(\phi_1, \phi_2) = H_\tau(\phi_1)(1 - H_\tau(\phi_2)), \\ M_3^\tau(\phi_1, \phi_2) = (1 - H_\tau(\phi_1)) H_\tau(\phi_2), \\ M_4^\tau(\phi_1, \phi_2) = (1 - H_\tau(\phi_1))(1 - H_\tau(\phi_2)). \end{cases} \tag{2-17}$$

为了简化记号, 将所有水平集函数用一个水平集函数向量表示, 即 $\Phi = (\Phi_1, \Phi_2, \cdots, \Phi_k)$, 因此公式 (2-17) 中的隶属函数可以被记为 $M_i^\tau(\Phi)$. 同样, 记向量 $\boldsymbol{c} = (c_1, c_2, \cdots, c_N)$. 因此, 2.2.1 节中的能量泛函 (2-12) 转换为如下形式:

$$\varepsilon_\tau(\Phi, \boldsymbol{c}, B) = \int_\Omega \sum_{i=1}^N \omega_i(\boldsymbol{y}) M_i^\tau(\Phi(\boldsymbol{y})) \, \mathrm{d}\boldsymbol{y}, \tag{2-18}$$

其中, Φ, $\boldsymbol{c}$ 和 B 均为能量泛函 ε_τ 的变量, 以及 ω_i 定义如下:

$$\omega_i(\boldsymbol{y}) = \int_\Omega K_\sigma(\boldsymbol{x} - \boldsymbol{y}) |I(\boldsymbol{y}) - B(\boldsymbol{x}) c_i|^2 \, \mathrm{d}\boldsymbol{x}, \tag{2-19}$$

其中, $i = 1, 2, \cdots, N$.

2.2.3 定义加权长度项

下面在能量泛函中引入加权长度项 $\xi(\varPhi)$, 定义如下:

$$\xi(\varPhi) = \sum_{k=1}^{\log_2 N} \int_{\varOmega} p(\nabla I(\boldsymbol{y})) |\nabla H_\tau(\phi_k(\boldsymbol{y}))| \, \mathrm{d}\boldsymbol{y}, \tag{2-20}$$

其中, ∇ 是梯度算子, I 是图像强度. 另外, $p(\cdot)$ 是边缘检测函数, 定义如下:

$$p(z) = \frac{1}{|1 + \eta z^2|}, \tag{2-21}$$

其中, η 为非负参数. 至此, 模型的能量泛函转化为

$$E_\tau(\varPhi, \boldsymbol{c}, B) = \varepsilon_\tau(\varPhi, \boldsymbol{c}, B) + \mu \xi(\varPhi), \tag{2-22}$$

其中, $\varepsilon_\tau(\varPhi, \boldsymbol{c}, B)$ 记作能量项, μ 为加权长度项的参数.

2.2.4 偏磁场估计算法

下面给出偏磁场 B 和常数向量 $\boldsymbol{c}$ 的最优估计算法. 首先, 对于固定的 $\varPhi$ 和 B, 我们对能量泛函 $E_\tau(\varPhi, \boldsymbol{c}, B)$ 求导, 获得常数向量 $\boldsymbol{c}$ 的最优估计算法:

$$c_i = \frac{\displaystyle\int_{\varOmega} (B * K_\sigma) I M_i^\tau(\varPhi(\boldsymbol{y})) \, \mathrm{d}\boldsymbol{y}}{\displaystyle\int_{\varOmega} (B^2 * K_\sigma) M_i^\tau(\varPhi(\boldsymbol{y})) \, \mathrm{d}\boldsymbol{y}}, \tag{2-23}$$

其中, $i = 1, 2, \cdots, N$.

同样地, 对于固定的 $\varPhi$ 和 c, 我们对 $E_\tau(\varPhi, \boldsymbol{c}, B)$ 极小化, 获得偏磁场 B 的最优估计算法:

$$B = \frac{\left(\displaystyle\sum_{i=1}^{N} I c_i M_i^\tau\right) * K_\sigma}{\left(\displaystyle\sum_{i=1}^{N} c_i^2 M_i^\tau\right) * K_\sigma}, \tag{2-24}$$

其中, $i = 1, 2, \cdots, N$, $*$ 为卷积算子.

2.2.5 分裂 Bregman 方法极小化能量泛函

下面应用分裂 Bregman 方法极小化能量泛函 (2-22) 求解水平集函数 $\varPhi$. 首先, 假定 $N = 4$, 则能量泛函 (2-22) 关于 $\varPhi = (\phi_1, \phi_2)$ 的梯度流方程为

$$\frac{\partial \phi_1}{\partial t} = \delta_\tau(\phi_1) \bigg\{ H_\tau(\phi_2)(\omega_3 - \omega_1) + (1 - H_\tau(\phi_2))(\omega_4 - \omega_2)$$

$$+ \mu p(\nabla I) \mathrm{div} \left(\frac{\nabla \phi_1}{|\nabla \phi_1|} \right) \Big\},$$

$$\frac{\partial \phi_2}{\partial t} = \delta_\tau(\phi_2) \Big\{ H_\tau(\phi_1)(\omega_2 - \omega_1) + (1 - H_\tau(\phi_1))(\omega_4 - \omega_3)$$

$$+ \mu p(\nabla I) \mathrm{div} \left(\frac{\nabla \phi_2}{|\nabla \phi_2|} \right) \Big\}, \tag{2-25}$$

其中, $\delta_\tau(\cdot)$ 定义为 $H_\tau(\cdot)$ 的导数, 即

$$\delta_\tau(z) = \frac{\tau}{\pi \tau^2 + \pi z^2}, \tag{2-26}$$

根据 $\delta_\tau(\cdot)$ 的定义, 满足对于所有的 $z \in \mathbb{R}$, 都有 $\delta_\tau(z) \neq 0$. 因此, 下面简化的梯度流方程和公式 (2-25) 有着相同的解:

$$\frac{\partial \phi_1}{\partial t} = H_\tau(\phi_2)(\omega_3 - \omega_1) + (1 - H_\tau(\phi_2))(\omega_4 - \omega_2) + \mu p(\nabla I) \mathrm{div} \left(\frac{\nabla \phi_1}{|\nabla \phi_1|} \right),$$

$$\frac{\partial \phi_2}{\partial t} = H_\tau(\phi_1)(\omega_2 - \omega_1) + (1 - H_\tau(\phi_1))(\omega_4 - \omega_3) + \mu p(\nabla I) \mathrm{div} \left(\frac{\nabla \phi_2}{|\nabla \phi_2|} \right). \tag{2-27}$$

我们将水平集函数值严格限制在有限区间 $[-2, 2]$ 内, 则将模型转化为下面的极小化问题:

$$\min_{-2 \leqslant \phi_1, \phi_2 \leqslant 2} E_\tau(\Phi, c, B) = \min_{-2 \leqslant \phi_1, \phi_2 \leqslant 2} \sum_{k=1}^2 \left(\mu |\nabla \phi_k|_p + \langle \phi_k, W_k \rangle \right), \tag{2-28}$$

其中

$$\begin{cases} |\nabla \phi_k|_p = \int_\Omega p(\nabla I) |\nabla \phi_k(\boldsymbol{y})| \, \mathrm{d}\boldsymbol{y}, \\ \langle \phi_k, W_k \rangle = \int_\Omega \phi_k(\boldsymbol{y}) W_k(\boldsymbol{y}) \, \mathrm{d}\boldsymbol{y}, \end{cases} k = 1, 2, \tag{2-29}$$

以及

$$\begin{cases} W_1 = H_\tau(\phi_2)(\omega_3 - \omega_1) + (1 - H_\tau(\phi_2))(\omega_4 - \omega_2), \\ W_2 = H_\tau(\phi_1)(\omega_2 - \omega_1) + (1 - H_\tau(\phi_1))(\omega_4 - \omega_3). \end{cases} \tag{2-30}$$

下面应用分裂 Bregman 方法来解决极小化问题 (2-28). 引入两个辅助变量 $\boldsymbol{\alpha}_1$ 和 $\boldsymbol{\alpha}_2$ 以获得下面的非约束问题:

$$(\phi_k^*, \boldsymbol{\alpha}_k^*) = \arg \min_{\substack{-2 \leqslant \phi_1, \phi_2 \leqslant 2 \\ \boldsymbol{\alpha}_k}} \sum_{k=1}^2 \left(\mu |\boldsymbol{\alpha}_k|_p + \langle \phi_k, W_k \rangle + \frac{\lambda}{2} \|\boldsymbol{\alpha}_k - \nabla \phi_k\|^2 \right), \tag{2-31}$$

其中, λ 是一个正的参数, $||\cdot||$ 是 L_2 范数. 我们给出如下的 Bregman 格式模型以严格约束 $\boldsymbol{\alpha}_k = \nabla\phi_k$:

$$\left(\phi_k^{d+1}, \boldsymbol{\alpha}_k^{d+1}\right) = \arg \min_{\substack{-2 \leqslant \phi_1, \phi_2 \leqslant 2 \\ \boldsymbol{\alpha}_k}} \sum_{k=1}^{2} \left(\mu\left|\boldsymbol{\alpha}_k\right|_p + \langle\phi_k, W_k\rangle + \frac{\lambda}{2}\|\boldsymbol{\alpha}_k - \nabla\phi_k - \boldsymbol{\beta}_k^d\|^2 \right),$$

$$(2\text{-}32)$$

其中, $\boldsymbol{\beta}_k^d$ 是引入的 Bregman 变量:

$$\boldsymbol{\beta}_k^{d+1} = \boldsymbol{\beta}_k^d + \left(\nabla\phi_k^{d+1} - \boldsymbol{\alpha}_k^{d+1}\right), \quad k = 1, 2. \tag{2-33}$$

对于给定的 $\boldsymbol{\alpha}_k^d$, 我们关于 ϕ_k 极小化公式 (2-32) 得到了下面的欧拉-拉格朗日方程:

$$\Delta\phi_k^{d+1} = \frac{W_k^d}{\lambda} + \nabla \cdot \left(\boldsymbol{\alpha}_k^d - \boldsymbol{\beta}_k^d\right), \quad k = 1, 2. \tag{2-34}$$

下面应用 Gauss-Seidel 方法求解公式 (2-34). 定义 m 和 n 作为像素点坐标, 那么对于图像每一像素点的 $\phi_{k,m,n}^{d+1}$, 可以通过以下的迭代方法获得

$$\begin{cases} \chi_{k,m,n}^d = \alpha_{k,x,m-1,n}^d - \alpha_{k,x,m,n}^d + \alpha_{k,y,m,n-1}^d - \alpha_{k,y,m,n}^d, \\ \gamma_{k,m,n}^d = \beta_{k,x,m-1,n}^d - \beta_{k,x,m,n}^d + \beta_{k,y,m,n-1}^d - \beta_{k,y,m,n}^d, \\ \eta_{k,m,n}^d = \phi_{k,m-1,n}^d + \phi_{k,m+1,n}^d + \phi_{k,m,n-1}^d + \phi_{k,m,n+1}^d, \\ \theta_{k,m,n}^d = \dfrac{\eta_{k,m,n}^d - \dfrac{W_{k,m,n}^d}{\lambda} + \chi_{k,m,n}^d - \gamma_{k,y,m,n}^d}{4}, \\ \phi_{k,m,n}^{d+1} = \max\{\min\{\theta_{k,m,n}^d, 2\}, -2\}, \end{cases} \quad k = 1, 2. \tag{2-35}$$

对于固定的 ϕ_k^{d+1}, 我们关于 $\boldsymbol{\alpha}_k$ 极小化公式 (2-32), 得到了下面关于 shrinkage 算子的迭代格式:

$$\boldsymbol{\alpha}_k^{d+1} = \text{shrink}_p\left(\boldsymbol{\beta}_k^d + \nabla\phi_k^{d+1}, \frac{\mu}{\lambda}\right) = \text{shrink}\left(\boldsymbol{\beta}_k^d + \nabla\phi_k^{d+1}, \frac{\mu p}{\lambda}\right), \quad k = 1, 2,$$

$$(2\text{-}36)$$

其中, $\text{shrink}_p(\boldsymbol{a}, b)$ 是一个加权向量 shrinkage 算子, 而向量 shrinkage 算子 $\text{shrink}(\boldsymbol{a}, b)$ 由下面公式给出:

$$\text{shrink}(\boldsymbol{a}, b) = \begin{cases} \boldsymbol{a}\dfrac{\max\left(|\boldsymbol{a}| - b, \boldsymbol{0}\right)}{|\boldsymbol{a}|}, & \boldsymbol{a} \neq \boldsymbol{0}, \\ 0, & \boldsymbol{a} = \boldsymbol{0}. \end{cases} \tag{2-37}$$

迭代过程中, 每一次更新 Φ 之前, 我们需要通过公式 (2-23) 更新向量 $\boldsymbol{c}$, 以及公式 (2-24) 更新偏磁场 B.

2.3　数　值　实　验

2.3.1　数值实现

本小节使用 MATLAB 测试了模型的性能. 我们在算法 2-1 中给出了模型极小化的分裂 Bregman 算法.

算法 2-1　多区 MR 图像分割与校正模型算法

　　输入: I, ϕ_1^0, ϕ_2^0, $\boldsymbol{\alpha}_1^0 = \boldsymbol{\alpha}_2^0 = \boldsymbol{\beta}_1^0 = \boldsymbol{\beta}_2^0 = \mathbf{0}$;

　　设置 $B^0 = 0$, 根据公式 (2-23) 计算初始 $\boldsymbol{c}$;

　　如果 $|\phi_1^d - \phi_1^{d-1}| \geqslant 10^{-3}$ 且 $|\phi_2^d - \phi_2^{d-1}| \geqslant 10^{-3}$, 则

1: 根据公式 (2-30) 更新 W_1^{d+1} 和 W_2^{d+1};

2: 根据公式 (2-35) 更新 ϕ_1^{d+1} 和 ϕ_2^{d+1};

3: 根据公式 (2-36) 更新 $\boldsymbol{\alpha}_1^{d+1}$ 和 $\boldsymbol{\alpha}_2^{d+1}$;

4: 根据公式 (2-33) 更新 $\boldsymbol{\beta}_1^{d+1}$ 和 $\boldsymbol{\beta}_2^{d+1}$;

5: 根据公式 (2-23) 更新 c_1^{d+1}, c_2^{d+1}, c_3^{d+1}, c_4^{d+1}, 再根据公式 (2-24) 更新 B^{d+1};

　　结束

　　输出: $C_1 = \{\boldsymbol{y} : \phi_1(\boldsymbol{y}) = 0\}$ 和 $C_2 = \{\boldsymbol{y} : \phi_2(\boldsymbol{y}) = 0\}$

2.3.2　实验结果

本小节展示了利用我们的模型对心房壁 MR 图像、人脑 MR 图像分割和偏磁场校正结果, 并与 CLIC 模型和 MICO 模型进行定量的比较. 利用 Dice 相似性系数 (Dice similarity coefficient, DCS) 值作为量化评价指标 [9], 衡量我们的模型分割精度. 其中, DCS 定义如下:

$$\mathrm{DCS} = \frac{2N\left(R_1 \cap R_2\right)}{N\left(R_1 + R_2\right)}, \tag{2-38}$$

其中, $N(\cdot)$ 是区域内像素点个数, R_1 是利用我们的模型或者其他方法获得的目标区域, R_2 则是对应的从真实边界获得的区域.

除此之外, 还引入了变异系数 (coefficient of variation, COV) 值作为比较偏磁场校正能力的量化指标 [56], 定义如下:

$$\mathrm{COV} = \frac{\mathrm{STD}\,(\mathrm{TR})}{\mathrm{MEAN}\,(\mathrm{TR})}, \tag{2-39}$$

其中, STD(TR) 是目标区域 (target region, TR) 中图像强度的标准差, 而 MEAN (TR) 则是目标区域中图像强度的平均值, 在这里目标区域可以是图像分割的任一区域.

首先, 利用模型对心房壁 MR 图像进行分割和偏磁场校正. 由于成像技术的限制, 心房壁 MR 图像中左右心房的强度并不相同, 尤其是右心房强度和心肌壁区别很小, 这也导致了心房壁 MR 图像分割非常得困难. 为了解决这个问题, 同时将 MR 分割成全心脏、左右心房和背景等几部分, 从而获得位于左右心房和全心脏中间的心房壁轮廓. 图 2-1 中, 第 1 列到第 4 列分别展示了原始 MR 图像、模型分割结果、偏磁场校正图像和估计偏磁场. 其中, 从图 2-1 中看, 我们的模型不仅可以准确地分割全心脏和左右心房, 从而识别心房壁轮廓, 而且对图像存在的偏磁场估计也比较准确, 左右心房图像强度基本被校正到了同一个等级.

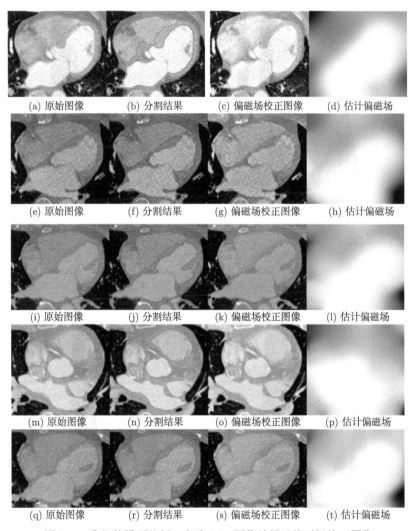

(a) 原始图像	(b) 分割结果	(c) 偏磁场校正图像	(d) 估计偏磁场
(e) 原始图像	(f) 分割结果	(g) 偏磁场校正图像	(h) 估计偏磁场
(i) 原始图像	(j) 分割结果	(k) 偏磁场校正图像	(l) 估计偏磁场
(m) 原始图像	(n) 分割结果	(o) 偏磁场校正图像	(p) 估计偏磁场
(q) 原始图像	(r) 分割结果	(s) 偏磁场校正图像	(t) 估计偏磁场

图 2-1 我们的模型分割心房壁 MR 图像结果及偏磁场校正图像

在图 2-2 中, 我们展示了图 2-1 中的原始 MR 图像和对应偏磁场校正图像的不同强度等级的像素点数量分布直方图. 图 2-2 显示, 与原始 MR 图像相比, 偏磁场校正图像中的强度更加集中于两个峰值上.

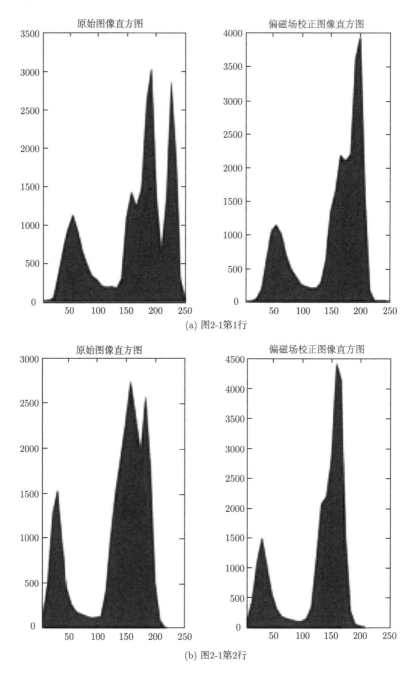

(a) 图2-1第1行

(b) 图2-1第2行

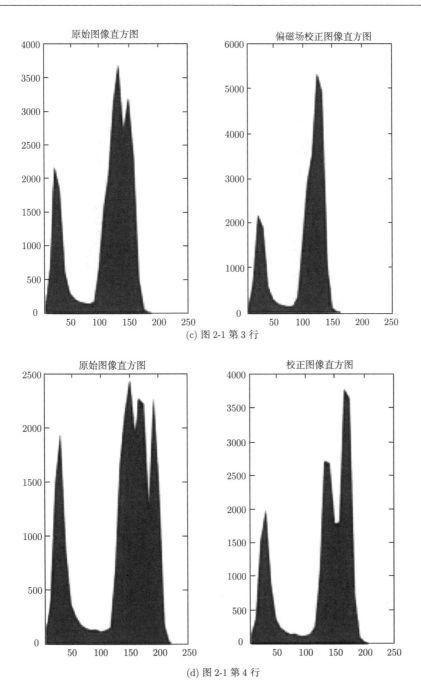

(c) 图 2-1 第 3 行

(d) 图 2-1 第 4 行

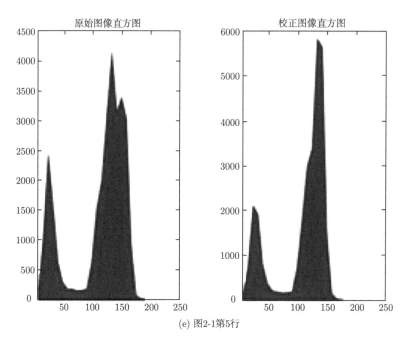

(e) 图2-1第5行

图 2-2　　原始图像和偏磁场校正图像的强度分布直方图

　　其次, 利用我们的模型对人脑 MR 图像分割和偏磁场校正, 并与 CLIC 模型和 MICO 模型对比. 实验中, 将初始水平集函数设置为一个随机的矩阵, 最终将脑组织分成脑脊液 (cerebrospinal fluid, CF)、脑灰质 (gray matter, GM) 和脑白质 (white matter, WM). 在图 2-3 中, 第 1 列到第 4 列分别展示了原始人脑 MR 图像、脑组织分割结果、偏磁场校正图像和估计偏磁场. 从图 2-3 中能够看出, 我们的模型能够准确地将脑组织 MR 图像划分为脑脊液、脑灰质和脑白质三部分, 并且对图像进行偏磁场校正.

　　事实上, 利用 CLIC 模型、MICO 模型和我们的模型对 20 幅人脑 MR 图像进行了分割实验, 并计算了分割结果的 DCS 值和校正结果的 COV 值. 20 幅人脑

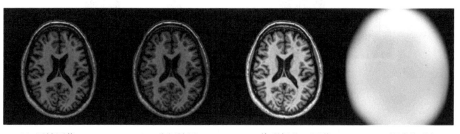

(a) 原始图像　　　　　(b) 分割结果　　　　　(c) 偏磁场校正图像　　　(d) 估计偏磁场

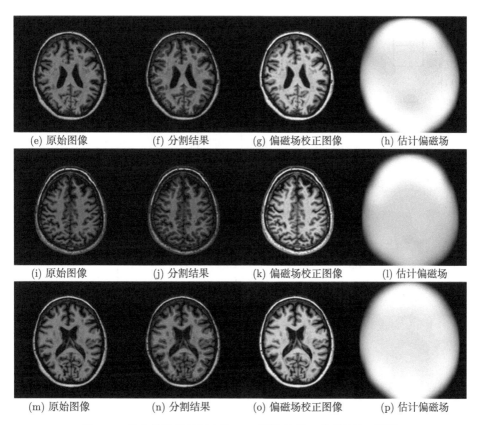

(e) 原始图像　(f) 分割结果　(g) 偏磁场校正图像　(h) 估计偏磁场

(i) 原始图像　(j) 分割结果　(k) 偏磁场校正图像　(l) 估计偏磁场

(m) 原始图像　(n) 分割结果　(o) 偏磁场校正图像　(p) 估计偏磁场

图 2-3　我们的模型分割人脑 MR 图像结果及偏磁场校正图像

MR 图像集和参考边界可以在 MICCAI 竞赛网站下载 (http:// mrbrains13gr.isi. uu.nl/index.php), CLIC 模型和 MICO 模型代码在原作者黄页上下载 (http://www. engr.uconn.edu/~cmli/). 在实验中, 为了降低初始条件对比较结果的影响, 上述三个模型均设置了相同的初始轮廓, 并且不作参数调整. 图 2-4 展示了我们的模型和 CLIC 模型、MICO 模型的 DCS 值箱线图, 通过比较可以看出, 我们的模型得到的 DCS 值显著高于其他两个模型, 这说明我们的模型的分割精度比其他两个模型更高.

下面还比较了我们的模型与其他模型在偏磁场校正能力的强弱. 分别计算了校正图像中, 脑白质区域和脑灰质区域的 COV 值. 图 2-5 展示了我们的模型和 CLIC 模型、MICO 模型的 COV 值箱线图, 通过比较可以看出, 我们的模型得到的 COV 值更低于其他模型, 所以我们的模型校正的图像强度更均匀, 校正能力更强.

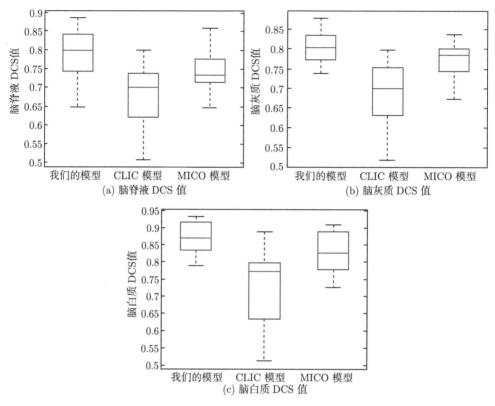

图 2-4   我们模型和 CLIC 模型、MICO 模型的 DCS 值比较

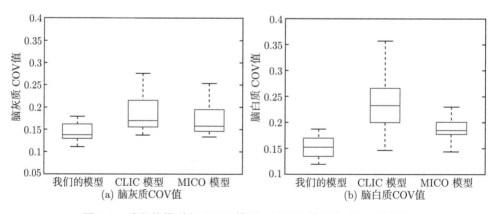

图 2-5   我们的模型和 CLIC 模型、MICO 模型的 COV 值比较

　　除此之外, 还从效率上对我们的模型和 CLIC 模型进行比较. 在人脑 MR 图像分割实验中, 分别统计了我们的模型和 CLIC 模型在运行过程中耗费的 CPU 运行时间. 20 幅人脑 MR 图像尺寸均为 240×240, 运行代码的计算机配置是 Inter

(R) Core (TM) i5-6500 CPU@ 3.20GHz、4.00GBRAM, 以及 MATLABR2014a 版本. 图 2-6 分别展示了我们的模型和 CLIC 模型耗费的 CPU 运行时间, 其中, CLIC 模型平均耗费 CPU 运行时间为 8.25s, 而我们的模型平均耗费 CPU 运行时间为 2.68s. 图 2-6 表明, 我们的模型在分割同样的图像时, 耗费的时间会比 CLIC 模型更少, 实际应用中更加高效.

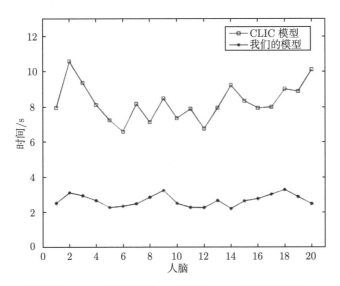

图 2-6 我们的模型和 CLIC 模型分割 20 幅人脑 MR 图像所耗费的 CPU 运行时间

2.4 本章小结

本章提出了一种改进的基于偏磁场校正的多区活动轮廓模型来进行 MR 图像分割. 首先, 利用聚类的方法来估计图像的偏磁场, 并提出多区的能量泛函, 然后通过分裂 Bregman 方法极小化多区能量泛函得到分割结果. 其次, 利用我们的模型来分割心房壁 MR 图像, 结果表明, 我们的模型对全心脏和左右心房同时进行分割的结果是准确的, 另外, 偏磁场校正图像也表明, 我们的模型可以获得很好的偏磁场校正图像. 还利用我们的模型分割人脑 MR 图像, 获得了准确的脑脊液、脑白质和脑灰质的分割结果. 同时, 将我们的模型的 DCS 值和 COV 值与 CLIC 模型、MICO 模型进行比较, 结果表明, 我们的模型分割结果和校正结果均比 CLIC 模型、MICO 模型更加准确. 最后, 比较了我们的模型和 CLIC 模型所耗费的 CPU 运行时间, 结果表明, 我们的模型 CPU 运行时间也要少于 CLIC 模型, 即我们的模型更加高效. 因此, 我们的模型能够在实际应用中高效且准确地分割和校正多区 MR 图像.

第 3 章　抗噪声医学图像分割与校正模型

CV 模型 [28] 对于噪声污染严重的图像分割精度较高, 并且改变初始轮廓和参数对最终分割结果影响很小. 但是 CV 模型只能分割强度分布均匀的图像, 而对强度不均匀的图像分割非常困难. 因此, 在本章我们决定引入文献 [8] 所提出的偏磁场校正的思想, 来改进 CV 模型, 最终提出一种快速可靠的抗噪声医学图像分割及偏磁场校正模型.

3.1　引　　言

CV 模型是一个分段常数的图像分割模型. 假定 $I : \Omega \subset \mathbb{R}^2 \to \mathbb{R}$ 为图像区域, 则 CV 模型的能量泛函如下:

$$E_{\mathrm{CV}} (\phi, u_1, u_2) = \nu \int_{\Omega} |\nabla H (\phi (x, y))| \, \mathrm{d}x\mathrm{d}y + \mu \int_{\Omega} H (\phi (x, y)) \, \mathrm{d}x\mathrm{d}y$$

$$+ \lambda_1 \int_{\Omega} |I (x, y) - u_1|^2 H (\phi (x, y)) \, \mathrm{d}x\mathrm{d}y$$

$$+ \lambda_2 \int_{\Omega} |I (x, y) - u_2|^2 (1 - H (\phi (x, y))) \, \mathrm{d}x\mathrm{d}y, \qquad (3\text{-}1)$$

其中, $\lambda_1, \lambda_2, \nu, \mu > 0$ 是参数. ϕ 为水平集函数, 零水平集轮廓将图像区域划分为两个不相交的子区域: $\Omega_1 = \{(x, y) : \phi (x, y) > 0\}$ 和 $\Omega_2 = \{(x, y) : \phi (x, y) < 0\}$. $H (z)$ 为 Heaviside 函数, 定义如下:

$$H (z) = \begin{cases} 1, & z \geqslant 0, \\ 0, & z < 0. \end{cases} \qquad (3\text{-}2)$$

此外, u_1 和 u_2 是两个不相交区域 Ω_1 和 Ω_2 的强度均值.

保持 ϕ 固定, 然后关于 u_1 和 u_2 极小化能量泛函 $E_{\mathrm{CV}} (\phi, u_1, u_2)$, 则 u_1 和 u_2 的最优估计方程可以通过 ϕ 来表示.

3.2　模 型 建 立

根据第 2 章关于局部强度聚类的假设, 真实图像是由强度分布均匀的理想图像和造成图像强度不均匀的偏磁场组成的. 也就是说, 可以对真实图像进行校正以获得强度分布均匀的图像, 再对强度均匀图像进行分割, 最终得到分割结果和校正图像.

3.2.1 二区能量泛函与分裂 Bregman 方法求解

通过结合一个新的数据项和一个加权的长度项, 给出了二区模型的能量泛函:

$$E(\phi, u_1, u_2) = \varepsilon(\phi, u_1, u_2) + \nu\zeta(\phi), \tag{3-3}$$

其中, 新的数据项是

$$\varepsilon(\phi, u_1, u_2) = \sum_{i=1}^{2} \lambda_i \int_{\Omega} \left| \bar{I}(x,y) - u_i \right|^2 M_i(\phi(x,y)) \, \mathrm{d}x\mathrm{d}y, \tag{3-4}$$

以及加权长度项是

$$\zeta(\phi) = \int_{\Omega} p(\nabla I(x,y)) \left| \nabla H(\phi(x,y)) \right| \mathrm{d}x\mathrm{d}y, \tag{3-5}$$

ν 为加权长度项的参数, 而 x 和 y 分别表示横、纵坐标. 下面, 对新的数据项和加权长度项进行描述.

第一部分, 我们对能量泛函中的新的数据项 $\varepsilon(\phi, u_1, u_2)$ 进行细致的描述. 公式 (3-4) 中的 λ_1 和 λ_2 是两个数据拟合项的参数, $\bar{I}$ 是经过偏磁场 B 校正过后的理想图像:

$$\bar{I}(x,y) = I(x,y)/B(x,y). \tag{3-6}$$

除此之外, u_i 是校正图像 $\bar{I}$ 在区域 Ω_i 内的强度均值, 由以下公式所得

$$u_i = \frac{\displaystyle\int_{\Omega} \bar{I}(x,y) M_i(\phi(x,y)) \, \mathrm{d}x\mathrm{d}y}{\displaystyle\int_{\Omega} M_i(\phi(x,y)) \, \mathrm{d}x\mathrm{d}y}, \quad i = 1, 2. \tag{3-7}$$

公式 (3-4) 中的 $M_i(\phi)$ 代表的是隶属函数, 定义如下:

$$M_i(\phi(x,y)) = \begin{cases} 1, & (x,y) \in \Omega_i, \\ 0, & (x,y) \notin \Omega_i, \end{cases} \quad i = 1, 2, \tag{3-8}$$

其中, Ω_1 和 Ω_2 分别为图像区域 Ω 中两个不相交的子区域.

第二部分, 我们对能量泛函中的加权长度项 $\zeta(\phi)$ 进行描述. 长度项主要作用是使得零水平集轮廓更加光滑, 另外又用边缘检测函数 $p(\theta)$ 作为长度项的权重.

关于边缘检测函数, 定义如下:

$$p\left(\theta\right) = \frac{1}{1 + \beta\theta^2}, \tag{3-9}$$

其中, β 是一个非负参数, $p\left(\theta\right)$ 是基于图像强度的梯度 ∇I 进行边缘检测的, 使得零水平集轮廓更贴近于图像强度梯度变化最大的地方, 也就是说我们在能量泛函中引入了边界信息.

在实际运算中, 通常公式 (3-3) 中的 Heaviside 函数 $H\left(z\right)$ 会近似成一个光滑函数 $H_\tau\left(z\right)$. 这里, 选取的光滑函数为

$$H_\tau\left(z\right) = \frac{1}{2}\left[1 + \frac{2}{\pi}\arctan\left(\frac{z}{\tau}\right)\right], \tag{3-10}$$

其中, τ 为一个正的参数. 如此, H_τ 是一个光滑函数且满足对于 $z \in \mathbb{R}$ 均有 $H_\tau\left(z\right) \in (0, 1)$. 至此, 得到了下面新的能量泛函:

$$\begin{aligned}
E_\tau\left(\phi, u_1, u_2\right) = {} & \lambda_1 \int_\Omega \left|\bar{I}\left(x, y\right) - u_1\right|^2 H_\tau\left(\phi\left(x, y\right)\right) \mathrm{d}x\mathrm{d}y \\
& + \lambda_2 \int_\Omega \left|\bar{I}\left(x, y\right) - u_2\right|^2 \left(1 - H_\tau\left(\phi\left(x, y\right)\right)\right) \mathrm{d}x\mathrm{d}y \\
& + \nu \int_\Omega p\left(\nabla I\left(x, y\right)\right) \left|\nabla H_\tau\left(\phi\left(x, y\right)\right)\right| \mathrm{d}x\mathrm{d}y.
\end{aligned} \tag{3-11}$$

对于能量泛函中偏磁场 B 的最优估计算法, 通过参考第 2 章中的偏磁场估计算法给出:

$$B\left(x, y\right) = \frac{\left(I\left(x, y\right) \sum\limits_{i=1}^{2} c_i M_i^\tau\left(\phi\left(x, y\right)\right)\right) * K}{\left(\sum\limits_{i=1}^{2} c_i^2 M_i^\tau\left(\phi\left(x, y\right)\right)\right) * K}, \quad i = 1, 2, \tag{3-12}$$

其中, c_1 和 c_2 分别为不相交的两个区域 Ω_1 和 Ω_2 的常数值, 其估计算法也参考了第 2 章给出:

$$c_i = \frac{\int_\Omega \left(B\left(x, y\right) * K\right) I\left(x, y\right) M_i^\tau\left(\phi\left(x, y\right)\right) \mathrm{d}x\mathrm{d}y}{\int_\Omega \left(B\left(x, y\right)^2 * K\right) M_i^\tau\left(\phi\left(x, y\right)\right) \mathrm{d}x\mathrm{d}y}, \quad i = 1, 2, \tag{3-13}$$

其中, $*$ 为卷积算子. 另外, $M_1^\tau(\phi) = H_\tau(\phi)$, 以及 $M_2^\tau(\phi) = 1 - H_\tau(\phi)$, 同样, 公式 (3-4) 中的 M_i 也近似于光滑函数 M_i^τ.

下面应用分裂 Bregman 方法极小化能量泛函 (3-11). 首先计算 $E_\tau(\phi, u_1, u_2)$ 关于 ϕ 的梯度函数:

$$\frac{\partial \phi}{\partial t} = \delta_\tau(\phi) \left[\nu p(\nabla I)\, \mathrm{div}\left(\frac{\nabla\phi}{|\nabla\phi|}\right) - \lambda_1 \left(\bar{I} - u_1\right)^2 + \lambda_2 \left(\bar{I} - u_2\right)^2 \right], \quad i = 1, 2,$$
(3-14)

其中, δ_τ 定义为 H_τ 的导函数, 即

$$\delta_\tau(z) = H_\tau'(z) = \frac{1}{\pi}\frac{\tau}{\tau^2 + z^2}.$$
(3-15)

根据 δ_τ 的定义, 我们知道对于所有的 $z \in \mathbb{R}$ 都满足 $\delta_\tau(z) \neq 0$.

为了应用分裂 Bregman 方法, 简化了上面提到的关于 ϕ 的梯度下降流方程 (3-14). 根据全局凸分割方法思想, 由于 $\delta_\tau \neq 0$, 所以下面简化的梯度下降流方程与原方程 (3-14) 具有相同解, 这里令 $\nu = 1$,

$$\frac{\partial \phi}{\partial t} = p(\nabla I)\, \mathrm{div}\left(\frac{\nabla\phi}{|\nabla\phi|}\right) - \lambda_1 \left(\bar{I} - u_1\right)^2 + \lambda_2 \left(\bar{I} - u_2\right)^2, \quad i = 1, 2.$$
(3-16)

基于上面简化的梯度下降流方程, 将能量泛函 (3-11) 转化为如下格式:

$$F(\phi) = |\nabla\phi|_p + \langle\phi, s\rangle,$$
(3-17)

其中

$$\begin{cases} |\nabla\phi|_p = \int_\Omega p(\nabla I(x,y)) |\nabla\phi(x,y)|\, \mathrm{d}x\mathrm{d}y, \\ \langle\phi, s\rangle = \int_\Omega \phi(x,y)\, s(x,y)\, \mathrm{d}x\mathrm{d}y, \\ s(x,y) = -\lambda_1 \left(\bar{I}(x,y) - u_1\right)^2 + \lambda_2 \left(\bar{I}(x,y) - u_2\right)^2. \end{cases}$$
(3-18)

下面利用分裂 Bregman 方法快速极小化能量泛函 (3-17). 为了保证新的能量泛函能够快速达到全局最小, 我们限制水平集函数 ϕ 的值在有限区间 $[-2, 2]$ 内, 因此上面的极小化问题转化为

$$\min_{-2 \leqslant \phi \leqslant 2} F(\phi) = \min_{-2 \leqslant \phi \leqslant 2} \left(|\nabla\phi|_p + \langle\phi, s\rangle\right).$$
(3-19)

根据分裂 Bregman 方法, 引入辅助变量 $\boldsymbol{a} = (a_x, a_y)$, 将公式 (3-19) 转化为下面等价约束最小化问题:

$$\min_{\substack{-2 \leqslant \phi \leqslant 2 \\ \boldsymbol{a}}} \left(|\boldsymbol{a}|_p + \langle\phi, s\rangle\right), \quad \text{s.t. } \boldsymbol{a} = \nabla\phi.$$
(3-20)

为了解决约束极小化问题 (3-20), 需要引入二次约束泛函, 以将其转换为下面的无约束极小化问题:

$$(\phi^*, \boldsymbol{a}^*) = \arg \min_{\substack{-2 \leqslant \phi \leqslant 2 \\ \boldsymbol{a}}} \left(|\boldsymbol{a}|_p + \langle \phi, s \rangle + \frac{\lambda}{2} \|\boldsymbol{a} - \nabla \phi\|^2 \right), \tag{3-21}$$

其中, λ 为一个正的常数.

为了严格约束 $\boldsymbol{a} = \nabla \phi$, 将 Bregman 变量 $\boldsymbol{b} = (b_x, b_y)$ 引入无约束问题, 并将公式 (3-21) 转换为下列一系列问题:

$$\left(\phi^{d+1}, \boldsymbol{a}^{d+1}\right) = \arg \min_{\substack{-2 \leqslant \phi \leqslant 2 \\ \boldsymbol{a}}} \left(|\boldsymbol{a}|_p + \langle \phi, s \rangle + \frac{\lambda}{2} \|\boldsymbol{a} - \nabla \phi - \boldsymbol{b}^d\|^2 \right), \tag{3-22}$$

其中, $\boldsymbol{b}^{d+1}$ 通过 Bregman 迭代来更新:

$$\boldsymbol{b}^{d+1} = \boldsymbol{b}^d + \left(\nabla \phi^{d+1} - \boldsymbol{a}^{d+1} \right). \tag{3-23}$$

现在应用迭代最小化方案来求解公式 (3-19). 首先, 对于固定的 $\boldsymbol{a}^d$, 关于 ϕ 极小化公式 (3-22), 并获得以下最小化子问题:

$$\phi^{d+1} = \arg \min_{\substack{-2 \leqslant \phi \leqslant 2 \\ \boldsymbol{a}}} \left(\langle \phi, s^d \rangle + \frac{\lambda}{2} \|\boldsymbol{a}^d - \nabla \phi - \boldsymbol{b}^d\|^2 \right). \tag{3-24}$$

从极小化问题 (3-24) 中, 可以得到下列的 Euler-Lagrange 方程:

$$\Delta \phi^{d+1} = \frac{s^d}{\lambda} + \nabla \cdot \left(\boldsymbol{a}^d - \boldsymbol{b}^d \right), \tag{3-25}$$

其中, $-2 \leqslant \phi^{d+1} \leqslant 2$. 下面利用 Gauss-Seidel 方法解决公式 (3-25), 由于 Laplace 算子和发散算子分别通过中心差分和向后差分进行离散, 所以对于图像中的每一个像素点, 用 (m, n) 表示像素坐标, $\phi_{m,n}^{k+1}$ 可以由以下方法迭代求解:

$$\begin{cases} \alpha_{m,n}^d = \alpha_{x,m-1,n}^d - \alpha_{x,m,n}^d + \alpha_{y,m,n-1}^d - \alpha_{y,m,n}^d, \\ \beta_{m,n}^d = b_{x,m-1,n}^d - b_{x,m,n}^d + b_{y,m,n-1}^d - b_{y,m,n}^d, \\ \eta_{m,n}^d = \frac{1}{4} \left(\phi_{m-1,n}^d + \phi_{m+1,n}^d + \phi_{m,n-1}^d + \phi_{m,n+1}^d - \frac{S_{m,n}^d}{\lambda} + \alpha_{m,n}^d - \beta_{m,n}^d \right), \\ \phi_{m,n}^{d+1} = \max\{\min\{\eta_{m,n}^d, 2\}, -2\}. \end{cases} \tag{3-26}$$

其次, 对于固定的 ϕ^{d+1}, 关于 $\boldsymbol{a}$ 极小化公式 (3-22) 并获得以下的极小化子问题:

$$\boldsymbol{a}^{d+1} = \arg \min_{\substack{-2 \leqslant \phi \leqslant 2 \\ \boldsymbol{a}}} \left(|\boldsymbol{a}|_p + \frac{\lambda}{2} \|\boldsymbol{a} - \nabla\phi^{d+1} - \boldsymbol{b}^d\|^2 \right). \tag{3-27}$$

为了求解极小化子问题 (3-27), 可以通过收缩算子得到以下显式迭代格式:

$$\boldsymbol{a}^{d+1} = \mathrm{shrink}_p \left(\boldsymbol{b}^d + \nabla\phi^{d+1}, \frac{1}{\lambda} \right) = \mathrm{shrink} \left(\boldsymbol{b}^d + \nabla\phi^{d+1}, \frac{p}{\lambda} \right), \tag{3-28}$$

其中, $\mathrm{shrink}_p(\boldsymbol{v}, \boldsymbol{w})$ 是加权向量 shrinkage 算子, 且向量 shrinkage 算子 $\mathrm{shrink}(\boldsymbol{v}, \boldsymbol{w})$ 定义如下:

$$\mathrm{shrink}(\boldsymbol{v}, \boldsymbol{w}) = \begin{cases} \dfrac{\boldsymbol{v}}{|\boldsymbol{v}|} \max\left(|\boldsymbol{v}| - w, 0\right), & \boldsymbol{v} \neq \boldsymbol{0}, \\ \boldsymbol{0}, & \boldsymbol{v} = \boldsymbol{0}. \end{cases} \tag{3-29}$$

每次更新 ϕ 之前, 我们需要通过公式 (3-12) 来更新偏磁场 B, 再利用公式 (3-7) 来更新强度常数 u_i.

3.2.2 多区能量泛函与分裂 Bregman 方法求解

现在, 我们将上述二区图像分割模型拓展到多区图像分割模型上. 第 2 章通过引入多个水平集函数来构造隶属函数, 建立多区图像分割模型. 例如, 引入了两个水平集函数 ϕ_1 和 ϕ_2 来表示四个图像区域 Ω_1, Ω_2, Ω_3 和 Ω_4, 所以, 通过两个水平集函数来构造能量泛函, 将图像划分为四个子区域. 定义了如下的多区能量泛函:

$$E_\tau(\phi_1, \phi_2, u_1, u_2, u_3, u_4) = \varepsilon_\tau(\phi_1, \phi_2, u_1, u_2, u_3, u_4) + \nu\zeta(\phi_1, \phi_2), \tag{3-30}$$

其中, 多区能量泛函中的数据项为

$$\varepsilon_\tau(\phi_1, \phi_2, u_1, u_2, u_3, u_4) = \sum_{i=1}^{4} \lambda_i \int_\Omega \left| \bar{I}(x, y) - u_i \right|^2 M_i^\tau(\phi_1(x, y), \phi_2(x, y)) \,\mathrm{d}x\mathrm{d}y, \tag{3-31}$$

以及多区能量泛函中的加权长度项为

$$\zeta(\phi_1, \phi_2) = \int_\Omega p\left(\nabla I(x, y)\right) \left|\nabla H_\tau(\phi_1(x, y))\right| \mathrm{d}x\mathrm{d}y$$

$$+ \int_\Omega p\left(\nabla I(x, y)\right) \left|\nabla H_\tau(\phi_2(x, y))\right| \mathrm{d}x\mathrm{d}y. \tag{3-32}$$

另外, λ_1, λ_2, λ_3 和 λ_4 均为正的参数, 其他符号的定义也同二区能量泛函的定义相同. 关于公式 (3-31) 中的隶属函数 $M_i^\tau(\phi_1,\phi_2)(i=1,2,3,4)$, 定义如下:

$$
\begin{cases}
M_1^\tau(\phi_1,\phi_2) = H_\tau(\phi_1) H_\tau(\phi_2), \\
M_2^\tau(\phi_1,\phi_2) = H_\tau(\phi_1)(1 - H_\tau(\phi_2)), \\
M_3^\tau(\phi_1,\phi_2) = (1 - H_\tau(\phi_1)) H_\tau(\phi_2), \\
M_4^\tau(\phi_1,\phi_2) = (1 - H_\tau(\phi_1))(1 - H_\tau(\phi_2)).
\end{cases}
\tag{3-33}
$$

下面, 通过计算最优水平集函数 ϕ_1 和 ϕ_2 来得到多区能量泛函的最小值. 为了保证能量泛函能够快速达到全局最小, 将水平集函数严格限制在有限区间 $[-2,2]$ 内. 类似于二区图像分割模型, 为了演化 ϕ_1 和 ϕ_2, 将能量泛函 $E_\tau(\phi_1,\phi_2,u_1,u_2,u_3,u_4)$ 转化为 $F(\phi_1,\phi_2)$, 它具有特殊的结构, 可以使用分裂 Bregman 方法极小化. 因此, 多区图像分割模型转化为如下的极小化问题:

$$
\min_{-2\leqslant\phi_1,\phi_2\leqslant2} F(\phi_1,\phi_2) = \min_{-2\leqslant\phi_1,\phi_2\leqslant2}\left(\nu|\nabla\phi_1|_p + \nu|\nabla\phi_2|_p + \langle\phi_1,S_1\rangle + \langle\phi_2,S_2\rangle\right),
\tag{3-34}
$$

其中, $|\cdot|_p$ 和 $\langle\cdot,\cdot\rangle$ 的定义由公式 (3-18) 给出, 另外

$$
\begin{cases}
S_1 = \lambda_1 H(\phi_2)(r_3 - r_1) + \lambda_2(1 - H(\phi_2))(r_4 - r_2), \\
S_2 = \lambda_3 H(\phi_1)(r_2 - r_1) + \lambda_4(1 - H(\phi_1))(r_4 - r_3), \\
r_i = |\bar{I} - u_i|^2, \quad i = 1,2,3,4.
\end{cases}
\tag{3-35}
$$

下面利用分裂 Bregman 方法来求解极小化问题 (3-31). 为了简单起见, 令 $\nu=1$, 并且引入两个辅助变量 $\boldsymbol{a}_1$ 和 $\boldsymbol{a}_2$ 来获得下面的无约束问题:

$$
(\phi_1^*,\phi_2^*,\boldsymbol{a}_1^*,\boldsymbol{a}_2^*) = \arg\min_{\substack{-2\leqslant\phi_1,\phi_2\leqslant2 \\ \boldsymbol{a}_1,\boldsymbol{a}_2}}\left(|\boldsymbol{a}_1|_p + |\boldsymbol{a}_2|_p + \langle\phi_1,S_1\rangle + \langle\phi_2,S_2\rangle\right.
$$
$$
\left. + \frac{\lambda}{2}\|\boldsymbol{a}_1 - \nabla\phi_1\|^2 + \frac{\lambda}{2}\|\boldsymbol{a}_2 - \nabla\phi_2\|^2\right),
\tag{3-36}
$$

其中, λ 为一个正的常数.

为了严格约束 $\boldsymbol{a}_1 = \nabla\phi_1$ 和 $\boldsymbol{a}_2 = \nabla\phi_2$, 给出下面的 Bregman 迭代方案:

$$
(\phi_1^{d+1},\phi_2^{d+1},\boldsymbol{a}_1^{d+1},\boldsymbol{a}_2^{d+1}) = \arg\min_{\substack{-2\leqslant\phi_1,\phi_2\leqslant2 \\ \boldsymbol{a}_1,\boldsymbol{a}_2}}\left(|\boldsymbol{a}_1|_p + |\boldsymbol{a}_2|_p + \langle\phi_1,S_1\rangle + \langle\phi_2,S_2\rangle\right.
$$

$$+\frac{\lambda}{2}\|\boldsymbol{a}_1-\nabla\phi_1-\boldsymbol{b}_1^d\|^2+\frac{\lambda}{2}\|\boldsymbol{a}_2-\nabla\phi_2-\boldsymbol{b}_2^d\|^2\bigg),\quad(3\text{-}37)$$

其中, $\boldsymbol{b}_1^d$ 和 $\boldsymbol{b}_2^d$ 是我们引入的 Bregman 变量, 由 Bregman 迭代更新:

$$\boldsymbol{b}_k^{d+1}=\boldsymbol{b}_k^d+\left(\nabla\phi_k^{d+1}-\boldsymbol{a}_k^{d+1}\right),\quad k=1,2.\quad(3\text{-}38)$$

对于固定的 $\boldsymbol{a}_1^d$ 和 $\boldsymbol{a}_2^d$, 我们关于 ϕ_1 和 ϕ_2 极小化公式 (3-37) 得到

$$\phi_k^{d+1}=\arg\min_{\substack{-2\leqslant\phi_k\leqslant2\\ \boldsymbol{a}_k}}\left(\langle\phi_k,S_k^d\rangle+\frac{\lambda}{2}\|\boldsymbol{a}_k^d-\nabla\phi_k-\boldsymbol{b}^d\|^2\right),\quad k=1,2.\quad(3\text{-}39)$$

可以使用变分法和 Gauss-Seidel 方法来关于 ϕ_1 和 ϕ_2 极小化公式 (3-39), 然后, 获得了下列 Euler-Lagrange 方程:

$$\Delta\phi_k^{d+1}=\frac{S_k^d}{\lambda}+\nabla\cdot\left(\boldsymbol{a}_k^d-\boldsymbol{b}_k^d\right),\quad k=1,2,\quad(3\text{-}40)$$

其中, $-2\leqslant\phi_k^{d+1}\leqslant2$. 下面应用 Gauss-Seidel 方法求解公式 (3-40), 对于图像中的每一个像素点, $\phi_{k,m,n}^{d+1}$ 可以通过如下迭代求解:

$$\begin{cases}\alpha_{k,m,n}^d=a_{k,x,m-1,n}^d-a_{k,x,m,n}^d+a_{k,y,m,n-1}^d-a_{k,y,m,n}^d,\\[2mm]\beta_{k,m,n}^d=b_{k,x,m-1,n}^d-b_{k,x,m,n}^d+b_{k,y,m,n-1}^d-b_{k,y,m,n}^d,\\[2mm]\chi_{k,m,n}^d=\phi_{k,m-1,n}^d+\phi_{k,m+1,n}^d+\phi_{k,m,n-1}^d+\phi_{k,m,n+1}^d,\quad k=1,2.\\[2mm]\eta_{k,m,n}^d=\dfrac{\chi_{k,m,n}^d-\dfrac{S_{k,m,n}^d}{\lambda}+\alpha_{k,m,n}^d-\beta_{k,m,n}^d}{4},\\[4mm]\phi_{k,m,n}^{d+1}=\max\{\min\{\eta_{k,m,n}^d,2\},-2\}.\end{cases}\quad(3\text{-}41)$$

下面, 对于固定的 ϕ_1^{d+1} 和 ϕ_2^{d+1}, 我们关于 $\boldsymbol{a}_1$ 和 $\boldsymbol{a}_2$ 极小化公式 (3-37), 得到

$$\boldsymbol{a}_k^{d+1}=\arg\min_{\substack{-2\leqslant\phi_k\leqslant2\\ \boldsymbol{a}_k}}\left(|\boldsymbol{a}_k|_p+\frac{\lambda}{2}\|\boldsymbol{a}_k-\nabla\phi_k^{d+1}-\boldsymbol{b}_k^d\|^2\right),\quad k=1,2.\quad(3\text{-}42)$$

通过求解公式 (3-42), 得到关于 shrinkage 算子的如下显式迭代方程:

$$\boldsymbol{a}_k^{d+1}=\text{shrink}_p\left(\boldsymbol{b}_k^d+\nabla\phi_k^{d+1},\frac{1}{\lambda}\right)=\text{shrink}\left(\boldsymbol{b}_k^d+\nabla\phi_k^{d+1},\frac{p}{\lambda}\right),\quad k=1,2,\quad(3\text{-}43)$$

其中, shrinkage 算子由公式 (3-29) 定义.

在每次更新 ϕ_1 和 ϕ_2 之前, 我们都需要利用公式 (3-12) 更新偏磁场 B, 再由公式 (3-7) 更新强度常数 u_i, 在多区情况下, $i = 1, 2, 3, 4$.

3.3 数 值 实 验

3.3.1 数值实现

在本小节将介绍如何实现我们的算法. 算法 3-1 给出了二区图像分割模型与分裂 Bregman 方法的极小化步骤.

算法 3-1   二区抗噪声医学图像分割与校正模型算法

   输入: I, ϕ^0, $\boldsymbol{a}^0 = \boldsymbol{b}^0 = \boldsymbol{0}$;

   设置 $B^0 = 0$, 根据公式 (3-7) 计算初始 u_1^0 和 u_2^0;

   如果 $|\phi^d - \phi^{d-1}| \geqslant 10^{-3}$, 则

1: 根据公式 (3-18) 更新 s^{d+1};

2: 根据公式 (3-26) 更新 $\phi^{d+1} = \mathrm{GS}\left(\boldsymbol{a}^d, \boldsymbol{b}^d, s^{d+1}, \lambda\right)$;

3: 根据公式 (3-27) 和公式 (3-28) 更新 $\boldsymbol{a}^{d+1} = \mathrm{shrink}\left(\boldsymbol{b}^d + \nabla\phi^{d+1}, \frac{p}{\lambda}\right)$;

4: 根据公式 (3-23) 更新 $\boldsymbol{b}^{d+1} = \boldsymbol{b}^d + \left(\nabla\phi^{d+1} - \boldsymbol{a}^{d+1}\right)$;

5: 根据公式 (3-7) 更新 u_1^{d+1} 和 u_2^{d+1}, 根据公式 (3-12) 更新 B^{d+1};

   结束

   输出: $C = \{(x, y) : \phi(x, y) = 0\}$

同时, 在算法 3-2 中给出了多区图像分割模型与分裂 Bregman 方法极小化步骤, 其中, 考虑了两个水平集函数 ϕ_1 和 ϕ_2.

算法 3-2   多区抗噪声医学图像分割与校正模型算法

   输入: I, ϕ_1^0, ϕ_2^0, $\boldsymbol{a}_1^0 = \boldsymbol{a}_2^0 = \boldsymbol{b}_1^0 = \boldsymbol{b}_2^0 = \boldsymbol{0}$;

   设置 $B^0 = 0$, 根据公式 (3-7) 计算初始值 $u_1^0, u_2^0, u_3^0, u_4^0$;

   如果 $|\phi_1^d - \phi_1^{d-1}| \geqslant 10^{-3}$ 和 $|\phi_2^d - \phi_2^{d-1}| \geqslant 10^{-3}$, 则

1: 根据公式 (3-35) 更新 S_1^{d+1} 和 S_2^{d+1};

2: 根据公式 (3-41) 更新 ϕ_1^{d+1} 和 ϕ_2^{d+1};

3: 根据公式 (3-42) 和公式 (3-43) 更新 $\boldsymbol{a}_1^{d+1}$ 和 $\boldsymbol{a}_2^{d+1}$;

4: 根据公式 (3-38) 更新 $\boldsymbol{b}_1^{d+1}$ 和 $\boldsymbol{b}_2^{d+1}$;

5: 根据公式 (3-7) 更新 $u_1^{d+1}, u_2^{d+1}, u_3^{d+1}, u_4^{d+1}$, 根据公式 (3-12) 更新 B^{d+1};

   结束

   输出: $C_1 = \{(x, y) : \phi_1(x, y) = 0\}$ 和 $C_2 = \{(x, y) : \phi_2(x, y) = 0\}$

3.3.2 实验结果

本小节应用我们的模型分割了一些二维医学图像, 以及一些合成图像, 并且获得了期望的结果. 其中, 第一部分是二区模型的分割结果, 第二部分则是多区模型 MR 图像分割结果.

除了第 2 章介绍的 DCS 值和 COV 值以外, 还引入了 Jaccard 相似性系数 (Jaccard Similarity, 简称为 JS) 值作为量化指标定量分析图像分割结果的准确性 [51], 定义如下:

$$\mathrm{JS} = \frac{N\left(R_1 \cap R_2\right)}{N\left(R_1 \cap R_2\right)}, \tag{3-44}$$

其中, $N\left(\cdot\right)$ 是区域内像素点个数, R_1 是利用我们的模型或者其他模型获得的目标区域, R_2 则是对应的从真实边界获得的区域. 同时, 还引入联合变异系数 (coefficient of joint variation, CJV) 值作为量化指标来分析图像校正结果的准确性 [9], 定义如下:

$$\mathrm{CJV} = \frac{\mathrm{STD}\left(\mathrm{OJ}\right) + \mathrm{STD}\left(\mathrm{BG}\right)}{\left|\mathrm{MEAN}\left(\mathrm{OJ}\right) + \mathrm{MEAN}\left(\mathrm{BG}\right)\right|}, \tag{3-45}$$

其中, $\mathrm{STD}\left(\cdot\right)$ 和 $\mathrm{MEAN}\left(\cdot\right)$ 分别表示目标区域强度的标准差和均值, 这里, 目标区域可以为前置对象 (object, OJ), 或是背景 (background, BG).

首先, 对医学图像进行分割和偏磁场校正. 图 3-1 展示了利用我们的模型分割真实医学图像的结果, 第 1 行是具有 20% 高斯白噪声的心脏 MR 图像, 第 2 行是腹部 B 超图像, 本身具有严重噪声, 第 3 行是 X 射线图像, 具有明显的强度不均匀性. 从图 3-1 中可以看出, 我们的模型在分割这些具有强度不均匀性以及严重噪声污染的医学图像时, 能够获得准确的分割结果和偏磁场校正图像.

在图 3-2 中, 我们展示了图 3-1 中原始图像和偏磁场校正图像强度分布直方图. 图 3-2 显示, 与原始图像相比, 偏磁场校正图像的强度更集中于一个或者多个峰值.

图 3-3 展示了传统模型对图 3-1 中医学图像的分割结果. CV 模型、RSF 模型、LGIF 模型和 CLIC 模型对医学图像的分割结果分别展示在第 1 列至第 4 列. 与图 3-1 相比, 可以看出, 我们的模型在分割医学图像上比传统模型更加精确.

接下来, 利用我们的模型分割全心脏 MR 图像. 全心脏 MR 图像中不仅存在强度不均匀性, 且存在心血管等组织干扰, 使得图像分割非常困难. 图 3-4 展示了我们的模型的分割结果, 第 1 列至第 4 列分别是具有初始轮廓的原始图像、分割结果、偏磁场校正图像和估计偏磁场, 可以看出, 我们的模型能够准确分割心脏 MR 图像.

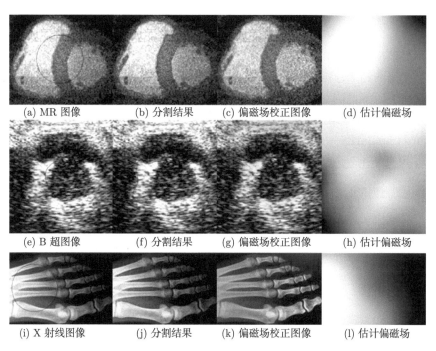

(a) MR 图像　　　　(b) 分割结果　　　　(c) 偏磁场校正图像　　　　(d) 估计偏磁场

(e) B 超图像　　　　(f) 分割结果　　　　(g) 偏磁场校正图像　　　　(h) 估计偏磁场

(i) X 射线图像　　　　(j) 分割结果　　　　(k) 偏磁场校正图像　　　　(l) 估计偏磁场

图 3-1　　我们的模型分割医学图像结果及偏磁场校正图像

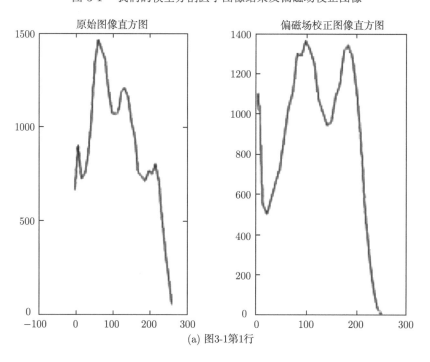

(a) 图3-1第1行

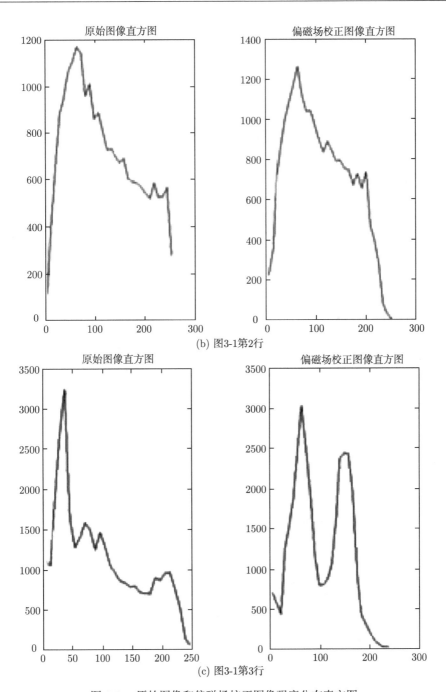

(b) 图3-1第2行

(c) 图3-1第3行

图 3-2 原始图像和偏磁场校正图像强度分布直方图

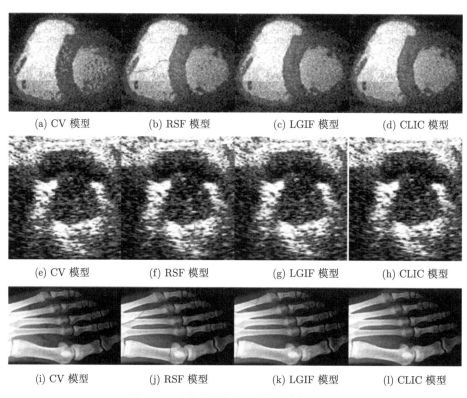

(a) CV 模型　　　　(b) RSF 模型　　　　(c) LGIF 模型　　　　(d) CLIC 模型

(e) CV 模型　　　　(f) RSF 模型　　　　(g) LGIF 模型　　　　(h) CLIC 模型

(i) CV 模型　　　　(j) RSF 模型　　　　(k) LGIF 模型　　　　(l) CLIC 模型

图 3-3　传统模型分割医学图像结果比较

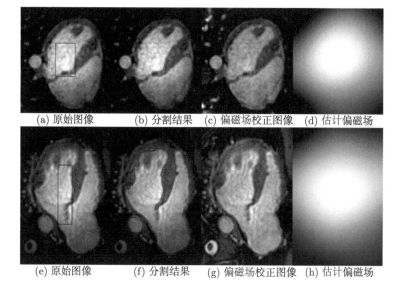

(a) 原始图像　　　(b) 分割结果　　　(c) 偏磁场校正图像　　(d) 估计偏磁场

(e) 原始图像　　　(f) 分割结果　　　(g) 偏磁场校正图像　　(h) 估计偏磁场

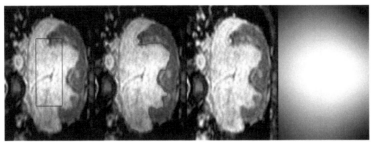

(i) 原始图像　　(j) 分割结果　　(k) 偏磁场校正图像　　(l) 估计偏磁场

图 3-4　我们的模型分割全心脏 MR 图像结果及偏磁场校正图像

图 3-5 展示了图 3-4 中原始图像和偏磁场校正图像的强度分布直方图, 每张图左侧对应原始图像, 右侧对应偏磁场校正图像, 可以看出, 与原始图像相比, 偏磁场校正图像的强度更加集中于几个峰值, 所以校正图像强度分布更加均匀.

图 3-6 展示了传统模型对图 3-4 中全心脏 MR 图像的分割结果. 第 1 列至第 4 列分别是 CV 模型、RSF 模型、LGIF 模型和 CLIC 模型的分割结果. 与图 3-4 相比, 可以看出, 我们的模型比传统模型分割全心脏 MR 图像更加精准.

图 3-4 到图 3-6 只展示了三幅利用我们的模型和传统模型对全心脏 MR 图像的分割结果. 实际上, 我们对 20 幅相似的全心脏 MR 图像进行了分割实验, 并计算了 JS 值和 DCS 值. 图 3-7 分别展示了我们的模型和传统模型分割 20 幅 MR 图像得到的 JS 值和 DCS 值, (a) 为 JS 值, (b) 为 DCS 值. 相比较而言, 我们的

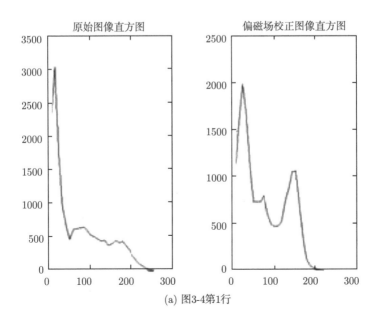

(a) 图3-4第1行

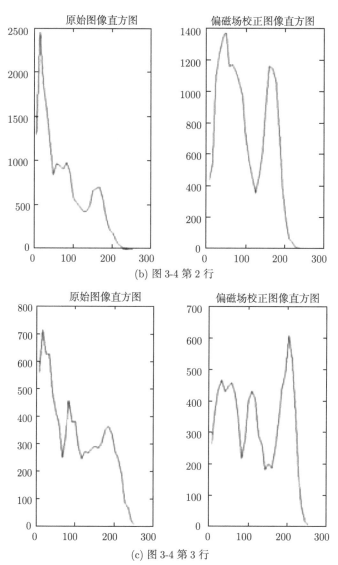

(b) 图 3-4 第 2 行

(c) 图 3-4 第 3 行

图 3-5　图 3-4 中原始图像和偏磁场校正图像强度分布直方图

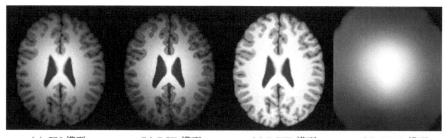

(a) CV 模型　　　(b) RSF 模型　　　(c) LGIF 模型　　　(d) CLIC 模型

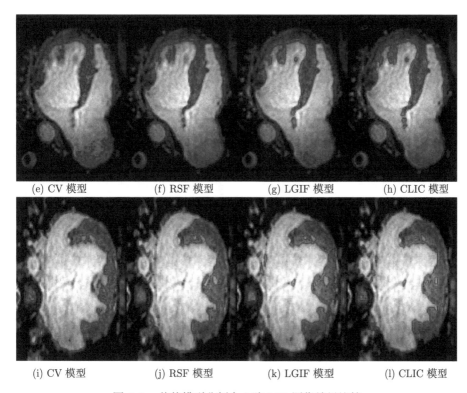

(e) CV 模型   (f) RSF 模型   (g) LGIF 模型   (h) CLIC 模型

(i) CV 模型   (j) RSF 模型   (k) LGIF 模型   (l) CLIC 模型

图 3-6   传统模型分割全心脏 MR 图像结果比较

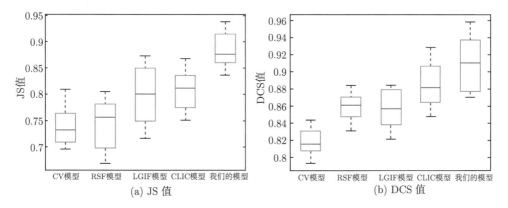

(a) JS 值   (b) DCS 值

图 3-7   我们的模型与传统模型分割 20 幅全心脏 MR 图像 JS 值和 DCS 值比较

模型得到的 JS 值和 DCS 值均高于传统模型, 这表明从定量角度分析, 我们的模型分割精度高于传统模型.

下面分析我们的模型的偏磁场校正能力. 图 3-8 展示了我们的模型和 CLIC 模型对 20 幅全心脏 MR 图像校正后获得的 COV 值和 CJV 值, (a) 和 (b) 分别是目标和背景的 COV 值箱型图, (c) 是 CJV 值箱型图. 可以看出, 不论目标还是背景, 我们的模型的 COV 值和 CJV 值均小于 CLIC 模型, 表明我们的模型得到的校正图像在同一区域内强度分布更加均匀, 所以我们的模型校正能力优于 CLIC 模型.

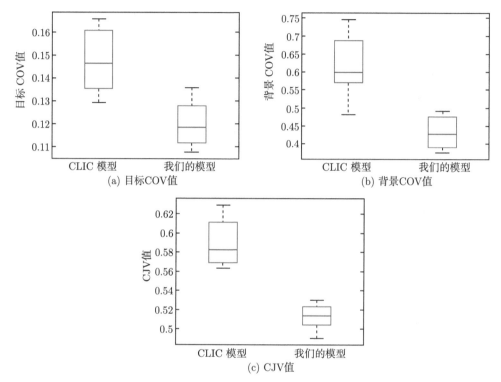

图 3-8　我们的模型与 CLIC 模型校正 20 幅全心脏 MR 图像 COV 值和 CJV 值比较

　　此外, 还测试了我们的模型分割含噪声的不同强度不均匀性合成图像的性能. 我们合成了 20 幅相同的、具有两个区域、同一区域内强度相同特性的合成图像, 然后分别加入了不同程度的不均匀性和 20% 的高斯白噪声, 最终得到 20 幅互不相同的强度分布不均匀且噪声污染严重的合成图像. 在图 3-9 中呈现了通过上述方法合成的四个图像, 并利用红色曲线展示了我们的模型的分割结果. 图 3-9 显示我们的模型对不同强度不均匀性和噪声污染的图像分割都具有较高的精度.

　　不仅利用我们的模型分割了这些合成图像, 而且还使用了 CV 模型、RSF 模型、LGIF 模型和 CLIC 模型来分割这些图像, 并且计算了所有分割结果的 JS 值和 DCS 值, 展示在图 3-10 的 (a) 和 (b) 中. 可以看出, 我们的模型的 JS 值和 DCS 值都要高于其他四个模型. 实验表明, 我们的模型在分割不同强度分布不均匀的图像时, 比传统模型有更高的分割精度.

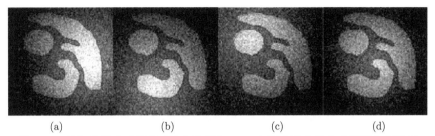

(a)   (b)   (c)   (d)

图 3-9   我们的模型对强度不均匀且增加 20%高斯白噪声的合成图像分割结果

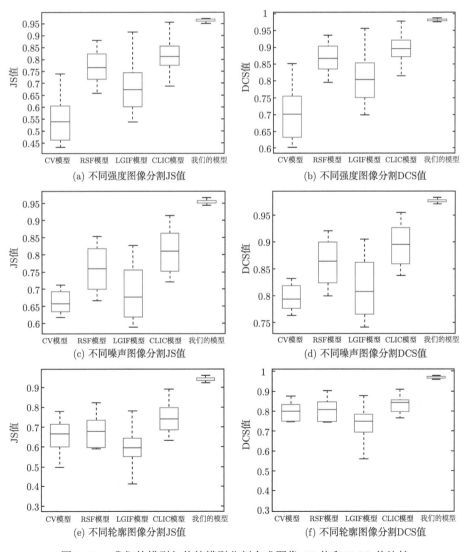

(a) 不同强度图像分割JS值   (b) 不同强度图像分割DCS值

(c) 不同噪声图像分割JS值   (d) 不同噪声图像分割DCS值

(e) 不同轮廓图像分割JS值   (f) 不同轮廓图像分割DCS值

图 3-10   我们的模型与传统模型分割合成图像 JS 值和 DCS 值比较

下面, 我们测试了模型对噪声图像分割的鲁棒性. 我们在 20 幅相同强度分布不均匀的合成图像上, 增加了不同程度与不同类型的噪声, 然后使用我们的模型和传统模型对这些图像进行分割实验, 得到分割结果的 JS 值和 DCS 值, 并在图 3-10 的 (c) 和 (d) 中进行展示. 可以看出, 对于不同噪声污染的图像, 我们的模型都比其他模型分割结果更加精准. 由我们的模型得到的 JS 值和 DCS 值能够达到 0.9 以上, 而其他传统模型得到的 JS 值和 DCS 值一般都在 0.9 以下. 因此, 我们的模型也能实现对高噪声污染图像进行精确分割.

除此之外, 还测试了模型对初始轮廓的敏感性. 我们设计了多种不同的初始轮廓, 并对同一张合成图像进行分割测试, 部分分割结果在图 3-11 中展示, 第 1

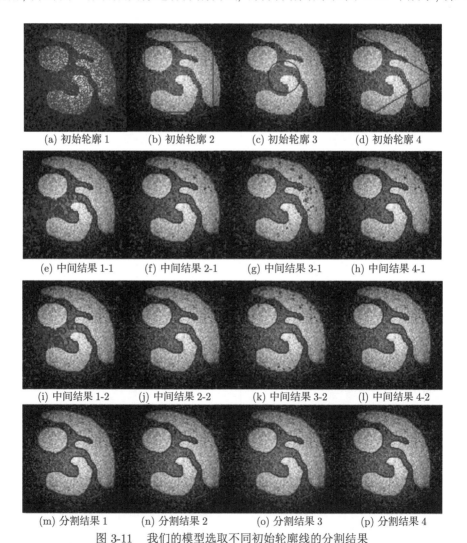

(a) 初始轮廓 1　　　(b) 初始轮廓 2　　　(c) 初始轮廓 3　　　(d) 初始轮廓 4

(e) 中间结果 1-1　　(f) 中间结果 2-1　　(g) 中间结果 3-1　　(h) 中间结果 4-1

(i) 中间结果 1-2　　(j) 中间结果 2-2　　(k) 中间结果 3-2　　(l) 中间结果 4-2

(m) 分割结果 1　　(n) 分割结果 2　　(o) 分割结果 3　　(p) 分割结果 4

图 3-11　我们的模型选取不同初始轮廓线的分割结果

行为四种不同的初始轮廓, 第 4 行为最终分割结果, 第 2—3 行为中间结果. 除此之外, 利用 20 种不同的初始轮廓, 通过使用我们的模型和传统四种模型对图 3-11 中的合成图像进行分割实验, 并计算分割结果的 JS 值和 DCS 值, 在图 3-10 中的 (e) 和 (f) 中展示. 图 3-10 的 (e) 和 (f) 以及图 3-11 显示, 初始轮廓的改变不影响我们的模型的最终分割结果, 优于现有的几种模型.

我们的模型是基于偏磁场校正的方法, 通过对强度不均匀的图像进行校正, 得到强度分布均匀的理想图像. 因此, 在合成图像上测试了我们的模型和 CLIC 模型对图像校正能力的高低. 我们合成了一系列无噪声的强度不均匀图像, 通过对多个合成图像进行分割和校正, 并在图 3-12 中展示分割和校正结果, 图 3-12 显示, 我们的模型能够将图像强度校正到两个近似常数.

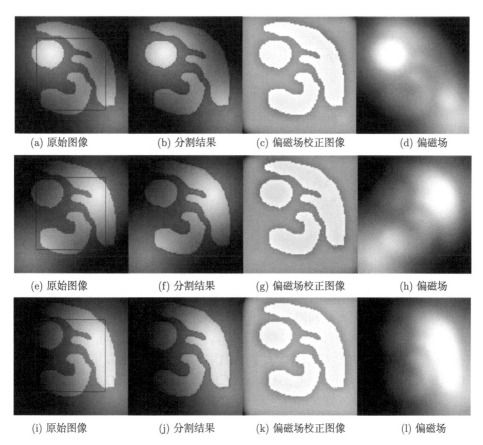

(a) 原始图像　　(b) 分割结果　　(c) 偏磁场校正图像　　(d) 偏磁场

(e) 原始图像　　(f) 分割结果　　(g) 偏磁场校正图像　　(h) 偏磁场

(i) 原始图像　　(j) 分割结果　　(k) 偏磁场校正图像　　(l) 偏磁场

图 3-12　我们的模型分割无噪声合成图像结果及偏磁场校正图像

实际上, 我们合成了 20 幅具有不同强度不均匀性的图像, 并用我们的模型和 CLIC 模型对这些图像进行分割和校正实验, 在图 3-12 中只显示了其中 3 幅的结果. 为了定量地比较两种模型的校正能力, 计算了目标和背景的 COV 值和 CJV 值, 并在图 3-13 中利用箱线图展示出来. 通过比较, 我们的模型得到的 COV 值和 CJV 值均低于 CLIC 模型, 这表明我们的模型能够获得比 CLIC 模型更为均匀的偏磁场校正图像.

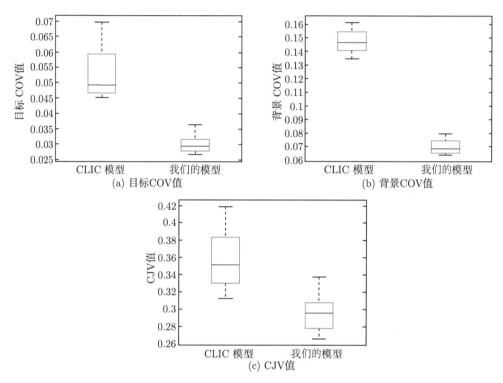

图 3-13　我们的模型与 CLIC 模型校正无噪声合成图像 COV 值和 CJV 值比较

　　最后, 还比较了我们的模型和 CLIC 模型的效率, 合成了 20 幅各不相同的图像, 其大小均为 100×100. 利用我们的模型和 CLIC 模型对这些合成图像进行分割和校正, 并统计了两个模型在分割中所花费的 CPU 运行时间, 结果在图 3-14 中展示. 结果显示, CLIC 模型平均耗费 CPU 运行时间为 0.84s, 而我们的模型的平均耗费 CPU 运行时间仅为 0.20s. 与梯度下降法相比, 分裂 Bregman 方法能够提高计算效率, 降低计算复杂度, 使得模型更加快速和高效.

　　以上结果表明, 我们的模型对噪声污染严重的强度分布不均匀图像具有良好的分割效果, 此外, 我们的模型对初始轮廓也不太敏感. 我们设计了 20 种不同的初始轮廓线, 并将其应用到我们的模型和传统模型中, 结果表明, 我们的模型仍然能够获得最佳的分割结果. 最后, 我们的模型在分割二区图像时所耗费的 CPU 运行时间也少于 CLIC 模型, 表明我们的模型比 CLIC 模型更高效.

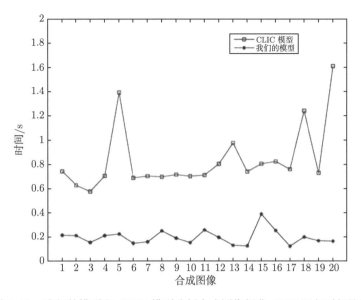

图 3-14 我们的模型和 CLIC 模型分割合成图像耗费 CPU 运行时间比较

除此之外, 我们还使用多区图像分割模型分割和校正人脑 MR 图像. 结果如图 3-15 和图 3-16 所示, 我们的模型对人脑 MR 图像具有良好的分割和校正效果, 与二区分割情况类似, 图 3-16 显示, 多区偏磁场校正图像的强度分布直方图具有四个峰值, 也就是说图像强度校正到了四个常数中. 所以, 我们的多区图像分割模型对医学图像也有很好的分割和校正效果.

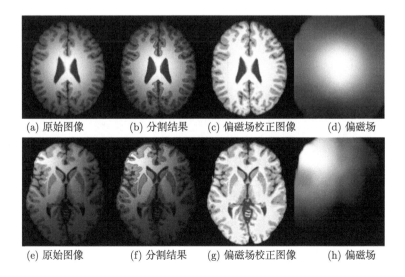

(a) 原始图像 (b) 分割结果 (c) 偏磁场校正图像 (d) 偏磁场

(e) 原始图像 (f) 分割结果 (g) 偏磁场校正图像 (h) 偏磁场

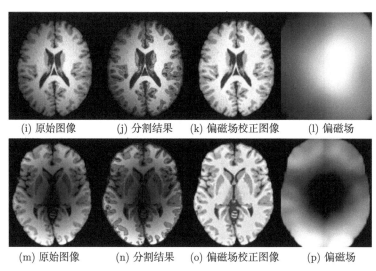

(i) 原始图像　　　(j) 分割结果　　　(k) 偏磁场校正图像　　　(l) 偏磁场

(m) 原始图像　　　(n) 分割结果　　　(o) 偏磁场校正图像　　　(p) 偏磁场

图 3-15　　多区模型分割人脑 MR 图像结果及偏磁场校正图像

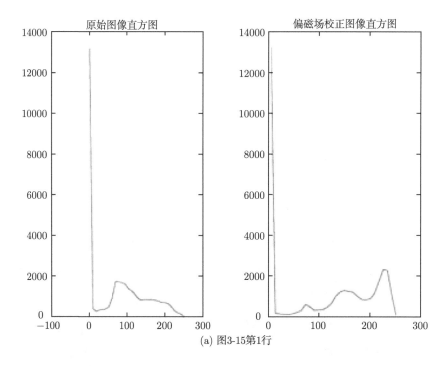

(a) 图3-15第1行

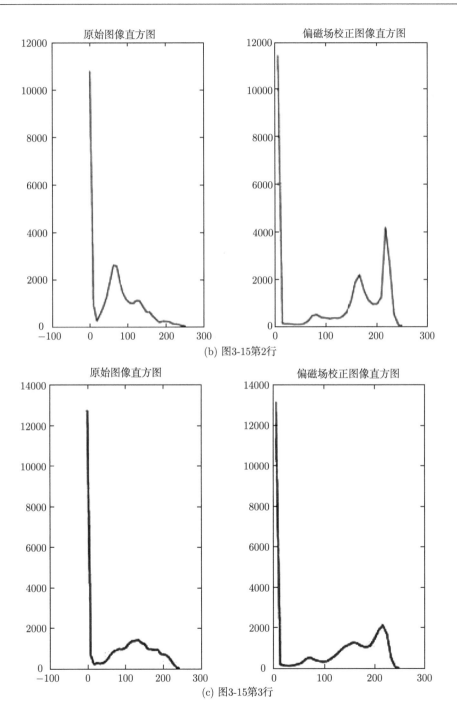

(b) 图3-15第2行

(c) 图3-15第3行

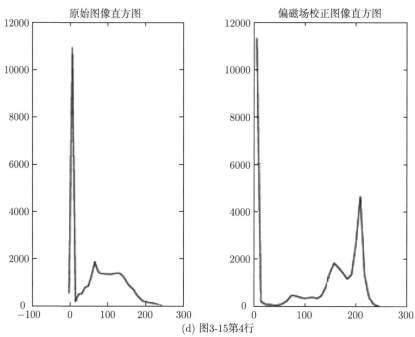

(d) 图3-15第4行

图 3-16   图 3-15 中原始图像和偏磁场校正图像强度分布直方图

3.4 本 章 小 结

本章提出了一种改进的基于 CV 模型和 CLIC 模型中偏磁场校正的主动轮廓模型, 用于分割真实医学图像与合成图像. 我们的模型能够对严重噪声污染的强度不均匀图像作准确分割. 首先, 我们给出了模型的二区和多区能量泛函, 并应用分裂 Bregman 方法极小化能量泛函. 其次, 利用不同的模型对医学图像, 尤其是全心脏 MR 图像进行分割, 包括我们的模型、CV 模型、RSF 模型、LGIF 模型和 CLIC 模型. 结果表明, 我们的模型更精确地对其进行分割. 再次, 针对具有严重噪声的强度不均匀合成图像, 应用我们的模型对其进行分割, 并将 JS 值和 DCS 值与其他模型进行比较. JS 值和 DCS 值表明, 我们的模型对其分割更加精确. 还比较了我们的模型和 CLIC 模型所耗费的 CPU 运行时间, 结果显示, 相较于 CLIC 模型, 我们的模型更加高效. 此外, 对比了我们的模型和 CLIC 模型校正图像的 COV 值与 CJV 值, 结果表明, 我们的模型在校正效果方面也更好. 最后, 在人脑 MR 图像上应用多区图像分割模型进行分割, 结果表明我们的模型能够精确地分割多区图像. 因此, 我们相信, 我们的模型能够对大多数医学图像进行分割, 即使这些图像具有较强的图像不均匀性与噪声.

第 4 章 基函数表达的人脑 MR 图像分割与校正模型

4.1 引 言

MICO 模型的构建基础是假设真实图像可由分段的常数函数表示, 但根据实际观察可以推知, 这个假设是不科学的, 真实图像在每一个像素的灰度都会各不相同. 现有的分割校正模型将图像灰度假设为分段常数函数就可能出现不同的问题, 如分割错误和过度校正等问题. 故而, 从此点出发, 在 MICO 模型的基础上, 本章我们构建一种新模型. 在这个模型中, 我们给出一组基函数, 用这组基函数的线性组合来近似图像灰度, 以此确保图像的灰度值在每一个像素点都是互不相同的, 从而进一步保证真实图像其固有的灰度不等性, 即应该允许真实图像的不同像素点之间的灰度互异, 而不是人为地消灭这种差异. 我们构建模型后, 结合已有知识, 反复验证了模型的正确性和可行性, 并通过实验结果证明了新模型的优越性.

4.2 SCMB 模型

现有的图像分割校正模型在面对磁共振图像灰度严重不均匀的问题时, 经常会出现校正结果和分割结果不准确的情况. 出现这样的问题, 图像灰度不均是主要原因, 还有一个原因也不容忽视, 即现有大多数模型中将真实磁共振图像的灰度假设为分段连续的常数函数, 这个假设与真实的图像灰度分布相悖, 导致图像校正结果不准确, 从而影响到图像分割. 基于以上分析, 考虑到真实图像每个像素点处的灰度不会相同, 而传统的分割模型均未考虑到这点. 因此, 建立了基函数表达的人脑磁共振图像分割及校正模型, 简称 SCMB 模型, 具体做法是用一组连续的基函数的线性组合来近似表示每个区间内灰度图像. 本模型充分考虑人脑磁共振图像的灰度不均匀性, 构建全新的灰度拟合函数, 并应用分裂 Bregman 方法改善模型演化时间长、误差大的缺点, 提升模型的稳定性和不敏感性.

在本模型中, 真实图像 Ω_i 内的灰度 c_i 和偏磁场 b 均由一组连续的基函数表示如下:

$$\begin{cases} b(\boldsymbol{x}) = \boldsymbol{w}G(\boldsymbol{x})^{\mathrm{T}}, \\ c_i(\boldsymbol{x}) = \boldsymbol{h}^i G(\boldsymbol{x})^{\mathrm{T}}, \quad i = 1, \cdots, N, \end{cases} \tag{4-1}$$

其中 $\boldsymbol{w} = (w_1, \cdots, w_M)$, $\boldsymbol{h}^i = \left(h_1^i, \cdots, h_M^i\right)$ 分别代表偏磁场 b 和灰度 c_i 的系数向量.

为了在后续的迭代计算过程中引入分裂 Bregman 方法, 本模型在构建能量泛函时, 应用水平集方法, 并在模型中加入了一个曲线长度约束项. 令 $\psi\left(\boldsymbol{x}\right)$ 为水平集函数, 则 $C = \{\boldsymbol{x} : \psi\left(\boldsymbol{x}\right) = 0\}$ 是水平集函数的零水平集, 描述了二维空间上的一条曲线, 令其为本模型中的目标曲线, 本模型的能量泛函如下所示:

$$\dot{F}\left(\psi, h, \boldsymbol{w}\right) = \sum_{i=1}^{N} \int_{\Omega} |I\left(\boldsymbol{x}\right) - \boldsymbol{w}G(\boldsymbol{x})^{\mathrm{T}}h^i G(\boldsymbol{x})^{\mathrm{T}}|^2 M_i\left(\psi\left(\boldsymbol{x}\right)\right) \mathrm{d}\boldsymbol{x} + \nu L_\varepsilon\left(\psi\left(\boldsymbol{x}\right)\right),$$
(4-2)

模型中的 ν 是一个用来控制长度项的非负参数, N 是图像的不同区域数, ψ 是水平集函数, M_i 由 H_ε 计算得出, H_ε 是光滑后的 Heaviside 函数, $L_\varepsilon\left(\psi\right)$ 项起到平滑曲线并限制曲线长度的作用. Heaviside 函数和 $L_\varepsilon\left(\psi\right)$ 项分别定义如下:

$$H_\varepsilon\left(z\right) = \frac{1}{2}\left[1 + \frac{2}{\pi}\arctan\left(\frac{z}{\varepsilon}\right)\right],$$
(4-3)

$$L_\varepsilon\left(\psi\left(\boldsymbol{x}\right)\right) = \int_\Omega |\nabla H_\varepsilon\left(\psi\left(\boldsymbol{x}\right)\right)| \mathrm{d}\boldsymbol{x},$$
(4-4)

其中 ε 是一个非负的参数.

对于二区的人脑磁共振图像, 根据以上的叙述, 其能量泛函可写成如下形式:

$$\tilde{F}\left(\psi, \boldsymbol{h}, \boldsymbol{w}\right) = \sum_{i=1}^{2} \int_{\Omega} |I\left(\boldsymbol{x}\right) - \boldsymbol{w}G(\boldsymbol{x})^{\mathrm{T}}h^i G(\boldsymbol{x})^{\mathrm{T}}|^2 M_i\left(\psi\left(\boldsymbol{x}\right)\right) \mathrm{d}\boldsymbol{x} + \nu L_\varepsilon\left(\psi\left(\boldsymbol{x}\right)\right),$$
(4-5)

模型中 $M_1\left(\psi\right) = H_\varepsilon\left(\psi\right)$, $M_2\left(\psi\right) = 1 - H_\varepsilon\left(\psi\right)$, $\boldsymbol{h} = \left(h^1, h^2\right)$.

接下来, 对 (4-5) 进行极小化, 即可求出水平集函数的零水平集, 为在求解过程中引入分裂 Bregman 方法.

首先, 对表达式 (4-5) 运用标准的梯度下降法, 固定其他变量, 关于 ψ 极小化 (4-5), 对应的梯度流方程如下所示:

$$\frac{\partial \psi}{\partial t} = \delta_\varepsilon\left(\psi\right)\left(e_1 + e_2\right) + \nu \delta_\varepsilon\left(\psi\right) \mathrm{div}\left(\frac{\nabla \psi}{|\nabla \psi|}\right),$$
(4-6)

其中

$$\begin{cases} e_1\left(\boldsymbol{x}\right) = |I\left(\boldsymbol{x}\right) - \boldsymbol{w}G(\boldsymbol{x})^{\mathrm{T}}h^1 G(\boldsymbol{x})^{\mathrm{T}}|^2, \\ e_2\left(\boldsymbol{x}\right) = -|I\left(\boldsymbol{x}\right) - \boldsymbol{w}G(\boldsymbol{x})^{\mathrm{T}}h^2 G(\boldsymbol{x})^{\mathrm{T}}|^2, \end{cases}$$
(4-7)

且

$$\delta_\varepsilon \left(\psi \left(\boldsymbol{x} \right) \right) = \frac{\varepsilon}{\pi \left(\varepsilon^2 + \psi^2 \left(\boldsymbol{x} \right) \right)} \tag{4-8}$$

为 $H_\varepsilon \left(\psi \left(\boldsymbol{x} \right) \right)$ 的导数.

其次, 令等式 (4-6) 中的 $\nu = 1$ 和 $\delta_\varepsilon = 1$, 得到新的梯度流方程如下:

$$\frac{\partial \psi}{\partial t} = (e_1 + e_2) + \mathrm{div} \left(\frac{\nabla \psi}{|\nabla \psi|} \right). \tag{4-9}$$

由 (4-9) 给出的简单梯度流方程, 可以得到对应的新的能量泛函如下:

$$\ddot{F} \left(\psi \right) = \int_\Omega |\nabla \psi \left(\boldsymbol{x} \right)| \mathrm{d}\boldsymbol{x} + \int_\Omega \psi \left(\boldsymbol{x} \right) s \left(\boldsymbol{x} \right) \mathrm{d}\boldsymbol{x}, \tag{4-10}$$

其中

$$s \left(\boldsymbol{x} \right) = - \left(e_1 \left(\boldsymbol{x} \right) + e_2 \left(\boldsymbol{x} \right) \right). \tag{4-11}$$

容易看出, 两个梯度流 (4-6) 和 (4-9) 具有相同的稳定点, 因为 δ_ε 总是不能为零. 此外, 为了更有效地检测边界, 在模型中添加了一个边界检测项 [53], 然后能量函数变为

$$F \left(\psi \right) = \int_\Omega g \left(|\nabla I \left(\boldsymbol{x} \right)| \right) |\nabla \psi \left(\boldsymbol{x} \right)| \mathrm{d}\boldsymbol{x} + \int_\Omega \psi \left(\boldsymbol{x} \right) s \left(\boldsymbol{x} \right) \mathrm{d}\boldsymbol{x}, \tag{4-12}$$

边缘检测函数 g 定义如下:

$$g \left(\theta \right) = \frac{1}{1 + \beta |\theta|^2}, \tag{4-13}$$

其中, β 是一个非负的参数. 为获得唯一的最小值解, 将水平集函数 ψ 限制在 $[-2, 2]$ 上, 则相应的极小化问题可写为

$$\min_{-2 \leqslant \psi \leqslant 2} F \left(\psi \right) = \min_{-2 \leqslant \psi \leqslant 2} (|\nabla \psi|_g + \langle \psi, s \rangle), \tag{4-14}$$

其中

$$\begin{cases} |\nabla \psi|_g = \int_\Omega g \left(|\nabla I \left(\boldsymbol{x} \right)| \right) |\nabla \psi \left(\boldsymbol{x} \right)| \mathrm{d}\boldsymbol{x}, \\ \langle \psi, s \rangle = \int_\Omega \psi \left(\boldsymbol{x} \right) s \left(\boldsymbol{x} \right) \mathrm{d}\boldsymbol{x}. \end{cases} \tag{4-15}$$

最后, 对极小化问题 (4-14) 应用分裂 Bregman 方法. 先向 (4-14) 引入一个辅助向量 $\boldsymbol{d} = (d_x, d_y)$, 然后为了将 (4-14) 转化为无约束的极小化问题, 我们在问

题中添加一个二次罚函数形如 $d = \nabla\psi$. 经过以上变化, 原始的最小化问题变化为

$$(\psi^*, d^*) = \arg \min_{\substack{-2 \leqslant \psi \leqslant 2 \\ d}} \left(|d|_g + \langle \psi, s \rangle + \frac{\mu}{2} \|d - \nabla\psi\|^2 \right), \tag{4-16}$$

其中, μ 是一个非负的参数. 最小化问题 (4-16) 中的 2 范数不是一个严格约束, 要使 $d = \nabla\psi$, 实际运用中需要令 μ 逐渐增大, 这会使该最小化问题变得难以求解. 为了解决这个问题, 在 (4-16) 中引入一个 Bregman 向量 $p = (p_x, p_y)$, 转化后的最小化问题如下所示:

$$\left(\psi^{n+1}, d^{n+1} \right) = \arg \min_{\substack{-2 \leqslant \psi \leqslant 2, \\ d}} \left(|d|_g + \langle \psi, s \rangle + \frac{\mu}{2} \|d - \nabla\psi - p^n\|^2 \right), \tag{4-17}$$

p 由下式更新:

$$p^{n+1} = p^n + \left(\nabla\psi^{n+1} - d^{n+1} \right). \tag{4-18}$$

4.3　应用分裂 Bregman 方法求解

经过上述逐步变化, 可以运用分裂 Bregman 方法求解极小化问题 (4-17), 具体的迭代步骤可表述为以下三步.

第一步, 对于固定的其他变量, 我们关于 ψ 的最小化问题 (4-17), 可以得到如下 Euler-Lagrange 方程:

$$\Delta\psi^{n+1} = \frac{s^n}{\mu} + \nabla \cdot (d^n - p^n), \quad -2 \leqslant \psi \leqslant 2. \tag{4-19}$$

计算公式 (4-19) 中的 Laplace 算子和散度算子, 它们分别由中心差分方法和后向差分方法实现, 由此可以得到 ψ 的更新公式:

$$\begin{cases} r_1 = d^n_{x(m-1,l)} - d^n_{x(m,l)} + d^n_{y(m,l-1)} - d^n_{y(m,l)}, \\ r_2 = p^n_{x(m-1,l)} - p^n_{x(m,l)} + p^n_{y(m,l-1)} - p^n_{y(m,l)}, \\ r = r_1 - r_2, \\ q = \frac{1}{4}\left[\psi^n_{x(m-1,l)} + \psi^n_{x(m+1,l)} + \psi^n_{y(m,l-1)} + \psi^n_{y(m,l+1)} \right] - \frac{1}{\mu}S^n_{(m,l)} + r_{(m,l)}, \\ \psi^{n+1}_{(m,l)} = \max\{\min\{q, 2\}, -2\}, \end{cases} \tag{4-20}$$

其中 x, y 表示一幅二维图像的两个方向, (m, l) 表示像素的坐标位置.

第二步, 固定其他变量, 更新 d. 关于 d 求解最小化问题 (4-17), 可以得到

$$d^{n+1} = \text{shrink}_g \left(p^n + \nabla\psi^{n+1}, \frac{1}{\mu} \right) = \text{shrink}\left(p^n + \nabla\psi^{n+1}, \frac{g}{\mu} \right), \tag{4-21}$$

其中 shrink $(\boldsymbol{x}, \beta)$ 是一个收缩算子, 有如下定义

$$\text{shrink}\,(\boldsymbol{x}, \beta) = \begin{cases} \dfrac{\alpha}{|\boldsymbol{x}|} \max(|\boldsymbol{x}| - \beta, \boldsymbol{0}), & \boldsymbol{x} \neq \boldsymbol{0}, \\ \boldsymbol{0}, & \boldsymbol{x} = \boldsymbol{0}. \end{cases} \tag{4-22}$$

第三步, 固定其他变量, 更新 $\boldsymbol{w}$ 和 $\boldsymbol{h}$. 在固定 $\boldsymbol{h}$ 和 ψ 的情况下, 求解 $\boldsymbol{w}$ 的最优解需要解决以下问题:

$$\frac{\partial F}{\partial \boldsymbol{w}} = \boldsymbol{0}, \tag{4-23}$$

由于

$$\frac{\partial F}{\partial \boldsymbol{w}} = -2v + 2A\boldsymbol{w}, \tag{4-24}$$

且

$$\begin{cases} v = \displaystyle\int_\Omega G\,(\boldsymbol{x})\,I\,(\boldsymbol{x}) \left(\sum_{i=1}^{2} c_i^2 M_i\,(\psi\,(\boldsymbol{x})) \right) \mathrm{d}\boldsymbol{x}, \\ A = \displaystyle\int_\Omega G\,(\boldsymbol{x})\,G(\boldsymbol{x})^{\mathrm{T}} \left(\sum_{i=1}^{2} c_i^2 M_i\,(\psi\,(\boldsymbol{x})) \right) \mathrm{d}\boldsymbol{x}, \end{cases} \tag{4-25}$$

可以对 $\dfrac{\partial F}{\partial \boldsymbol{w}} = \boldsymbol{0}$ 进行简单的变换, 得到一个与等式 (4-24) 等价的关于 $\boldsymbol{w}$ 的公式, 即 $A\boldsymbol{w} = v$, 那么 $\boldsymbol{w}$ 的解为 $\hat{\boldsymbol{w}} = A^{-1}v$, 将 A 和 v 代入可得

$$\hat{\boldsymbol{w}} = \left(\int_\Omega G\,(\boldsymbol{x})\,G(\boldsymbol{x})^{\mathrm{T}} \left(\sum_{i=1}^{2} c_i^2 M_i\,(\psi\,(\boldsymbol{x})) \right) \mathrm{d}\boldsymbol{x} \right)^{-1}$$
$$\cdot \int_\Omega G\,(\boldsymbol{x})\,I\,(\boldsymbol{x}) \left(\sum_{i=1}^{2} c_i^2 M_i\,(\psi\,(\boldsymbol{x})) \right) \mathrm{d}\boldsymbol{x}. \tag{4-26}$$

同理, 固定 $\boldsymbol{w}$ 和 ψ, $\boldsymbol{h}$ 的最优解可求得如下:

$$\hat{h}^i = \left(\int_\Omega b^2\,(\boldsymbol{x})\,M_i\,(\psi\,(\boldsymbol{x}))\,G\,(\boldsymbol{x})\,\mathrm{d}\boldsymbol{x} \right)^{-1}$$
$$\cdot \int_\Omega I\,(\boldsymbol{x})\,b\,(\boldsymbol{x})\,G\,(\boldsymbol{x})\,M_i\,(\psi\,(\boldsymbol{x}))\,\mathrm{d}\boldsymbol{x}, \quad i = 1, 2. \tag{4-27}$$

4.4 针对多区图像的 SCMB 模型

真实的人脑 MR 图像通常为多区, 包括脑白质、脑灰质以及脑脊液等多个区域. 4.3 节主要阐述了 SCMB 模型对于二区图像的适用性, 在本节中, 将模型推广

到多区形式. 由于 n 个水平集函数可以表示 2^n 个区域, 因此两个水平集函数 ψ_1 和 ψ_2 足以分割人脑 MR 图像中的四个区域. 两条分割曲线的位置可由以下 ψ_1 和 ψ_2 两个水平集函数的零水平集决定:

$$C_1 = \{\boldsymbol{x} : \psi_1(\boldsymbol{x}) = \boldsymbol{0}\}, \tag{4-28}$$

$$C_2 = \{\boldsymbol{x} : \psi_2(\boldsymbol{x}) = \boldsymbol{0}\}, \tag{4-29}$$

则对于四区图像来说, SCMB 模型的能量泛函可以表达如下:

$$F(\psi_1, \psi_2) = \int_\Omega g(|\nabla I(\boldsymbol{x})|)|\nabla\psi_1(\boldsymbol{x})|\,\mathrm{d}\boldsymbol{x} + \int_\Omega \psi_1(\boldsymbol{x})s_1(\boldsymbol{x})\,\mathrm{d}\boldsymbol{x}$$
$$+ \int_\Omega g(|\nabla I(\boldsymbol{x})|)|\nabla\psi_2(\boldsymbol{x})|\,\mathrm{d}\boldsymbol{x} + \int_\Omega \psi_2(\boldsymbol{x})s_2(\boldsymbol{x})\,\mathrm{d}\boldsymbol{x}, \tag{4-30}$$

其中

$$\begin{cases} s_1(\boldsymbol{x}) = (e_1 - e_3)H_\varepsilon(\psi_2) + (e_2 - e_4)(1 - H_\varepsilon(\psi_2)), \\ s_2(\boldsymbol{x}) = (e_1 - e_2)H_\varepsilon(\psi_1) + (e_3 - e_4)(1 - H_\varepsilon(\psi_1)), \end{cases} \tag{4-31}$$

并且 $e_i(\boldsymbol{x})$ 的计算公式如下:

$$e_i(\boldsymbol{x}) = |I(\boldsymbol{x}) - \boldsymbol{w}G(\boldsymbol{x})^\mathrm{T}h^iG(\boldsymbol{x})^\mathrm{T}|^2, \quad i = 1,2,3,4, \tag{4-32}$$

其中, i 表示图像中的不同区域.

与二区能量泛函的最小化过程相同, 公式 (4-30) 所对应的最小化问题可以简化为

$$\min_{-2\leqslant\psi_1,\psi_2\leqslant 2} F(\psi_1, \psi_2) = \min_{-2\leqslant\psi_1,\psi_2\leqslant 2} (|\nabla\psi_1|_g + \langle\psi_1, s_1\rangle + |\nabla\psi_2|_g + \langle\psi_2, s_2\rangle). \tag{4-33}$$

同理, 应用分裂 Bregman 方法, 可以更有效地解决最小化问题 (4-33). 首先, 引入两个辅助变量 $\boldsymbol{d}_1$ 和 $\boldsymbol{d}_2$, 并通过添加两个二次罚函数将问题转换为无约束问题如下:

$$(\psi_1^*, \psi_2^*, \boldsymbol{d}_1^*, \boldsymbol{d}_2^*) = \arg\min_{\substack{-2\leqslant\psi_1,\psi_2\leqslant 2 \\ \boldsymbol{d}_1,\boldsymbol{d}_2}} \left(|\boldsymbol{d}_1|_g + \langle\psi_1, s_1\rangle + \frac{\mu_1}{2}||\boldsymbol{d}_1 - \nabla\psi_1||^2 \right.$$
$$\left. + |\boldsymbol{d}_2|_g + \langle\psi_2, s_2\rangle + \frac{\mu_2}{2}||\boldsymbol{d}_2 - \nabla\psi_2||^2 \right), \tag{4-34}$$

其中, μ_1 和 μ_2 是两个非负的参数.

然后, 向等式 (4-34) 添加两个 Bregman 变量 $\boldsymbol{p}_1$ 和 $\boldsymbol{p}_2$ 来严格地限制两个等式条件, 即 $\boldsymbol{d}_1 = \nabla\psi_1$ 与 $\boldsymbol{d}_2 = \nabla\psi_2$, 则最小化问题 (4-34) 转化为如下形式:

$$
\begin{aligned}
\left(\psi_1^{n+1}, \psi_2^{n+1}, \boldsymbol{d}_1^{n+1}, \boldsymbol{d}_2^{n+1}\right) = \arg \min_{\substack{-2 \leqslant \psi_1, \psi_2 \leqslant 2 \\ \boldsymbol{d}_1, \boldsymbol{d}_2}} & \left(|\boldsymbol{d}_1|_g + \langle \psi_1, s_1 \rangle \right. \\
& + \frac{\mu_1}{2} ||\boldsymbol{d}_1 - \nabla\psi_1 - \boldsymbol{p}_1^n||^2 + |\boldsymbol{d}_2|_g \\
& \left. + \langle \psi_2, s_2 \rangle + \frac{\mu_2}{2} ||\boldsymbol{d}_2 - \nabla\psi_2 - \boldsymbol{p}_2^n||^2 \right),
\end{aligned} \quad (4\text{-}35)
$$

其中

$$
\begin{cases}
\boldsymbol{p}_1^{n+1} = \boldsymbol{p}_1^n + \left(\nabla\psi_1^{n+1} - \boldsymbol{d}_1^{n+1}\right), \\
\boldsymbol{p}_2^{n+1} = \boldsymbol{p}_2^n + \left(\nabla\psi_2^{n+1} - \boldsymbol{d}_2^{n+1}\right).
\end{cases} \quad (4\text{-}36)
$$

与二区模型相同, 四区 SCMB 模型的求解也分为三步.

第一步, 更新 ψ_1 和 ψ_2. 分别关于 ψ_1 和 ψ_2 最小化 (4-35), 可以得到两个 Euler-Lagrange 等式:

$$
\begin{cases}
\Delta\psi_1^{n+1} = \dfrac{s_1^n}{\mu_1} + \nabla \cdot \left(\boldsymbol{d}_1^n - \boldsymbol{p}_1^n\right), & -2 \leqslant \psi_1^n \leqslant 2, \\
\Delta\psi_2^{n+1} = \dfrac{s_2^n}{\mu_2} + \nabla \cdot \left(\boldsymbol{d}_2^n - \boldsymbol{p}_2^n\right), & -2 \leqslant \psi_2^n \leqslant 2.
\end{cases} \quad (4\text{-}37)
$$

与公式 (4-20) 相似, ψ_1 和 ψ_2 可由如下等式更新:

$$
\begin{cases}
r_1 = (d_t^n)_{x(m-1,l)} - (d_t^n)_{x(m,l)} + (d_t^n)_{y(m,l-1)} - (d_t^n)_{y(m,l)}, \\
r_2 = (p_t^n)_{x(m-1,l)} - (p_t^n)_{x(m,l)} + (p_t^n)_{y(m,l-1)} - (p_t^n)_{y(m,l)}, \\
r_3 = r_1 - r_2, \\
r = \dfrac{1}{4}[(\psi_t)_{x(m-1,l)}^n + (\psi_t)_{x(m+1,l)}^n + (\psi_t)_{y(m,l-1)}^n + (\psi_t)_{y(m,l+1)}^n], \\
q = r - \dfrac{1}{\mu_t} S_{t(m,l)}^n + r_3, \\
(\psi_t)_{(m,l)}^{n+1} = \max\{\min\{q, 2\}, -2\},
\end{cases} \quad (4\text{-}38)
$$

其中, $t = 1, 2$.

第二步, 更新 $\boldsymbol{d}_1$ 和 $\boldsymbol{d}_2$. 分别关于 $\boldsymbol{d}_1$ 和 $\boldsymbol{d}_2$ 最小化 (4-38), 可以得到

$$
\boldsymbol{d}_t^{n+1} = \mathrm{shrink}_g\left(\boldsymbol{p}_t^n + \nabla\psi_t^{n+1}, \frac{1}{\mu_t}\right) = \mathrm{shrink}\left(\boldsymbol{p}_t^n + \nabla\psi_t^{n+1}, \frac{g}{\mu_t}\right), \quad t = 1, 2.
$$

$$(4\text{-}39)$$

第三步, 更新 $\boldsymbol{w}$ 和 $\boldsymbol{h}$, 可得

$$\hat{\boldsymbol{w}} = \left(\int_\Omega G\left(\boldsymbol{x}\right) G(\boldsymbol{x})^{\mathrm{T}} \left(\sum_{i=1}^4 c_i^2 M_i \mathrm{d}\boldsymbol{x} \right)^{-1} \right) \left(\int_\Omega G\left(\boldsymbol{x}\right) I\left(\boldsymbol{x}\right) \left(\sum_{i=1}^4 c_i^2 M_i \mathrm{d}\boldsymbol{x} \right) \right), \tag{4-40}$$

$$\hat{h}^i = \left(\int_\Omega b^2\left(\boldsymbol{x}\right) M_i G\left(\boldsymbol{x}\right) \mathrm{d}\boldsymbol{x} \right)^{-1} \int_\Omega I\left(\boldsymbol{x}\right) b\left(\boldsymbol{x}\right) G\left(\boldsymbol{x}\right) M_i \mathrm{d}\boldsymbol{x}, \tag{4-41}$$

其中, $i = 1, 2, 3, 4$, 且

$$\begin{cases} M_1 = H_\varepsilon\left(\psi_1\right) H_\varepsilon\left(\psi_2\right), \\ M_2 = H_\varepsilon\left(\psi_1\right) \left(1 - H_\varepsilon\left(\psi_2\right)\right), \\ M_3 = \left(1 - H_\varepsilon\left(\psi_1\right)\right) H_\varepsilon\left(\psi_2\right), \\ M_4 = \left(1 - H_\varepsilon\left(\psi_1\right)\right) \left(1 - H_\varepsilon\left(\psi_2\right)\right). \end{cases} \tag{4-42}$$

4.5　数　值　实　验

4.5.1　数值实现

在 4.3 节中, 我们详细阐述了 SCMB 模型的建立以及各变量的求解过程, 本小节将给出 SCMB 模型的数值求解方法. 首先, 给出 SCMB 二区模型的分裂 Bregman 算法如下:

根据 4.2 节和 4.3 节的模型建立和计算推导过程, 我们将数值实验的过程总结为算法 4-1. 算法 4-1 告诉我们, 在迭代的过程中, 首先需要给定一个更新阈值 η,

---

算法 4-1　SCMB 二区模型的分裂 Bregman 算法

1: 输入 $\eta, I, G, \Psi^0, \boldsymbol{d}^0 = \boldsymbol{p}^0 = \boldsymbol{0}$ 和 $b^0 = 0$;
2: 计算 M_1^n, M_2^n;
3: 根据 (2-40) 和 (2-41) 计算 $\boldsymbol{w}^n, \boldsymbol{h}^n$;
4: 根据 (2-1) 计算 $c_i^n (i = 1, 2), b^n$;
5: 由 (2-11) 定义 s^n;
6: 根据 (2-22) 更新 Ψ^{n+1};
7: 根据 (2-21) 更新 $\boldsymbol{d}^{n+1}$;
8: 根据 (2-18) 更新 $\boldsymbol{p}^{n+1}$;
9: 寻找 $C^{n+1} = \{x : \Psi^{n+1}(x) = 0\}$;
10: 如果 $\|\Psi^{n+1} - \Psi^n\| \geqslant \eta$, 转向 Step 2. 反之, 输出 C^{n+1}

当前水平集函数与上一次水平函数的更新程度小于该阈值时, 我们就可以停止迭代过程, 得到校正和分割的结果. 其中, 在初始轮廓的选择上, 为了更好地检验模型对初始轮廓的不敏感程度, 我们在实验中使用了一个随机的二值矩阵, 即每一次进行实验时的初始轮廓是不定的. 使用二值的矩阵轮廓有两个优点: 一是使用随机的二值矩阵, 可以轻易地计算出零水平集, 圈出初始轮廓; 二是在迭代求解中, 二值函数相比起符号距离函数来说更加便于更新. 同理, 参照 SCMB 二区模型的分裂 Bregman 算法, 多区 SCMB 模型的算法也可在实验过程中实现.

4.5.2 实验结果

本小节分别将二区和四区的 SCMB 模型应用于不同的人脑 MR 模型, 并就校正效果、分割效果以及迭代效率与 MICO 模型进行了对比, 验证了 SCMB 模型的优点. 此外, 将二区的 SCMB 模型拓展到彩色图像的分割任务中, 也获得了预期的实验结果.

二区模型实验中的参数选择为 $\varepsilon = 1, \mu = 1 \times 10^{-5}, \beta = 100, \sigma = 20$, 图像尺寸为 100×100 像素. 图 4-1 分别使用 SCMB 模型和 MICO 模型对相同的三幅人脑磁共振图像进行了校正及分割, 第一列和第二列及第三列分别是原始图像、分割结果和校正结果. 其中, 第一行和第三行是 SCMB 模型的实验结果, 第二行和第四行显示了 MICO 模型的实验结果. 首先, 就分割效果而言, 我们可以注意到 SCMB 模型分割结果比 MICO 模型有更精确的轮廓. 对于狭窄区域, MICO 模型的分割边界比较不清晰且出现了许多错误的孤立点, 如 (e) 和 (m) 所示, 而在 SCMB 模型的分割结果 (b) 和 (g) 中, 分割边缘清晰可见, 且光滑利落. 就校正效果而言, 原始图像 (a) 和 (i) 中都存在比较亮的偏磁场, SCMB 模型呈现的校正结果如 (c) 和 (k), 与原图对比, 白质 (WM) 区域的偏磁场影响被消除掉了, 校正过后的图像灰度整体趋于均匀. 但是在 MICO 模型的结果 (f) 和 (n) 中, 图像仍然受到偏磁场的影响, 经过校正的图像与原图的差异不大.

为更准确地比较 SCMB 模型和 MICO 模型在图像校正方面的优劣性, 我们在图 4-2 中绘制了图 4-1 两幅原始图像及校正图像的灰度直方图. 图 4-2 中, 每一幅图的左侧显示原始图像的直方图, 右侧显示校正后图像的直方图, (a) 和 (b) 是 SCMB 模型对两幅图像的校正前后的对比, (c) 和 (d) 是 MICO 模型对同样两幅图像校正前后的对比. 在 (a) 和 (b) 中, 我们可以观察到通过 SCMB 模型获得的校正图像的直方图具有更突出的峰值, 表示经过 SCMB 校正后的图像区域之间的灰度差异更加显著, 且原始图像中存在的过亮灰度和过暗区域均被校正到一个较为均匀的区域, 成功消除了偏磁场的影响. 在 (c) 和 (d) 中, 校正前后的图像灰度直方分布图差异不显著, 说明 MICO 模型没有达到消除原始图像中存在的偏磁场的效果.

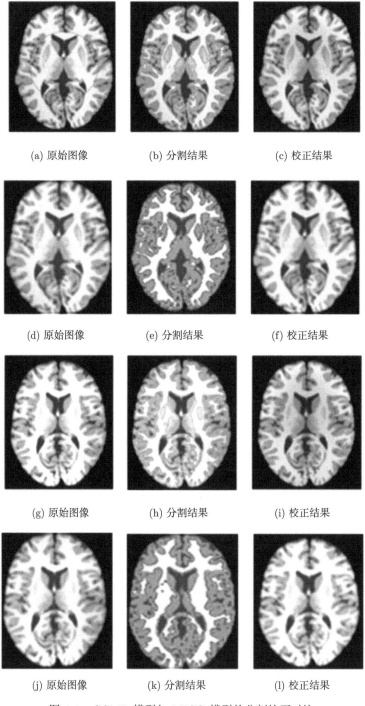

(a) 原始图像　　　　　　(b) 分割结果　　　　　　(c) 校正结果

(d) 原始图像　　　　　　(e) 分割结果　　　　　　(f) 校正结果

(g) 原始图像　　　　　　(h) 分割结果　　　　　　(i) 校正结果

(j) 原始图像　　　　　　(k) 分割结果　　　　　　(l) 校正结果

图 4-1　SCMB 模型与 MICO 模型的分割校正对比

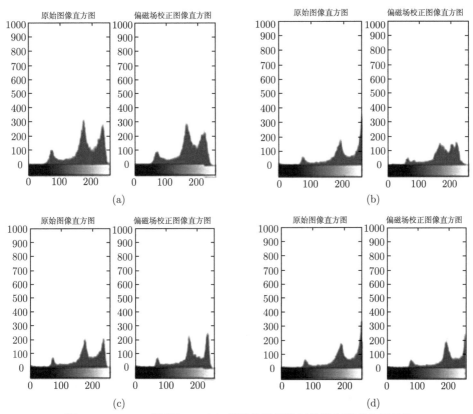

图 4-2　SCMB 模型与 MICO 模型偏磁场校正前后灰度直方图对比

在图 4-3 中,我们将 SCMB 模型和 MICO 模型应用于一张受到严重偏磁场扰动的图像,对两个模型的校正及分割效果进行了对比. 第一行和第二行分别是 SCMB 模型和 MICO 模型的实验结果. 其中第一列、第二列及第三列分别为原始图像、分割结果和偏差校正图像. 第三行中绘制了两个模型的原始图像和校正后图像的灰度直方图对比图. 在校正效果方面,比较 (a) 和 (c) 可以很容易看出,经过 SCMB 模型的校正,原始图像中的严重偏磁场被消除了,校正后的图像变得更加均匀. 而 MICO 模型的结果使得所有图像变暗,灰度分布变得比原始图像更加不均匀. 在第三行的直方图比较中也可以看出相同的结论,通过我们的模型校正后的图像灰度峰值更加明显,使图像更加好分割. 就分割结果而言, (b) 中对于局部区域的分割更加准确,如右下角部分的区域标记与原图基本一致,而 (e) 中,大量在原图中不应该被分割出来的区域被标记为分割目标,分割结果比较不准确.

在图 4-4 中,我们选取了两幅存在局部偏磁场扰动的图像,如图 (a) 和 (g) 所示, (a) 的左上部分和右下部分都存在一个过亮的偏磁场扰动, (g) 的左半部分存在一个过亮的偏磁场扰动,对 SCMB 模型和 MICO 模型的性能进行了进一步

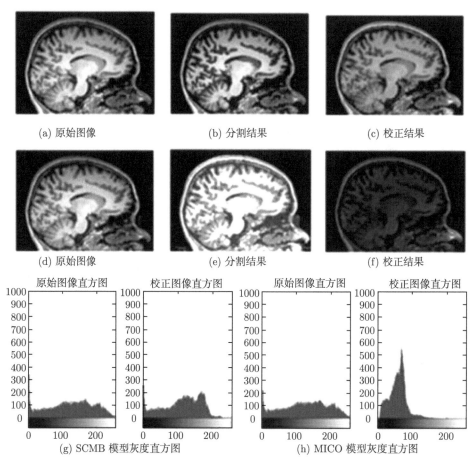

(a) 原始图像　　　　　　　　(b) 分割结果　　　　　　　　(c) 校正结果

(d) 原始图像　　　　　　　　(e) 分割结果　　　　　　　　(f) 校正结果

(g) SCMB 模型灰度直方图　　　　　　　　(h) MICO 模型灰度直方图

图 4-3　SCMB 模型与 MICO 模型对强偏磁场扰动图像校正效果比较

比较. 其中, SCMB 模型和 MICO 模型的实验结果分别呈现在第一行和第二行. 就校正效果而言, SCMB 模型的校正图像 (c) 与原始图像 (a) 相比较, 分布在左上部分和右下部分的偏磁场被一定程度地消除了, 校正图像 (i) 与原始图像 (g) 相比较, 分布在左半部分的偏磁场也被消除了, 校正的结果较好. 而 MICO 模型的校正结果与原始图像的差异不大. 就分割结果而言, SCMB 模型给出的分割结果 (b) 和 (h) 与原图中呈现的区域分布更加接近, 而 MICO 模型给出的分割区域明显包含了不正确的区域, 因而呈现出较大的分割区域, 如 (e) 和 (k) 所示. 同样, 在图 4-5 中给出了两个模型对图 4-4 中两幅图像的校正前后灰度直方图, 通过观察灰度直方图, 更能确定 SCMB 模型将两幅图像的灰度校正到更为均匀的状态.

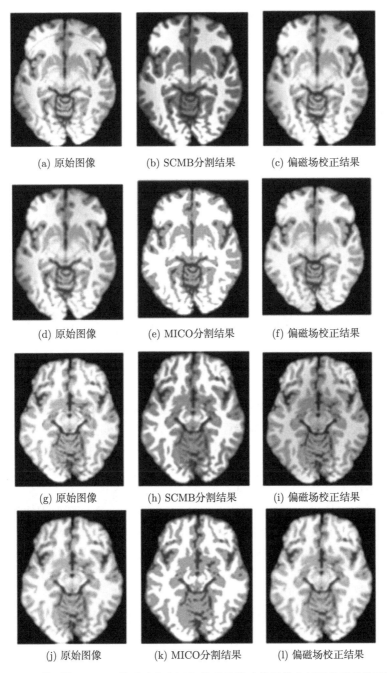

图 4-4 SCMB 模型与 MICO 模型对存在局部偏磁场扰动的图像分割及偏磁场校正结果比较

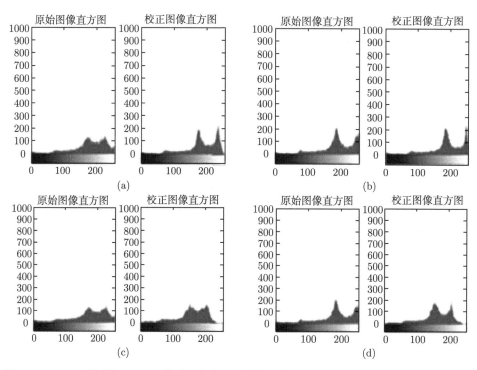

图 4-5　SCMB 模型与 MICO 模型对存在局部偏磁场的图像磁场校正前后灰图度直方图对比

　　图 4-6 展示了 SCMB 模型对具有不同强度偏磁场扰动的四幅大脑磁共振图像的偏磁场校正及分割结果, 原始图像、添加了人工的偏磁场的图像、分割结果以及偏磁场校正结果分别显示在第一列、第二列、第三列和第四列. 为了测试 SCMB 模型对受到严重偏磁场扰动图像的校正能力, 我们在四幅图像中分别添加了不同程度及位置的人工偏磁场, 如图 4-6(b) 和 (f) 图像中部的过亮偏磁场、(j) 图像左下部的过亮偏磁场以及 (n) 图像中全局的过暗偏磁场. 在对图像添加了明显的人工偏磁场之后, 一些图像区域肉眼都无法辨认出来. 但是实验结果表明, SCMB 模型成功地消除了人工添加的偏磁场. 图 4-7 则展示了原始图像和校正图像之间的图像灰度直方图比较, 直方图的比较结果同样也表明了经过 SCMB 模型校正后的图像与原始图像十分接近.

　　在图 4-8 中, 我们将 SCMB 模型和 MICO 模型应用于两幅具有严重偏磁场扰动图像来比较二者的校正能力. 其中第一行和第三行给出了 SCMB 模型的实验结果, 第二行和第四行给出了 MICO 模型的实验结果. 比较 (b) 和 (d) 两幅图像, (b) 中存在的过亮的偏磁场被 SCMB 模型成功校正掉了, 如 (d) 所示, 校正后的图像灰度分布得更加均匀. 比较 (j) 和 (l) 两幅图像, (j) 中存在的过暗的偏磁场也被 SCMB 模型校正掉了, 如 (l) 所示. 图 4-9 绘制了图 4-8 中图像经过 SCMB

模型和 MICO 模型校正前后的灰度直方图, 通过比较校正前后图像的灰度直方图的分布情况, 可以验证 SCMB 模型对受到严重偏磁场扰动的图像校正效果更好.

图 4-10 为同一图像选择了 9 个不同的初始轮廓, 通过比较不同初始轮廓下 SCMB 模型对同一幅图像的校正效果, 测试了 SCMB 模型对初始轮廓的敏感程度. 在第一行、第二行和第三行中, 分别用三种类型的初始轮廓, 即三角形、圆形和矩形图像轮廓进行初始化. 在实验中我们可以看到, 9 个不同的初始轮廓下的校正图像几乎相同, 证明了 SCMB 模型对初始轮廓的不敏感性.

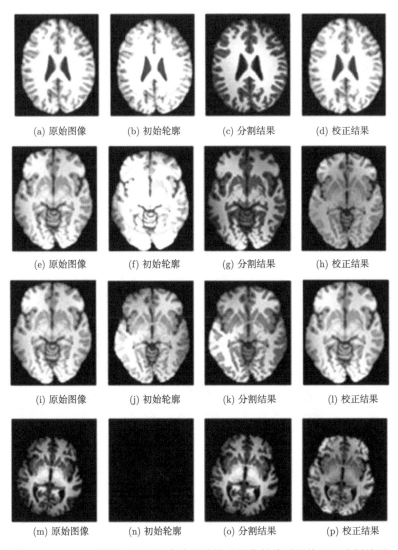

图 4-6　SCMB 模型对不同程度偏磁场扰动图像的偏磁场校正及分割结果

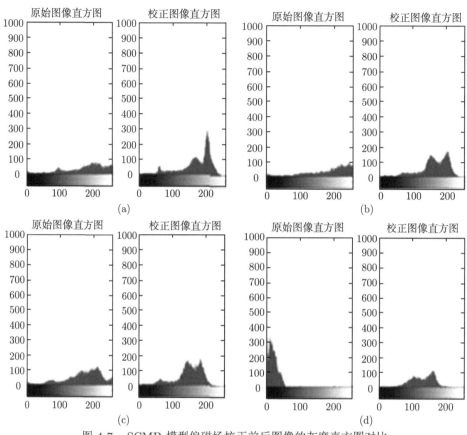

图 4-7　SCMB 模型偏磁场校正前后图像的灰度直方图对比

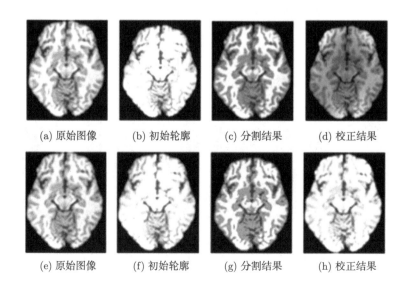

(a) 原始图像　　　(b) 初始轮廓　　　(c) 分割结果　　　(d) 校正结果

(e) 原始图像　　　(f) 初始轮廓　　　(g) 分割结果　　　(h) 校正结果

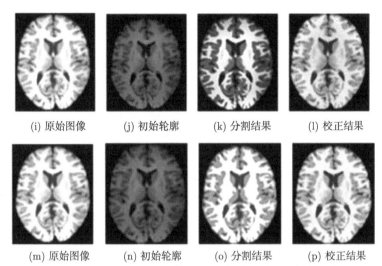

(i) 原始图像   (j) 初始轮廓   (k) 分割结果   (l) 校正结果

(m) 原始图像   (n) 初始轮廓   (o) 分割结果   (p) 校正结果

图 4-8   SCMB 模型和 MICO 模型对强偏磁场扰动图像校正结果展示

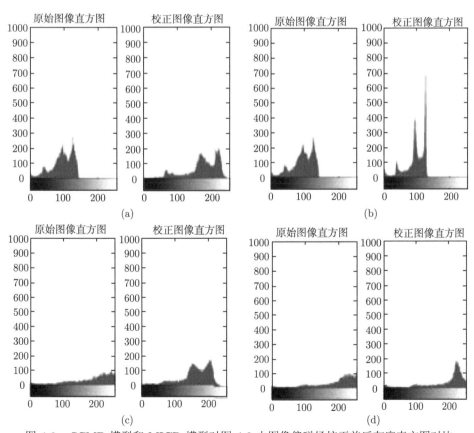

图 4-9   SCMB 模型和 MICD 模型对图 4-8 中图像偏磁场校正前后灰度直方图对比

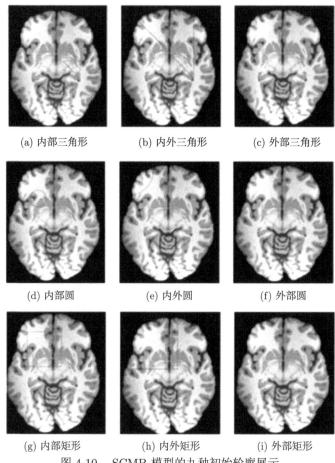

(a) 内部三角形　　　　　(b) 内外三角形　　　　　(c) 外部三角形

(d) 内部圆　　　　　　　(e) 内外圆　　　　　　　(f) 外部圆

(g) 内部矩形　　　　　　(h) 内外矩形　　　　　　(i) 外部矩形

图 4-10　SCMB 模型的九种初始轮廓展示

通过使用变异系数 (COV) 值可以定量地比较两种模型偏磁场校正精度, 该值被定义为标准差除以一个选定组织类别的平均值, 是评估图像的均匀程度的重要指标. 良好的偏磁场校正算法将使校正后图像的每个不同区域内的 COV 值变低, 一般而言, COV 值越小, 校正效果越好. COV 值的定义如下:

$$COV = \frac{SD}{MN},\tag{4-43}$$

其中, SD 是图像的灰度标准偏差, MN 是图像的灰度平均值.

表 4-1 显示了基于图 4-10 中 9 种不同初始曲线下, 经过 SCMB 模型校正前后图像的 COV 值. 从表 4-1 中数值可以看出, 所有图像的 COV 值经过 SCMB 模型校正后都会降低, 但不同初始曲线之间的差异非常小, 这从数值上证明了 SCMB 模型在不同初始轮廓下的校正结果基本一致.

表 4-1　SCMB 模型在 9 种不同初始轮廓情况下的 COV 值比较(单位: 像素)

	白质原始 COV 值	灰质原始 COV 值	校正后白质 COV 值	校正后灰质 COV 值
初始轮廓一	0.1063	1.0908	0.0856	1.0789
初始轮廓二	0.1062	1.0918	0.0858	1.08
初始轮廓三	0.1063	1.0901	0.0855	1.0783
初始轮廓四	0.1063	1.0904	0.0855	1.0786
初始轮廓五	0.1063	1.0901	0.0855	1.0783
初始轮廓六	0.1063	1.0901	0.0855	1.0783
初始轮廓七	0.1063	1.0904	0.0855	1.0786
初始轮廓八	0.1061	1.0929	0.0859	1.081
初始轮廓九	0.1063	1.0903	0.0855	1.0785

表 4-2 显示了将 SCMB 模型和 MICO 模型应用于四幅不同图像后, 图像的 COV 值变化情况. 可以看出, 经过 SCMB 模型校正后, 四幅图像的 COV 值都低于 MICO 模型校正后的 COV 值, 这表明 SCMB 模型将图像的灰度校正至更均匀的程度, 校正效果比 MICO 模型更好.

表 4-2　SCMB 模型和 MICO 模型应用不同图像的 COV 值对比(单位: 像素)

	图像一	图像二	图像三	图像四	图像五	图像六	图像七	图像八
原始图像	0.197	0.976	0.163	1.118	0.135	1.016	1.088	1.088
MICO 模型	0.181	0.965	0.084	1.084	0.075	0.995	1.068	1.058
SCMB 模型	0.121	0.721	0.062	1.021	0.045	0.655	0.825	0.675

表 4-3 展示了 SCMB 模型和 MICO 模型在计算时间方面的比较, 可以看到 SCMB 模型对于所有图像的计算时间都比 MICO 模型短, 显示了 SCMB 模型在 MR 图像分割和偏磁场校正中效率更高.

表 4-3　MICO 模型和 SCMB 模型应用不同图像的 CPU 时间对比 (单位: s)

	图像一	图像二	图像三	图像四	图像五	图像六	图像七
MICO 模型	2.1	1.8	1.9	2.1	2.0	2.0	2.0
SCMB 模型	0.4	0.3	0.1	0.2	0.2	0.3	0.2

多区图像实验中, 我们选择的参数为 $\varepsilon=1, \mu_1=\mu_2=1\times10^{-5}, \beta=100, \sigma=10$, 图像尺寸为 250×250 像素, 初始轮廓选择为随机矩形. 在图 4-11 中, 我们将模型应用于四幅图像. 原始图像、偏磁场、偏磁场校正结果和分割结果分别显示在第一列、第二列、第三列和第四列. 从图中可以看到, 虽然四幅图像中偏磁场的位置和类型各不相同, 但 SCMB 模型均成功地校正了四个偏磁场并给出了正确的分割结果.

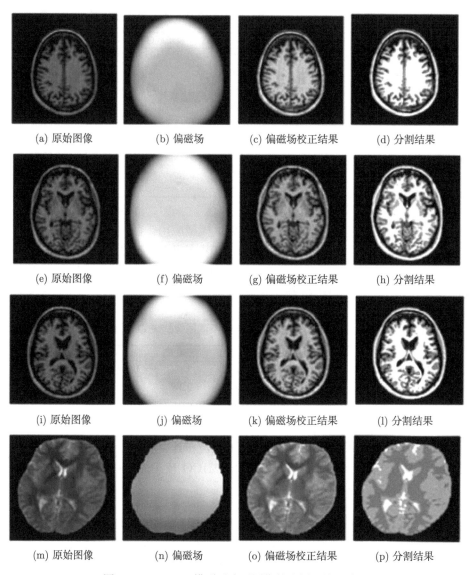

图 4-11　SCMB 模型对多区图像的分割及校正结果

　　图 4-12 分别将 SCMB 模型和 MICO 模型应用到四幅磁共振图像上, 比较了两个模型对相同图像的分割结果. 其中, 第一列为原始图像, 第二列为 SCMB 模型的分割结果, 第三列为 MICO 模型的分割结果. 从图中不难看出, SCMB 模型对图像的分割边缘更加光滑并且更加准确. 对于狭窄区域, SCMB 模型的分割边缘清晰可辨认, 而 MICO 模型的分割结果无法深入窄小的区域, 没有得出正确的分割结果.

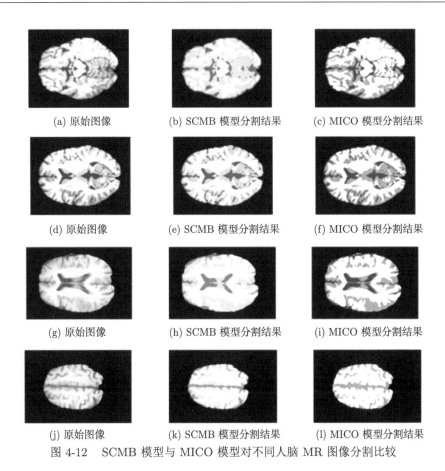

(a) 原始图像 (b) SCMB 模型分割结果 (c) MICO 模型分割结果

(d) 原始图像 (e) SCMB 模型分割结果 (f) MICO 模型分割结果

(g) 原始图像 (h) SCMB 模型分割结果 (i) MICO 模型分割结果

(j) 原始图像 (k) SCMB 模型分割结果 (l) MICO 模型分割结果

图 4-12　SCMB 模型与 MICO 模型对不同人脑 MR 图像分割比较

Dice 值是描述分割准确度的常用度量标准, 可以定量地描述分割结果的好坏, 其定义为

$$\text{Dice} = \frac{2\,|R_{\text{seg}} \cap R_{\text{truth}}|}{|R_{\text{seg}}| + |R_{\text{truth}}|}, \tag{4-44}$$

其中 R_{seg} 和 R_{truth} 分别代表分割区域和真实区域, $|\cdot|$ 代表集合中的像素点总个数.

Dice 值的定量比较见图 4-13, 记录了 SCMB 模型和 MICO 模型对于 15 个 MR 图像的 Dice 值, 为了更好地展示两个模型 Dice 值的分布情况, 我们绘制了两个模型的 Dice 值箱线图, 其中 (a) 是图像白质的 Dice 值箱线图, (b) 是图像灰质的 Dice 值箱线图. 从这两个箱线图中很容易地发现 SCMB 模型可以获得比 MICO 模型更高的 Dice 值, 表明 SCMB 模型能够获得更准确的分割结果. SCMB 模型在分割上的优势主要是因为该模型对图像强度的假设内容进行了改进, 这使得 SCMB 模型即使在图像区域之间存在微弱的差异时也能很好地进行偏磁场校正, 从而给出了比 MICO 模型更准确的分割结果.

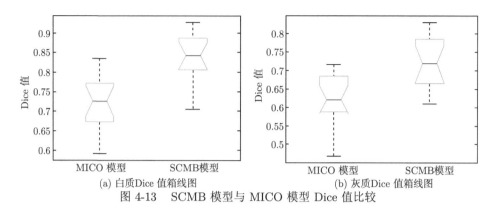

(a) 白质Dice 值箱线图　　　　　　　　　(b) 灰质Dice 值箱线图

图 4-13　SCMB 模型与 MICO 模型 Dice 值比较

虽然 SCMB 模型建立时主要用于人脑磁共振图像的分割, 但 SCMB 模型建立的原理适用性很广. 为了验证这一点, 将 SCMB 拓展到各类彩色图像的分割上, 如自然彩色图像和医疗彩色图像等. 适用于彩色图像的 SCMB 模型的实现过程与原 SCMB 模型原理一致, 只需将原本应用于灰度图像的 SCMB 模型中的灰度信息拓展到三个通道, 即 RGB 三个通道. 除此之外, 模型求解和迭代过程与灰度模型可以由相似的过程推导得出, 这里不再赘述. 对于彩色图像, 我们在实验中选择的参数为 $\varepsilon = 1, \mu_1 = \mu_2 = 1 \times 10^{-5}, \beta = 100, \sigma = 10$, 图像尺寸为 100×100 像素, 初始轮廓选择为随机矩形. 在图 4-14 中, 我们将模型应用于五幅图像, 其中

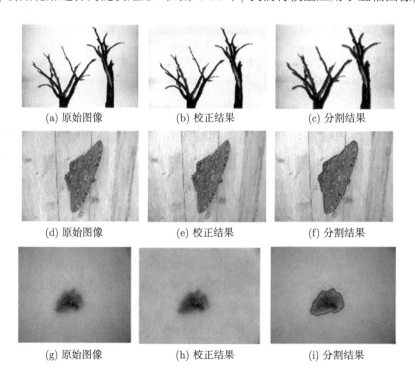

(a) 原始图像　　　　　　　(b) 校正结果　　　　　　　(c) 分割结果

(d) 原始图像　　　　　　　(e) 校正结果　　　　　　　(f) 分割结果

(g) 原始图像　　　　　　　(h) 校正结果　　　　　　　(i) 分割结果

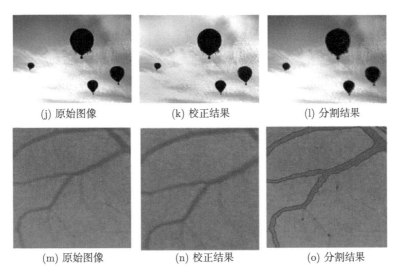

| (j) 原始图像 | (k) 校正结果 | (l) 分割结果 |

| (m) 原始图像 | (n) 校正结果 | (o) 分割结果 |

图 4-14　SCMB 应用于彩色图像的校正结果及分割结果展示

包括自然图像以及医学图像 (第四行及第五行为人眼球视网膜图像的不同区域). 原始图像、偏磁场校正结果和分割结果分别展示在第一列、第二列和第三列中. 从图中可以清晰地看到, 偏磁场校正过后的结果与原图对比, 经过偏磁场校正后的图像灰度分布更加均匀, 且从分割结果来看, SCMB 模型对彩色图像的分割结果也是精准的.

4.6　本章小结

　　本章将 SCMB 模型与 MICO 模型进行了多项比较, SCMB 模型在收敛速度和准确性上都展现了一定的优势, 表明 SCMB 模型能够适用于受到偏磁场扰动的人脑磁共振图像的校正及分割. SCMB 模型在 MICO 模型上的改进主要有如下两点: 首先, SCMB 模型将灰度分段常数更改为缓慢变化的连续的灰度函数, 这使得该模型能够给出更好的分割结果并解决过校正问题; 其次, SCMB 模型应用了分裂 Bregman 方法, 与经典的最优化方法相比, 分裂 Bregman 方法通过引入一个惩罚函数和 Bregman 向量, 将原来的最优解问题变为无限制的求解问题, 将复杂的原问题迭代过程转化为对一系列子问题的迭代, 大幅提升了模型求解的效率. 因此, 即使在 SCMB 模型中计算了更多的基函数, 但迭代时间明显减少.

　　值得注意的是, 尽管文献 [57] 中也使用了分裂 Bregman 方法, 但 SCMB 模型在两个方面与它不同. 第一点, 两种方法的能量函数是不同的, 在 SCMB 模型中, 图像灰度由一组基函数来近似, 更好地保持了真实图像的灰度连续性质, 但文献 [57] 仅通过简单地将全局和局部强度拟合信息与权重函数组合来更新图像灰度. 第二点, 在 SCMB 模型的建模过程中将给定图像划分为偏磁场和真实图像, 故而 SCMB 模型能够同时实现图像分割和图像校正, 而文献 [57] 没有考虑任何有关图像偏磁场的信息, 因此它只在没有偏磁场存在的图像中有较为良好的表现.

综上, SCMB 模型在建模过程中合理考虑了图像灰度的真实特性, 并且在求解过程中引入了分裂 Bregman 方法, 在能量泛函的形式上不同于任何现存的图像分割模型. 大量的实验显示, SCMB 模型能够对二区、多区以及彩色的图像进行良好的校正和分割.

第 5 章 多图谱融合的三维人脑 MR 图像分割与校正模型

5.1 引　　言

　　第 4 章提出了适用于二维人脑磁共振图像校正及分割的 SCMB 模型, 并通过大量的实验结果和比较结果验证了模型的可行性. 但随着磁共振图像处理需求的日益增多, 在每一个二维切片上进行图像校正并分割耗时较长, 如果能够建立一种直接作用于三维人脑磁共振图像的模型, 将能更好地满足对磁共振图像进行处理的需求. 因此, 本章致力于对三维人脑磁共振图像进行研究, 并提出一个直接对三维人脑磁共振图像进行分割并校正的模型.

　　在图像分割中, 手工分割是专家借助掌握的先验知识, 对图像需要分割的区域进行主观判断后, 进行分割的一种方式. 手动分割结果的目标准确, 一般被认为是目标区域的真实边界. 然而, 手动分割在实际的应用中, 有着难以操作、工作量大等问题, 在进行大批量图像分割时可行性不强. 依赖于数学模型的自动分割算法相对来说比较迅速, 但分割的准确性由建模思想决定, 不管是何种自动分割, 都无法完美地利用到人眼和手工获取的先验知识. 多图谱分割 (multi-atlas segmentation, MAS) 方法 [58-62] 是合理运用手动分割结果的一种图像分割方法, 近年来在医学磁共振图像分割中受到了很多关注. 在 MAS 中, 每个图谱是与目标图像类型相同的图像 (如心脏组织、手骨结构等), 首先对多个图谱进行手工分割, 将图谱的分割结果称为标签, 然后再将图谱与目标图像进行配准, 配准过程包括缩放、平移、扭曲以及补全等操作, 最终使图谱与目标图像的大小、角度以及形状尽可能一致, 这时图谱上的分割标签就可以推广到目标图像上. 显而易见, 想得出好的分割结果, 就应该尽可能地利用到每一个图谱上的标签信息. 因此, 建立可靠的多图谱标签融合标准是多图谱分割方法中最重要的工作. 常用的标签融合策略有多数表决 [63](majority voting, MV) 法、局部加权投票 [64](local weighted voting, LWV) 法、实时真值和性能水平估计 [65](simultaneous truth and performance level estimation, STAPLE) 法等, 这些标签融合策略旨在评估每个标签的置信度, 并根据各自的融合标准融合所有图谱上的标签, 最后给出目标图像上的分割结果, 大量实验证实了这些方法的优点, 如自动性和准确性等. 然而, 多图谱分割方法在实际的使用过程中也出现了一些缺陷, 例如, 训练可靠的融合标准是一个非常耗时的过程, 由于其中使用了大量标签, 对不同的标签进行评估打分的过程十分漫长, 并且给出的结果完全依赖于给定的标签信息, 无法后续添加其他目标图像信息. 此外, 由于标签在此类算法中的决定性作用, 最终的分割结果尤其依赖于标签的准确性, 而对于复杂的磁共振图像, 手工标注的标签对于狭窄的区域也不一定是准确的, 这就可能会出现不准确的目标分割结果. 考虑到手动分割结果的准确性和自动分割算法的灵活性, Gong 等 [66] 提出了一个水平集框架, 通过构造一个图谱融合项和图像拟合项, 将图谱的标签信息融入分割模型中, 建立了一个准确的自动分割模型, 他们的方法充分利用了图谱标签信息和目标图像自身的信息, 将分割任务转换成为关于目标区域的最小化问题, 最后通过最小化能量泛函得到目标区域的零水平集. 然而, 他们在模型的求解过程中应用了梯度下降法, 这会使图像的分割边缘不光滑, 且使算法出现对初始轮廓敏感和迭代时间过长的问题.

　　为了解决 Gong 等模型的缺点, 本书提出了一种新的快速水平集模型, 用于三维人脑磁共振图像中的感兴趣区域 (region of interest, ROI) 分割和偏磁场校正. 在新建立的模型中, 我们构造了一个图谱融合项和图像拟合项, 提出了一种自适应的空间权重函数, 以此衡量不同图谱在模型中的重要性. 此外, 在本模型的求解过程中, 我们不使用传统的梯度下降法, 而是使用分裂 Bregman 方法来最小化构造的能量泛函. 分裂 Bregman 方法的应用可以加速模型的迭代速度, 在处理复杂和像素很大的图像时具有重要意义. 基于以上改进, 该模型在分割的精确度和效率上都有了一定程度的提升. 为了验证模型的准确性、效率和稳健性, 我们将新模型与另外四种分割模型应用于相同的三维人脑磁共振图像, 并就骰子 (Dice) 系数值和迭代时间进行了定性与定量的比较.

5.2　多图谱融合三维分割与校正模型

　　本节给出多图谱融合三维人脑 MR 图像分割及校正模型的建模思想和模型构建过程. 多个图谱的标签信息可以作为对 ROI 进行初步分割的结果, 但如果不考虑到 ROI 自身的图像信息, 可能会导致分割结果不准确, 比如无法进入狭窄的区域或者分割出肉眼不可见的图像边缘. 在前面我们已经提到, 多区图像的分割只需要引入多个水平集函数即可, 因此在这里讨论二区的三维图像的分割.

　　在本模型中, 我们构造一个图谱融合项和一个图像拟合项, 同时利用图像的先验分割信息和图像自身的灰度信息, 达到精准分割的目的. 令 $I : \Omega \to \mathbb{R}^3$ 是一幅待分割的三维图像, Ω 是图像定义域. 标签 L 是一个二分函数用来标注 ROI 和非 ROI 区域, 即 $L(\boldsymbol{x}) = 1$ 表示 $\boldsymbol{x}$ 在 ROI 区域中, $L(\boldsymbol{x}) = 0$ 表示 $\boldsymbol{x}$ 不在 ROI 区域中. 对于 m 个各不相同的图谱, m 个图谱上的标签 $L_i (i = 1, \cdots, m)$ 可以由标注算法得到. 每个标签的零水平集函数可按如下规则给定, 我们认为在 $\{\boldsymbol{x} :$

$L_i(\boldsymbol{x}) = 0$ 的集合上其水平集函数取负值, 在 $\{\boldsymbol{x} : L_i(\boldsymbol{x}) = 1\}$ 的集合上其水平集函数取正值. 这样, 每个标签 L_i 对应的水平集函数 ϕ_i 就可以用来表示 ROI 区域的演化曲线 C. 基于以上描述, 本模型的能量泛函可以概括如下:

$$E(\phi) = \alpha(L(\phi; \phi_1, \cdots, \phi_m)) + \beta(D(\phi)), \tag{5-1}$$

其中 $L(\phi; \phi_1, \cdots, \phi_m)$ 是图谱融合项, $D(\phi)$ 是图像拟合项, α 和 β 是两个非负的参数, 用于调节两项的能量泛函的影响力.

由于人脑磁共振图像不可避免地存在着偏磁场扰动, 为了更好地在分割的过程中消除偏磁场扰动的影响, 在构造图像拟合项时将偏磁场考虑进去, 则 $D(\phi)$ 的具体表达式如下:

$$D(\phi, b, \boldsymbol{c}; I) = \sum_{i=1}^{2} \int_{\Omega} \left(\int_{\Omega} (K_{\sigma}(\boldsymbol{x} - \boldsymbol{y}) |I(\boldsymbol{y}) - b(\boldsymbol{x}) c_i|^2) M_i(\phi(\boldsymbol{x})) \mathrm{d}\boldsymbol{x} \right) \mathrm{d}\boldsymbol{y} + \nu L(\phi),$$
$$\tag{5-2}$$

其中, b 是图像的偏磁场, 一般假设它是光滑连续的. $\boldsymbol{c} = (c_1, c_2)$, $c_i \ (i = 1, 2)$ 表示真实图像的第 i 个区域中的图像灰度, 在每个区域中 c_i 是一个常数. $M_1^{\varepsilon}(\phi(\boldsymbol{x})) = H_{\varepsilon}(\phi(\boldsymbol{x}))$ 和 $M_2^{\varepsilon}(\phi(\boldsymbol{x})) = 1 - H_{\varepsilon}(\phi(\boldsymbol{x}))$ 是隶属函数. K_{σ} 是高斯核函数. 长度项 $L(\phi)$ 有如下定义:

$$L_{\varepsilon}(\phi) = \int_{\Omega} |\nabla H_{\varepsilon}(\phi(\boldsymbol{x}))| \mathrm{d}\boldsymbol{x}. \tag{5-3}$$

$L(\phi; \phi_1, \cdots, \phi_m)$ 引入了图谱中的先验信息, 其表达式如下:

$$L(\phi; \phi_1, \cdots, \phi_m) = \int_{\Omega} \sum_{i=1}^{m} \omega_i |\phi(\boldsymbol{x}) - \phi_i(\boldsymbol{x})|^2 \mathrm{d}\boldsymbol{x}. \tag{5-4}$$

由表达式可以看出, $L(\phi; \phi_1, \cdots, \phi_m)$ 计算的是当前演化曲线 $\phi(\boldsymbol{x})$ 和 $\phi_i \ (i = 1, \cdots, m)$ 之间的加权平方误差和. 通过最小化该项, 可以得到最小的 $\phi(\boldsymbol{x})$, 其在最小二乘近似的意义上接近所有的 $\phi_i \ (i = 1, \cdots, m)$. 通过该项, 每个 $\phi_i(\boldsymbol{x})$ 的信息都得到了运用. ω_i 是用于描述第 i 个图谱和目标分割图像之间的相似性的权重函数. ω_i 的值越大表示第 i 个图谱与目标分割图像越相似, 则图谱融合项中的 ϕ_i 权重越大.

经过对多个图谱的观察, 我们会发现每个图谱和目标分割图像之间的相似性是不同的, 一个很自然的想法就是让每个图谱的分割标签都采用不同的权重值. 因此, 本模型构造了一个空间权重函数 ω 来计算每个图谱与目标图像的相似度值,而不是使用等权函数. 空间权重函数的含义是指在三维图像的每一个像素点都具有权重, 这样能够更精确地衡量图谱与目标图像在空间上的相似性. 由于本模型主要考虑了三维人脑磁共振图像的分割和校正, 因此可以通过两个图像之间的空间角度差来描述图谱和目标分割图像之间的差异. 故权重函数 ω 可以定义为

$$\omega_i = \frac{\langle I_i, I_t \rangle}{\|I_i\| \cdot \|I_t\|}, \tag{5-5}$$

其中, I_i 表示第 i 个图谱, I_t 表示目标分割图像, $\|\cdot\|$ 表示 L_2 范数.

空间权重函数在给出准确的分割结果中起着重要作用, 因为它能够加强与目标分割图像相似性高的图谱在模型中的作用, 减弱与目标分割图像相似度低的图谱在模型中的作用.

5.3　基于模型构建新的能量泛函

为了定义新的能量函数并在以后应用分裂 Bregman 方法, 我们需要做一些简单的准备.

首先, 对 (5-2) 关于 ϕ 进行极小化, 得到

$$\frac{\partial \phi}{\partial t} = \delta_\varepsilon(\phi)(F_1 + F_2) + \nu \delta_\varepsilon(\phi)\,\mathrm{div}\left(\frac{\nabla \phi}{|\nabla \phi|}\right), \tag{5-6}$$

其中

$$F_1 = -\int_\Omega K_\sigma(\boldsymbol{y} - \boldsymbol{x})|I(\boldsymbol{x}) - b(\boldsymbol{y})c_1|^2 \mathrm{d}\boldsymbol{y}, \tag{5-7}$$

$$F_2 = \int_\Omega K_\sigma(\boldsymbol{y} - \boldsymbol{x})|I(\boldsymbol{x}) - b(\boldsymbol{y})c_2|^2 \mathrm{d}\boldsymbol{y}, \tag{5-8}$$

且

$$\delta_\varepsilon(x) = \frac{\varepsilon}{\pi(\varepsilon^2 + x^2)} \tag{5-9}$$

是 H_ε 的导数.

其次, 在式 (5-6) 的基础上, 令 $\nu = 1$, 由于 ν 是一个可以改变的参数, 因此令其为 1 不会改变梯度流的内在含义, 则可以得到一个新的梯度流如下:

$$\frac{\partial \phi}{\partial t} = (F_1 + F_2) + \mathrm{div}\left(\frac{\nabla \phi}{|\nabla \phi|}\right). \tag{5-10}$$

又因为 $\delta_\varepsilon(x)$ 总不为 0, 所以 (5-6) 和 (5-10) 具有相同的稳定点. 与 (5-9) 所对应的新的能量泛函可以描述如下:

$$\bar{F}(\phi) = \int_\Omega |\nabla\phi(\boldsymbol{x})|\mathrm{d}\boldsymbol{x} + \int_\Omega \phi(\boldsymbol{x})s(\boldsymbol{x})\mathrm{d}\boldsymbol{x}, \tag{5-11}$$

其中, $s(\boldsymbol{x}) = -(F_1 + F_2)$.

最后, 将图谱融合项 (5-5) 加入能量泛函 (5-11) 中, 则完整的能量泛函为

$$\tilde{F}(\phi) = \int_\Omega |\nabla\phi(\boldsymbol{x})|\mathrm{d}\boldsymbol{x} + \int_\Omega \phi(\boldsymbol{x})s(\boldsymbol{x})\mathrm{d}\boldsymbol{x} + \frac{\mu}{2}\int_\Omega \sum_{i=1}^m \omega_i|\phi(\boldsymbol{x}) - \phi_i(\boldsymbol{x})|^2\mathrm{d}\boldsymbol{x}, \tag{5-12}$$

其中, μ 是一个非负的参数, 用于控制图谱融合项的影响力. 为了更好地探测到 ROI 的边缘, 我们在能量泛函中加入一个边缘检测函数 $g(t) = 1/(1 + \beta|t|^2)$, 其中 β 是一个非负的参数. 加入边缘探测函数后的能量泛函如下所示:

$$\begin{aligned}
F(\phi) &= \int_\Omega g\left(|\nabla I_0(\boldsymbol{x})|\right)|\nabla\phi(\boldsymbol{x})|\,\mathrm{d}\boldsymbol{x} + \int_\Omega \phi(\boldsymbol{x})\,s(\boldsymbol{x})\,\mathrm{d}\boldsymbol{x} \\
&\quad + \frac{\mu}{2}\int_\Omega \sum_{i=1}^m \omega_i|\phi(\boldsymbol{x}) - \phi_i(\boldsymbol{x})|^2\mathrm{d}\boldsymbol{x},
\end{aligned} \tag{5-13}$$

为便于描述, 将 (5-12) 简写成以下方式:

$$F(\phi) = \min_\phi\left(|\nabla\phi|_g + \langle\phi, s\rangle + \frac{\mu}{2}\sum_{i=1}^m \omega_i\langle\phi - \phi_i, \phi - \phi_i\rangle\right), \tag{5-14}$$

其中

$$\begin{cases}
|\nabla\phi|_g = \displaystyle\int_\Omega g\left(|\nabla u_0(\boldsymbol{x})|\right)|\nabla\phi(\boldsymbol{x})|\,\mathrm{d}\boldsymbol{x}, \\
\langle\phi, s\rangle = \displaystyle\int_\Omega \phi(\boldsymbol{x})\,s(\boldsymbol{x})\,\mathrm{d}\boldsymbol{x}, \\
\displaystyle\sum_{i=1}^m \omega_i\langle\phi - \phi_i, \phi - \phi_i\rangle = \int_\Omega \sum_{i=1}^m \omega_i|\phi(\boldsymbol{x}) - \phi_i(\boldsymbol{x})|^2\mathrm{d}\boldsymbol{x}.
\end{cases} \tag{5-15}$$

5.4 应用分裂 Bregman 方法极小化模型

本节将分裂 Bregman 方法运用到模型的极小化过程中, 提高模型的求解速度.

同样, 首先向 (5-13) 引入一个辅助变量 $\boldsymbol{d}$:

$$\min_{\phi,\boldsymbol{d}} \left(|\boldsymbol{d}|_g + \langle \phi, s \rangle + \frac{\mu}{2} \sum_{i=1}^{m} \omega_i \langle \phi - \phi_i, \phi - \phi_i \rangle \right), \quad \boldsymbol{d} = \nabla\phi, \tag{5-16}$$

然后通过一个二次罚函数, 将原本有约束的极小化问题转化为无约束的极小化问题:

$$(\phi^*, \boldsymbol{d}^*) = \arg\min_{\phi,\boldsymbol{d}} \left(|\boldsymbol{d}|_g + \langle \phi, s \rangle + \frac{\mu}{2} \sum_{i=1}^{m} \omega_i \langle \phi - \phi_i, \phi - \phi_i \rangle + \frac{\varrho}{2} \|\boldsymbol{d} - \nabla\phi\|^2 \right), \tag{5-17}$$

其中, ϕ^* 和 $\boldsymbol{d}^*$ 是对应的最优解, ϱ 是一个非负的参数, $\boldsymbol{q}^{k+1}$ 由下式更新:

$$\boldsymbol{q}^{k+1} = \boldsymbol{q}^k + \left(\nabla\phi^{k+1} - \boldsymbol{d}^{k+1} \right). \tag{5-18}$$

经过上述变换之后, 可以对 (5-16) 实施分裂 Bregman 方法的迭代求解步骤. 第一步, 固定 $\boldsymbol{d}$, 关于 ϕ 最优化 (5-16), 可以得到

$$\phi^{k+1} = \arg\min_{\phi} \left(\langle \phi, s^k \rangle + \frac{\mu}{2} \sum_{i=1}^{m} \omega_i \langle \phi - \phi_i, \phi - \phi_i \rangle + \frac{\varrho}{2} \|\boldsymbol{d}^k - \nabla\phi - \boldsymbol{q}^k\|^2 \right). \tag{5-19}$$

第二步, 固定 ϕ, 关于 $\boldsymbol{d}$ 最优化 (5-16), 可以得到

$$\boldsymbol{d}^{k+1} = \arg\min_{\boldsymbol{d}} \left(|\boldsymbol{d}|_g + \frac{\varrho}{2} \|\boldsymbol{d} - \nabla\phi^{k+1} - \boldsymbol{q}^k\|^2 \right). \tag{5-20}$$

对于第一步, 应用分裂 Bregman 方法从我们的最小化问题 (5-13) 的加权 L_1 范数中分离 ϕ, 积分变换和 Gauss-Seidel 方法均可求解该最小化问题. 下面给出 ϕ^{k+1} 的数值更新公式. 由于该问题是严格对角占优的, 因此在求解过程中可以使用 Gauss-Seidel 方法. 关于 ϕ 最小化 (5-18), 可以得到

$$s^k + \mu \sum_{i=1}^{m} \omega_i \left(\phi^k - \phi_i \right) - \varrho\Delta\phi^{k+1} + \varrho\nabla \cdot (\boldsymbol{d} - \boldsymbol{q}) = 0. \tag{5-21}$$

三维图像和二维图像的处理是相似的, 只需要将对应的水平集函数改为对应的三维或者二维形式. 由于本模型主要针对三维图像的分割, 因此这里给出三维图像 ϕ 的求解方式:

$$\begin{cases} t_1 = d^k_{x(p-1,n,l)} - d^k_{x(p,n,l)} + d^k_{y(p,n-1,l)} - d^k_{y(p,n,l)} + d^k_{z(p,n,l-1)} - d^k_{z(p,n,l)}, \\ t_2 = q^k_{x(p-1,n,l)} - q^k_{x(p,n,l)} + q^k_{y(p,n-1,l)} - q^k_{y(p,n,l)} + q^k_{z(p,n,l-1)} - q^k_{z(p,n,l)}, \\ t_3 = \phi^k_{(p-1,n,l)} + \phi^k_{(p+1,n,l)} + \phi^k_{(p,n-1,l)} + \phi^k_{(p,n+1,l)} + \phi^k_{(p,n,l-1)} + \phi^k_{(p,n,l+1)}, \\ \theta = t_1 - t_2, \\ \vartheta = (\varrho t_3 - s^k_{(p,n,l)} + \varrho\theta) + \mu\phi_{\mathrm{mean}(p,n,l)}, \\ \phi^{k+1}_{(p,n,l)} = \dfrac{\vartheta}{\mu + 6\varrho}, \end{cases}$$

$$(5\text{-}22)$$

其中, $\phi_{\mathrm{mean}} = \sum_{i=1}^{m} \omega_i \phi_i$. x, y, z 表示三维图像的三个方向, (p, n, l) 表示图像像素点的坐标.

对于第二步, 用 shrinkage 算子来求解 $\boldsymbol{d}$ 如下:

$$\boldsymbol{d}^{k+1} = \mathrm{shrink}_g\left(\boldsymbol{q}^k + \nabla\phi^{k+1}, \frac{1}{\varrho}\right) = \mathrm{shrink}\left(\boldsymbol{q}^k + \nabla\phi^{k+1}, \frac{g}{\varrho}\right), \quad (5\text{-}23)$$

显然我们在更新 ϕ 之前需要得到 b 和 c 的更新方式如下:

$$\hat{c}_i = \frac{\int_\Omega (b * K_\sigma) I M_i(\phi) \,\mathrm{d}\boldsymbol{x}}{\int_\Omega (b^2 * K_\sigma) I M_i(\phi) \,\mathrm{d}\boldsymbol{x}}, \quad i = 1, 2, \qquad (5\text{-}24)$$

$$\hat{b} = \frac{I \sum_{i=1}^{2} (c_i M_i(\phi)) * K_\sigma}{\sum_{i=1}^{2} (c_i^2 M_i(\phi)) * K_\sigma}. \qquad (5\text{-}25)$$

5.5 实 验 结 果

我们在此部分使用 MICCAI 2012 Multi-Atlas Labeling Challenge 的磁共振图像库, 运用本模型对图像库中的图像进行分割及偏磁场校正. 在实验中选择的参数如下: $\varepsilon = 1, \sigma = 3, \varrho = 1.0 \times 10^3, \mu = 5.0 \times 10^3, \beta = 100$, 选择的初始轮廓为随机矩形. CPU 运行时间 (以 s 为单位) 均由具有 4GB RAM 的联想计算机计算得到. 实验部分, 我们共对 15 幅具有手动分割标签人脑磁共振图像开展了实验, 对于其中每幅图像, 选择 6 种重要的组织进行分割, 即杏仁核、尾状核、海马体、苍白球、壳核和下丘脑. 为了进行定量比较, 引入了一个称为 Dice 值的分段评估

标准, 其定义如下:

$$\text{Dice} = \frac{2|R_{\text{seg}} \bigcap R_{\text{truth}}|}{|R_{\text{seg}}| + |R_{\text{truth}}|}, \tag{5-26}$$

其中, R_{seg} 和 R_{truth} 是算法给出的 ROI 区域和真实的 ROI 区域, $|\cdot|$ 是一个闭集中的像素点个数.

图 5-1 显示了手动分割方法、多图谱分割算法、RSF 分割算法以及本模型对相同图像中的 6 种组织的分割结果, 4 种模型的分割结果均以相同的角度显示, 其中各行分别为杏仁核、尾状核、海马体、苍白球、壳核和丘脑. 以手动分割结果作为真实边界, 与多图谱分割算法相比, 本模型为所有 6 种组织给出了更准确的分割面, 这在后面的定量分析中能够更准确地看出. 与 RSF 分割算法相比, 本模型在更准确的基础上还给出了更平滑的分割面, 光滑的分割面更能够贴近人类组织生理状态, 且光滑的分割面能够更好地指导后续的医疗切割.

在图 5-2 中, 比较了 MV, LWV, STAPLE, RSF 分割算法以及我们的模型分割结果的 Dice 值, 来验证本模型在分割方面的准确性. (a), (b), (c), (d), (e) 和 (f) 分

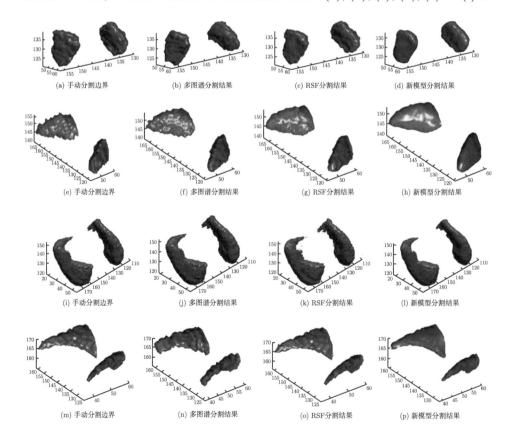

(a) 手动分割边界	(b) 多图谱分割结果	(c) RSF 分割结果	(d) 新模型分割结果
(e) 手动分割边界	(f) 多图谱分割结果	(g) RSF 分割结果	(h) 新模型分割结果
(i) 手动分割边界	(j) 多图谱分割结果	(k) RSF 分割结果	(l) 新模型分割结果
(m) 手动分割边界	(n) 多图谱分割结果	(o) RSF 分割结果	(p) 新模型分割结果

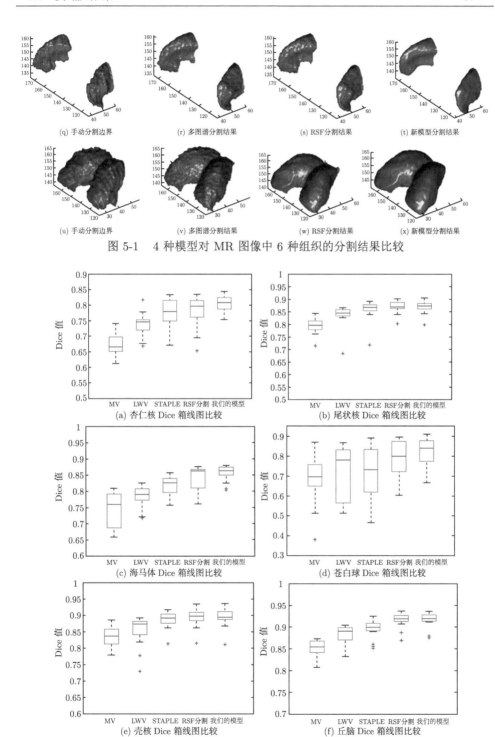

(q) 手动分割边界　　(r) 多图谱分割结果　　(s) RSF分割结果　　(t) 新模型分割结果

(u) 手动分割边界　　(v) 多图谱分割结果　　(w) RSF分割结果　　(x) 新模型分割结果

图 5-1　4 种模型对 MR 图像中 6 种组织的分割结果比较

(a) 杏仁核 Dice 箱线图比较

(b) 尾状核 Dice 箱线图比较

(c) 海马体 Dice 箱线图比较

(d) 苍白球 Dice 箱线图比较

(e) 壳核 Dice 箱线图比较

(f) 丘脑 Dice 箱线图比较

图 5-2　5 种模型对 MR 图像中 6 个组织的分割结果箱线图

别是杏仁核、尾状核、海马体、苍白球、壳核和丘脑 6 种组织经 5 种算法分割得到的 Dice 值. 每个 Dice 箱线图中包含 15 个值, 每一个值对应一个图谱, 箱线图能够很好地显示数据的分布情况, 由上至下箱线图的线条含义为最高值、上四分位数、中位数、下四分位数以及最小值, 其中星状点是出现的异常值. 观察每幅图中的箱线图, 都可以发现我们的模型获得的箱线框比其他方法更短且更高, 这表明我们的模型的 Dice 值更高、更集中. Dice 值更高说明了我们的模型对不同的组织的分割准确性更高, 而更短的箱线框则说明了我们的模型对于 15 幅不同图像的分割结果都是稳定的, 不会因为采用了不同的图谱, 而给出差异很大的分割结果. 下面对 RSF 分割算法和我们的模型给出的 Dice 值进行数值上的比较. RSF 分割算法对杏仁核的平均 Dice 度量为 0.77、尾状核为 0.87、海马体为 0.85、苍白球为 0.78、壳核为 0.89 以及丘脑为 0.91. 我们的模型对以上 6 种组织的平均 DICE 值分别为 0.81, 0.87, 0.86, 0.83, 0.89 和 0.92. 观察 Dice 值, 可以发现对杏仁核和苍白球的分割结果我们的模型比 RSF 分割算法高出了 5% 以上, 且我们的模型对 6 种组织的分割准确度都可以达到 80% 以上.

在图 5-3 中, 变化图谱的数量来验证我们的模型对图谱数量的不敏感程度. 对于每个组织, 分别选择 3, 5, 7, 9, 11 和 13 个图谱, 然后在不同图谱数量的情况下, 使用我们的模型对 6 种组织进行分割, 并记录不同图谱数量下我们的模型得到的 Dice 值. 观察 Dice 值框, 可以很容易地发现图谱数量对 Dice 结果几乎没有影响. 这是因为在 MAS 模型中, 分割的准确度取决于图谱的数量, 一般来说图谱的数量越多, 分割的准确度越高. 但与 MAS 方法不同, 我们的模型在建模过程中, 将目标图像的信息融入了模型中, 而不仅仅依赖图谱的信息, 因此我们的模型只需要使用较少数量的图谱就可以给出较高的 Dice 值, 可以给出精确的分割结果而不需要大量的图谱. 如仅仅通过使用 3 个图谱, 我们的模型对 6 种组织分割的 Dice 值就可分别达到 0.78, 0.85, 0.84, 0.81, 0.89 和 0.90.

因为较少的图谱在我们的模型中就可以得到较好的分割结果, 所以我们的模型的求解时间明显少于 MAS 模型. 为了进一步测试模型的效率, 在图 5-4 中, 我们采用相同数量的图谱, 将我们的模型和 RSF 分割算法应用于 15 幅相同的磁共振图像, 对图像中 6 种组织进行分割, 比较两种分割模型在时间上的差异. 从图中可以明显看到, 我们的模型的迭代时间明显低于 RSF 分割模型的迭代时间. 另外, 通过计算, 我们的模型的平均迭代时间是 2.31s, 而 RSF 分割算法的平均迭代时间是 4.17s, 可以看到, RSF 分割算法的时间几乎是我们的模型的两倍. 我们的模型在求解时采用了分裂 Bregman 方法, 是因为分裂 Bregman 方法将原始复杂的问题化简为简单的子问题, 降低了模型的迭代时间.

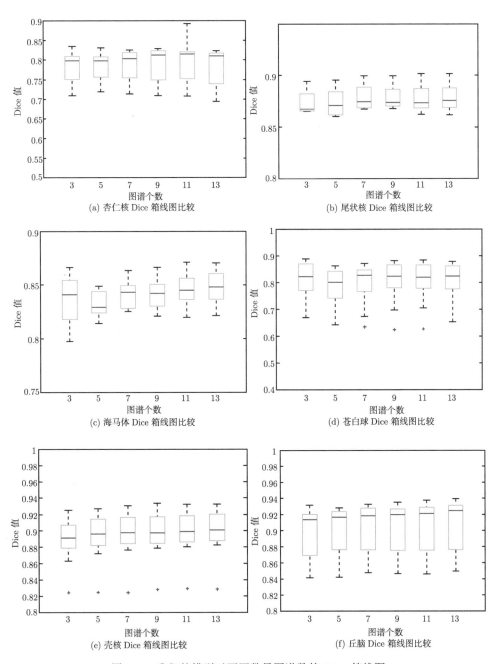

图 5-3 我们的模型对不同数量图谱数的 Dice 箱线图

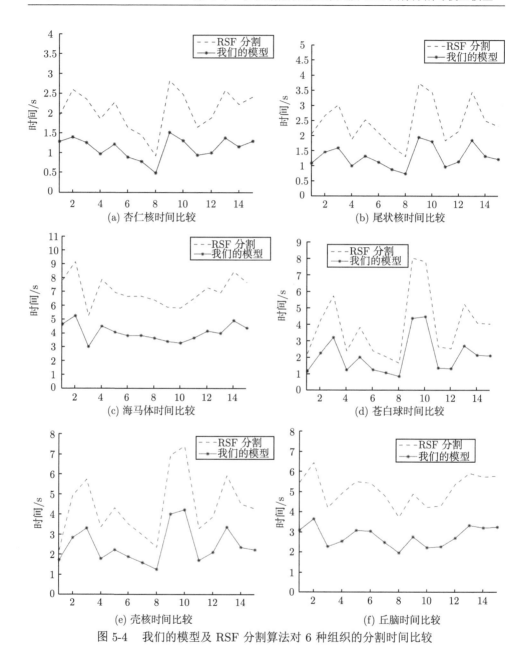

图 5-4　我们的模型及 RSF 分割算法对 6 种组织的分割时间比较

在图 5-5 中, 我们在使用了权重函数和没有使用权重函数的情况下对我们的模型给出的 Dice 值进行了比较. 在 (a)—(d) 中, 由于图谱和目标图像之间的高度相似性, Dice 值框几乎接近. 在这种情况下, 我们查看了权重矩阵的分布, 结果显示权重矩阵与单位矩阵相同的元素高达 84%, 即权重矩阵中有 84% 的值为 1, 所以使用了权重函数和不使用权重函数的情况下的 Dice 值差异并不显著. 这是由图库中的图谱和目标图像高度相似导致的, 然而, 实际上, 在现实生活中图谱的质量无法保证, 而且获取与目标图像高度一致的图谱也有一定困难, 所以权重函数对于降低不正确的图谱的影响、确保正确的分割结果是必不可少的.

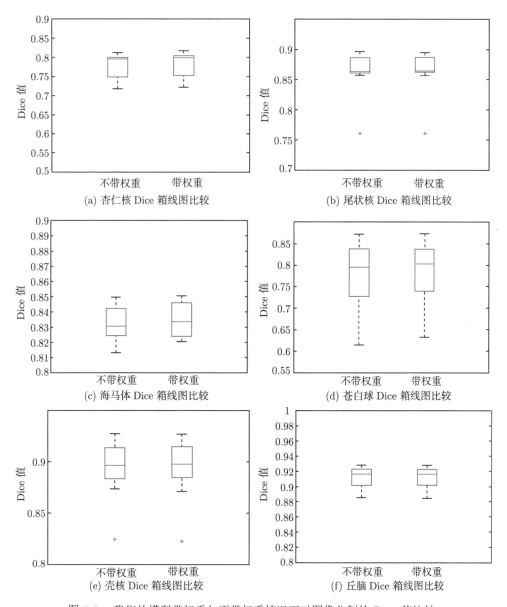

图 5-5 我们的模型带权重与不带权重情况下对图像分割的 Dice 值比较

在图 5-6 中, 我们给出了本模型对 6 种人脑组织的偏磁场校正结果, 所有的偏磁场校正结果均在 ROI 中获得. 第一列显示了原始图像和真实边界, 分割结果和偏磁场校正结果分别在第二列和第三列中给出. 观察第一列, 不难发现 ROI 的边界被偏磁场所模糊, 在经过我们的模型偏磁场校正后, 图像的不同区域之间的边界更加清晰, 这将有利于分割. 从这个实验中, 可以看到我们的模型可以同时获得满意的分割结果和更均匀的偏磁场校正图像.

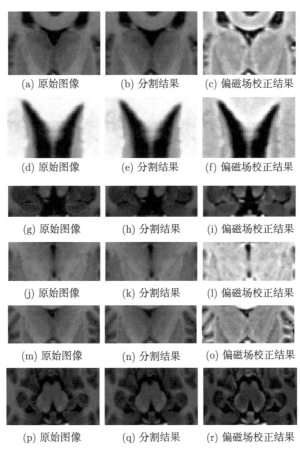

(a) 原始图像　　　　　(b) 分割结果　　　　　(c) 偏磁场校正结果

(d) 原始图像　　　　　(e) 分割结果　　　　　(f) 偏磁场校正结果

(g) 原始图像　　　　　(h) 分割结果　　　　　(i) 偏磁场校正结果

(j) 原始图像　　　　　(k) 分割结果　　　　　(l) 偏磁场校正结果

(m) 原始图像　　　　　(n) 分割结果　　　　　(o) 偏磁场校正结果

(p) 原始图像　　　　　(q) 分割结果　　　　　(r) 偏磁场校正结果

图 5-6　我们的模型对 6 种人脑组织的偏磁场校正结果

5.6　本章小结

与 Gong 等 [66] 提出 RSF 分割算法相比, 我们的模型有三个显著的改进. 首先, 本模型的图像数据项考虑了磁共振图像的偏磁场, 因此可以同时给出分割结果和偏磁场校正结果. 其次, 我们在模型中引入了一个空间权重函数, 通过对每个

图谱进行加权, 将每个图谱的影响与其余目标图像之间的相似性相关联, 这可以
降低与目标图像相似度低的图谱对分割结果的影响, 从而提高分割的准确性. 更
重要的是, 为了应用分裂 Bregman 方法, 我们的模型提出了一种新的能量泛函来
实现分割任务, 分裂 Bregman 方法使得模型的效率大大提高. 实验也显示了我们
的模型对图谱形状和数量的稳定性, 只需要给出较少数量的图谱, 我们的模型就
能给出较好的分割结果. 实验中与其他模型的比较也显示了我们的模型的分割精
度有了较大提升, 在对人脑磁共振图像中 6 种人脑组织的分割中能够给出更准确
的分割结果, 此外, 我们的模型的求解时间明显低于 RSF 分割算法, 求解效率也
得到了提升.

第 6 章　结合先验约束项的图像分割模型

在本章中, 我们提出了一种鲁棒的改进 RSF 模型图像分割方法. 在该模型中, 平滑长度项、目标图像数据项和先验约束项构成了能量泛函. 另外, 分裂 Bregman 方法是一种有效缩短图像分割计算时间的方法, 在处理大规模图像时尤为重要. 因此, 分裂 Bregman 方法被用来加速最小化过程.

6.1　预 备 知 识

本节主要介绍 RSF 模型. RSF 模型是一种基于局部强度信息的活动轮廓模型, 可以对强度不均匀的图像进行分割 [35], 但是对初始轮廓和参数均比较敏感. 假设要分割的图像 $I: \Omega \subset \mathbb{R}^2 \to \mathbb{R}$ 可以划分为两个子区域, 则 RSF 模型的能量泛函为

$$E_{\mathrm{RSF}}(\phi f_1, f_2) = \sum_{i=1}^{2} \lambda_i \int_{\Omega} \left(\int_{\Omega} K_{\sigma}(\boldsymbol{x} - \boldsymbol{y}) |I(\boldsymbol{y}) - f_i(\boldsymbol{x})|^2 M_i^{\tau}(\phi(\boldsymbol{y})) \mathrm{d}\boldsymbol{y} \right) \mathrm{d}\boldsymbol{x}$$
$$+ v L_{\tau}(\phi) + \mu R(\phi), \tag{6-1}$$

其中, λ_1, λ_2, v 以及 μ 为正的参数, K_{σ} 为一个高斯核函数:

$$K_{\sigma}(\boldsymbol{x}) = \frac{1}{2\pi\sigma^2 \mathrm{e}^{|\boldsymbol{x}|^2/2\sigma^2}} \tag{6-2}$$

其中, σ 为标准差且大于 0.

$f_1(\boldsymbol{x})$ 和 $f_2(\boldsymbol{x})$ 是图像两个子区域内强度近似函数, ϕ 是水平集函数, $M_1^{\tau}(\phi(\boldsymbol{x})) = H_{\tau}(\phi(\boldsymbol{x}))$ 和 $M_2^{\tau}(\phi(\boldsymbol{x})) = 1 - H_{\tau}(\phi(\boldsymbol{x}))$ 是隶属函数, $H_{\tau}(\boldsymbol{x})$ 是一个平滑的 Heaviside 函数, 辅助隶属函数来确定每个像素点的隶属关系, 如下所示:

$$H_{\tau}(z) = \frac{1}{2} \left[1 + \frac{2}{\pi} \arctan\left(\frac{z}{\tau} \right) \right], \tag{6-3}$$

其中, τ 是一个正的参数. 另外, $L_{\tau}(\phi)$ 和 $R_{\tau}(\phi)$ 分别是长度项和正则项:

$$\begin{cases} L_{\tau}(\phi) = \int_{\Omega} |\nabla H_{\tau}(\phi(\boldsymbol{x}))| \mathrm{d}\boldsymbol{x}, \\ R_{\tau}(\phi) = \int_{\Omega} \frac{1}{2} (|\nabla \phi(\boldsymbol{x})| - 1)^2 \mathrm{d}\boldsymbol{x}. \end{cases} \tag{6-4}$$

RSF 模型假设图像强度是平滑函数, 而不是分段常数函数, 所以与其他模型相比, 在具有强度不均匀性的图像分割中显示了其优势. 但是, 该模型最明显的缺陷是对初始条件特别敏感, 初始轮廓的微小变化会导致不同的分割甚至错误的分割.

6.2 模型建立

6.2.1 先验约束项

受标签概念的启发, 我们提出了一种改进的结合先验约束项的图像分割模型. 只需对目标进行简单标记, 得到相关标签, 从而获得更加直接的目标图像信息, 我们称为预分割, 然后将预分割结果作为先验约束 (transcendental constraint, TC) 项添加到分割模型中. 先验约束项对控制曲线演化范围和确定后续计算的起始条件起着非常重要的作用, 是提高参数不敏感性的最重要一项. 最后, 我们结合能量公式中的加权长度项、先验约束项和数据项, 将分裂 Bregman 方法应用到最小化能量泛函中.

对于要在图像 $I: \Omega \subset \mathbb{R}^2 \to \mathbb{R}$ 中分割的目标, 我们首先预分割出一个粗略的结果, 并转化为水平集格式的标签, 即为先验约束项, 定义如下:

$$L(\Phi, \Phi_{\mathrm{pre}}) = \frac{\alpha}{2} \int_{\Omega} |\Phi(\boldsymbol{x}) - \Phi_{\mathrm{pre}}(\boldsymbol{x})|^2 \mathrm{d}\boldsymbol{x}, \tag{6-5}$$

其中, Φ_{pre} 为水平集形式的预分割结果, Φ 为要演化的水平集函数, 以及 α 为正的参数.

6.2.2 构造能量泛函

如准备工作所示, RSF 模型能够处理图像分割中的强度不均匀性, 但是对初始条件和参数敏感. 因此, 我们引入 RSF 模型的目标图像数据项, 在处理强度不均匀性方面保持相同的能力. 然后, 新的能量公式和相应的极小化问题可以表示为

$$E(\Phi) = \int_{\Omega} g(|\nabla I(\boldsymbol{x})|)|\nabla \Phi(\boldsymbol{x})|\mathrm{d}\boldsymbol{x} + \int_{\Omega} \Phi(\boldsymbol{x})T(\boldsymbol{x})\mathrm{d}\boldsymbol{x} + L(\Phi, \Phi_{\mathrm{pre}}), \tag{6-6}$$

$$\min_{\Phi} E(\Phi), \tag{6-7}$$

其中, $g(\boldsymbol{x}) = 1/(1 + \beta|\boldsymbol{x}|)^2$ 为边缘检测函数, β 为正的参数, $T(\boldsymbol{x})$ 是目标图像数据项, 定义如下:

$$T(\boldsymbol{x}) = p_1(\boldsymbol{x}) + p_2(\boldsymbol{x}), \tag{6-8}$$

$$\begin{cases} p_1(\boldsymbol{x}) = \lambda_1 \displaystyle\int_\Omega K_\sigma(\boldsymbol{y}-\boldsymbol{x})|I(\boldsymbol{x})-f_1(\boldsymbol{y})|^2 \mathrm{d}\boldsymbol{y}, \\ p_2(\boldsymbol{x}) = -\lambda_2 \displaystyle\int_\Omega K_\sigma(\boldsymbol{y}-\boldsymbol{x})|I(\boldsymbol{x})-f_2(\boldsymbol{y})|^2 \mathrm{d}\boldsymbol{y}, \end{cases} \tag{6-9}$$

其中, $K_\sigma(\cdot)$ 是高斯核函数, 由公式 (6-2) 定义, $f_1(\boldsymbol{x})$ 和 $f_2(\boldsymbol{x})$ 是在 6.1 节介绍的 RSF 模型中的两个局部强度近似函数.

下面, 为了方便起见, 将能量泛函进行简化

$$\min_\Phi F(\Phi) = \min_\Phi \left(|\nabla\Phi|_g + \langle\Phi, T\rangle + \frac{\alpha}{2}\langle\Phi-\Phi_{\mathrm{pre}}, \Phi-\Phi_{\mathrm{pre}}\rangle \right), \tag{6-10}$$

其中

$$\begin{cases} |\nabla\Phi|_g = \displaystyle\int_\Omega g(|\nabla I(\boldsymbol{x})|)|\nabla\Phi(\boldsymbol{x})|\mathrm{d}\boldsymbol{x}, \\ \langle\Phi, T\rangle = \displaystyle\int_\Omega \Phi(\boldsymbol{x})T(\boldsymbol{x})\mathrm{d}\boldsymbol{x}, \\ \langle\Phi-\Phi_{\mathrm{pre}}, \Phi-\Phi_{\mathrm{pre}}\rangle = \|\Phi(\boldsymbol{x})-\Phi_{\mathrm{pre}}(\boldsymbol{x})\|^2 = \displaystyle\int_\Omega (\Phi(\boldsymbol{x})-\Phi_{\mathrm{pre}}(\boldsymbol{x}))^2\mathrm{d}\boldsymbol{x}. \end{cases} \tag{6-11}$$

正如所看到的, 能量泛函有三项. 其中, $|\nabla\Phi|_g$ 是在平滑图像轮廓和检测边缘时起作用的加权长度项, $\langle\Phi, T\rangle$ 是控制轮廓演化的目标图像数据项, $\langle\Phi-\Phi_{\mathrm{pre}}, \Phi-\Phi_{\mathrm{pre}}\rangle$ 是先验约束项, 它是我们的模型中最重要的一项, 因为它保证了活动轮廓在预分割曲线上演化, 从而在根本上提高了模型对初始条件的鲁棒性.

6.2.3　分裂 Bregman 方法极小化能量泛函

通过观察公式 (6-10), 我们很容易发现, 它完全形成了符合分裂 Bregman 方法的应用标准. 因此, 利用分裂 Bregman 方法极小化能量泛函. 在本章中, 主要关注于二维图像分割, 所以有 $\nabla\Phi = (\Phi_x, \Phi_y)$, 因此, 我们考虑一个矢量辅助变量 $\boldsymbol{s} = (s_x, s_y)$, 将公式 (6-10) 转化为严格约束的极小化问题:

$$\min_{\Phi, \boldsymbol{s}} \left(|\nabla\Phi|_g + \langle\Phi, T\rangle + \frac{\alpha}{2}\|\Phi-\Phi_{\mathrm{pre}}\|^2 \right), \quad \text{s.t.} \quad \boldsymbol{s} = \nabla\Phi. \tag{6-12}$$

为了将上述约束的极小化问题转化为无约束问题, 在公式 (6-12) 中添加了传统的二次惩罚函数, 如下所示:

$$\min_{\Phi, \boldsymbol{s}} \left(|\nabla\Phi|_g + \langle\Phi, T\rangle + \frac{\alpha}{2}\|\Phi-\Phi_{\mathrm{pre}}\|^2 + \frac{\lambda}{2}\|\boldsymbol{s}-\nabla\Phi\|^2 \right), \tag{6-13}$$

其中, λ 是一个惩罚参数.

因为二次惩罚函数 $\dfrac{\lambda\|s\nabla\Phi\|^2}{2}$ 只能弱约束 $s=\nabla\Phi$, 所以我们应用分裂 Bregman 方法来解决这个问题. 需要引入一个 Bregman 变量 $h=(h_x,h_y)$, 然后极小化问题 (6-10) 可以通过以下一系列问题解决:

$$(\Phi^{d+1},s^{d+1})=\arg\min_{\Phi,s}\left(|s|_g+\langle\Phi,T\rangle+\frac{\alpha}{2}\|\Phi-\Phi_{\mathrm{pre}}\|^2+\frac{\lambda}{2}\|s-\nabla\Phi-h\|^2\right),$$
(6-14)

以及 Bregman 变量 h 通过以下方式更新:

$$h^{d+1}=h^d+(\nabla\Phi(u^{d+1})-s^{d+1}).$$
(6-15)

通过上述变化, 原始的极小化问题 (6-10) 可以通过相应的分裂 Bregman 迭代格式 (6-14) 和 (6-15) 求解. 特别地, 已经在文献 [51] 中证明

$$\lim_{d\to\infty}\|s^d-\nabla\Phi^d\|=0,$$
(6-16)

$$\lim_{d\to\infty}\|\Phi^d-\Phi^*\|=0,$$
(6-17)

这意味着优化问题 (6-14) 的解 Φ^{d+1} 在 L_2 范数意义下收敛到 Φ^*, 该解是所提出的最小化问题 (6-10) 的解. 然后, 通过以下两个步骤, 使用迭代方法解决公式 (6-14) 关于 Φ 和 s 的极小化问题:

(1) 对于固定的 s^d, 我们关于 Φ 极小化公式 (6-14) 得到

$$\Phi^{d+1}=\arg\min_{\Phi}\left(\langle\Phi,T^d\rangle+\frac{\alpha}{2}\|\Phi-\Phi_{\mathrm{pre}}\|^2+\frac{\lambda}{2}\|s^d-\nabla\Phi-h^d\|^2\right).$$
(6-18)

(2) 对于固定的 Φ^{d+1}, 我们关于 s 极小化公式 (6-14) 得到

$$s^{d+1}=\arg\min_{s}\left(|s|_g+\frac{\lambda}{2}\|s-\nabla\Phi^{d+1}-h^d\|^2\right).$$
(6-19)

对于公式 (6-18), 因为已经使用分裂 Bregman 方法将 Φ 从我们的最小化问题 (6-10) 的加权 L_1 范数中分离, 可以应用变分法和 Gauss-Seidel (GS) 方法来关于 Φ 极小化公式 (6-18). 所以, 关于 Φ 极小化公式 (6-18), 可以得到相关的更新方程:

$$T^d+\alpha(\Phi^d-\Phi_{\mathrm{pre}})-\lambda\nabla\Phi^d+\lambda\nabla\cdot(s^d-h^d)=0.$$
(6-20)

由于本章主要是对二维图像进行分割, 因此不同算子的离散化可以在 x 轴和 y 轴中进行. Laplace 算子和发散算子由中心差分和后向差分计算, 这使得 Φ^{d+1}

的特定更新方法如下:

$$
\begin{cases}
v_1 = s_{x(m-1,l)}^d - s_{x(m,l)}^d + s_{y(m,l-1)}^d - s_{y(m,l)}^d, \\
v_2 = h_{x(m-1,l)}^d - h_{x(m,l)}^d + h_{y(m,l-1)}^d - h_{y(m,l)}^d, \\
v_3 = \Phi_{(m-1,l)}^d + \Phi_{(m+1,l)}^d + \Phi_{(m,l-1)}^d + \Phi_{(m,l+1)}^d, \\
\xi = v_1 - v_2, \\
\beta = (\lambda v_3 - T_{(m,l)}^d + \lambda \xi_{(m,l)}) + \alpha \Phi_{\mathrm{pre}(m,l)}, \\
\Phi_{(m,l)}^{d+1} = \dfrac{\beta}{\alpha + 4\lambda},
\end{cases} \tag{6-21}
$$

以及可以将其简化写为

$$
\Phi^{d+1} = \mathrm{GS}(\boldsymbol{h}^d, \boldsymbol{s}^d, T^{d+1}, \Phi^d, \lambda), \tag{6-22}
$$

其中, x 和 y 代表二维图像的两个方向, (m,l) 代表像素点的位置. 利用 C 来表示需要演化的活动轮廓, 并由下面公式来更新:

$$
C^{d+1} = \{\boldsymbol{x} : \Phi^{d+1}(\boldsymbol{x}) = 0\}. \tag{6-23}
$$

为了获得 $\boldsymbol{s}$ 更新, 我们通过极小化公式 (6-19) 得到 $\boldsymbol{s}^{d+1}$ 的更新方案可以由 shrinkage 算子显式表示

$$
\boldsymbol{s}^{d+1} = \mathrm{shrink}_g\left(\boldsymbol{h}^d + \nabla\Phi^{d+1}, \frac{1}{\lambda}\right) = \mathrm{shrink}\left(\boldsymbol{h}^d + \nabla\Phi^{d+1}, \frac{g}{\lambda}\right), \tag{6-24}
$$

其中, 向量 shrinkage 算子 $\mathrm{shrink}(\boldsymbol{x}, \zeta)$ 定义如下:

$$
\mathrm{shrink}(\boldsymbol{x}, \zeta) = \begin{cases}
\dfrac{\boldsymbol{x}}{|\boldsymbol{x}|}\max(|\boldsymbol{x}| - \zeta, \boldsymbol{0}), & \boldsymbol{x} \neq \boldsymbol{0}, \\
\boldsymbol{0}, & \boldsymbol{x} = \boldsymbol{0}.
\end{cases} \tag{6-25}
$$

这里需要注意的是, 在更新 Φ 之前, 我们需要公式 (6-8) 来更新 T, 以及 f_1 和 f_2 通过以下公式更新:

$$
f_i(\boldsymbol{x}) = \frac{K_\sigma(\boldsymbol{x}) * [M_i^\tau(\phi(\boldsymbol{x}))I(\boldsymbol{x})]}{K_\sigma(\boldsymbol{x}) * M_i^\tau(\phi(\boldsymbol{x}))}, \quad i = 1, 2, \tag{6-26}
$$

其中, $M_1^\tau(\phi(\boldsymbol{x}))$ 和 $M_2^\tau(\phi(\boldsymbol{x}))$ 为隶属函数, $*$ 为卷积算子.

6.3 数 值 实 验

6.3.1 数值实现

在本小节, 将介绍如何实现我们的算法. 在算法 6-1 中, 给出了图像分割模型与分裂 Bregman 方法的极小化步骤.

算法 6-1 结合先验约束项的图像分割模型算法

　　输入: I, Φ^0, Φ_{per}, v, $\boldsymbol{h}^0 = \boldsymbol{s}^0 = \boldsymbol{0}$;

1: 　　根据公式 (6-26) 计算初始 f_1^0 和 f_2^0;

2: 　　**如果** $\|\Phi^d - \Phi^{d-1}\| \geqslant 10^{-3}$, 则

3: 　　　根据公式 (6-8) 更新 $T^d = p_1^d + p_2^d$;

4: 　　　根据公式 (6-21) 和公式 (6-22) 更新 $\Phi^{d+1} = \mathrm{GS}(\boldsymbol{h}^d, \boldsymbol{s}^d, T^{d+1}, \Phi^d, \lambda)$;

5: 　　　根据公式 (6-24) 和公式 (6-25) 更新 $\boldsymbol{s}^{d+1} = \mathrm{shrink}\left(\boldsymbol{h}^d + \nabla\Phi^{d+1}, \dfrac{g}{\lambda}\right)$;

6: 　　　根据公式 (6-15) 更新 $\boldsymbol{h}^{d+1} = \boldsymbol{h}^d + (\nabla\Phi^{d+1} - \boldsymbol{s}^{d+1})$;

7: 　　　根据公式 (6-26) 更新 f_1^{d+1} 和 f_2^{d+1};

8: 　　**结束**

　　输出: $C = \{\boldsymbol{x} : \ \Phi(\boldsymbol{x}) = 0\}$

6.3.2 实验结果

　　本小节展示了四种类型的图像分割结果, 即肝脏肿瘤 MR 图像、腺体染色图像、心脏 MR 图像和自然界图像. 所有的结果都是通过我们的模型在 4GB RAM 的联想计算机上获得的. 在数值实验中, Φ_{pre} 是利用水平集函数形式表示的预分割结果, 并且简单地将轮廓内的值设为 2, 轮廓外的值设为 -2, 初始轮廓 Φ^0 设为一个随机矩阵. 另外, 三个参数固定为 $\sigma = 4$, $\tau = 1$, $\beta = 100$, 其他参数固定为 $\alpha = \lambda = 0.0001$, $\lambda_1 = \lambda_2 = 0.0005$.

　　由于其异质性和扩散形状, 肝脏肿瘤病变的分割是具有挑战性的, 这里利用我们的模型对肝脏肿瘤病变 MR 图像进行了分割测试. 图 6-1 展示了我们的模型对肝脏 MR 图像的分割结果, 其中, 第一列是原始图像, 第二列是预分割轮廓 Φ_{pre}, 蓝色曲线表示的是 Φ_{pre} 的零水平集轮廓, 第三列是最终的分割结果, 第四列是医生提供的分割结果. 另外, 第一行和第三行的 MR 图像是分割测试所使用的图像和最终分割结果, 但是为了更清晰地分析结果, 我们对肿瘤部分的局部区域进行了放大, 并将放大后的分割结果在第二行和第四行展示.

　　通过对图 6-1 中实验结果的简单观察, 我们发现原始图像中的肿瘤几乎不能由人眼识别出来, 但是我们的模型可以精确地识别肿瘤. 通过对比第三列和第四列, 我们的模型对肿瘤的分割结果与专业医生绘制提供的目标轮廓非常接近. 所以, 我们的模型在对肝脏肿瘤 MR 图像分割时是准确的.

　　腺体是大多数器官系统中重要的组织结构, 腺体的精确分割是获得可靠形态统计的关键步骤. 然而, 在不同的组织学分级中, 对于腺体形态学上的巨大变化, 并且有大量的细胞核等杂质影响, 分割是非常困难的. 利用我们的模型对苏木精和曙红染色玻片的良性腺体标本进行分割试验, 并在图 6-2 展示了我们的模型对

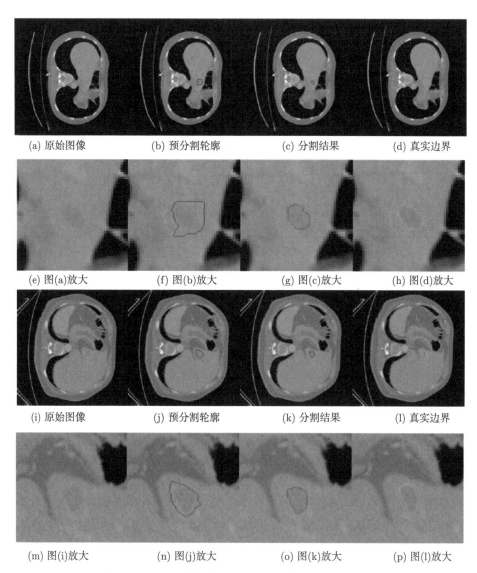

图 6-1　我们的模型对肝脏 MR 图像肿瘤分割结果

腺体染色图像分割结果, (a) 为测试图像和真实边界, (b) 为预分割轮廓, (c) 为最终的分割结果, (d) 为 RSF 模型的分割结果. 腺体染色图像分割的两个主要困难就是复杂的边界和染色体等杂质颗粒的干扰. 可以看出, 通过增加基于预分割结果构造的先验约束项, 我们的模型得到了与真实边界相差不大的分割结果, 而 RSF 模型在对腺体染色图像分割时却失败了. 所以, 实验表明, 我们的模型能够很好地分割出强度不均匀性强、结构复杂的图像, 这是其他传统模型难以解决的问题.

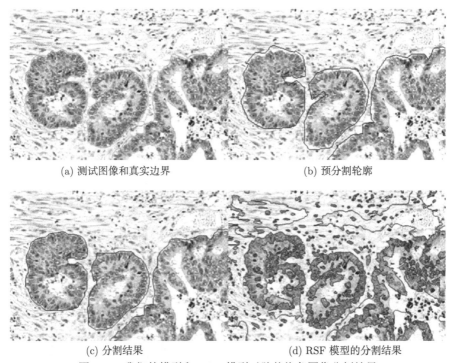

(a) 测试图像和真实边界　　　　　　　　(b) 预分割轮廓

(c) 分割结果　　　　　　　　　(d) RSF 模型的分割结果

图 6-2　我们的模型和 RSF 模型对腺体染色图像分割结果

下面, 利用真实自然图像来验证我们的模型的分割能力. 图 6-3 展示了我们的模型和 RSF 模型对自然图像的分割实验结果, 第一列为预分割轮廓, 第二列和第三列中展示了利用我们的模型和 RSF 模型获得的分割曲线. 四幅自然图像的目标物体均包含在非常复杂的背景中, 图像强度也非常不均匀. 我们可以观察到, RSF 模型不能成功地分割它们, 但是我们的模型给出了准确的分割结果.

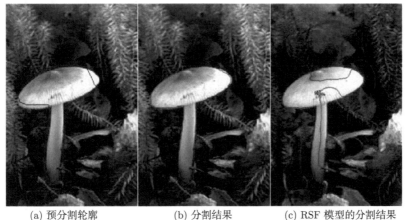

(a) 预分割轮廓　　　　　(b) 分割结果　　　　　(c) RSF 模型的分割结果

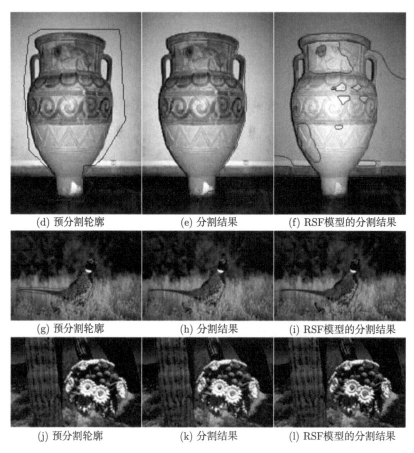

(d) 预分割轮廓   (e) 分割结果   (f) RSF模型的分割结果

(g) 预分割轮廓   (h) 分割结果   (i) RSF模型的分割结果

(j) 预分割轮廓   (k) 分割结果   (l) RSF模型的分割结果

图 6-3   我们的模型和 RSF 模型对自然图像分割结果

  心脏 MR 图像中不同状态下的左心室分割是一个非常重要的问题, 但是心脏区域的强度不均匀分布和不同切片心脏轮廓的形状变化之间的重叠会导致分割比较困难. 我们对心脏 MR 图像中的左心室进行了分割测试, 并在图 6-4 中展示了分割结果, 其中, 第一列展示了预分割轮廓, 第二列展示了我们的模型的分割结果, 第三列展示了医生提供的真实轮廓. 可以看出, 预分割结果粗糙且不精确, 但是利用我们的模型, 预分割轮廓被演化到了第二列所示的精确边界, 与第三列医生提供的真实轮廓相差很小, 所以这也证明了我们的模型有效性.

  左心室有四种状态: 正常、肥大、缺血和收缩, 不同状态下左心室的形态也相差很大. 为了定量分析我们的模型的分割精度和稳定性, 我们分别对 4 种状态下的 15 幅左心室 MR 图像进行分割测试, 并计算了 DCS 值. 另外, 我们还参考了现有两种方法对同样图像分割统计的 DCS 值, 在文献 [67] 和 [69] 中披露. 其中, FAMCD 模型为全自动心肌轮廓检测模型, 它提出了一种轮廓检测方法, 该方法不需要用户交互, 而是对心肌轮廓进行全自动检测; FALVS 模型为全自动左心室分割模型描述了一个全自动左心室分割系统, 并在平均图像中恢复备用轮廓. 图 6-5 中展示了所有的 DCS 结果, 每张箱线图中第一列至第三列分别是 FAMCD 模型、FALVS 模型和我们的模型得到的 DCS 平均值, 第四列是每种状态下 15 个 DCS 值绘制的箱线图. 对比而言, 我们的模型所有 DCS 平均值都高于其他两种方法.

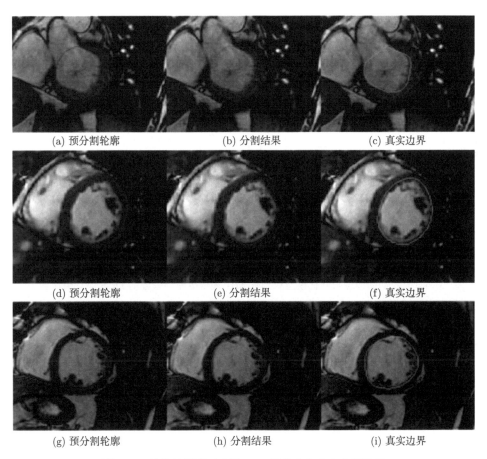

(a) 预分割轮廓   (b) 分割结果   (c) 真实边界

(d) 预分割轮廓   (e) 分割结果   (f) 真实边界

(g) 预分割轮廓   (h) 分割结果   (i) 真实边界

图 6-4 我们的模型对心脏 MR 图像中左心室分割结果

为了更清楚地比较结果, 我们将图 6-5 中三种模型统计得到的 DCS 平均值展示在表 6-1 中, 其中 SC-HF-I-05、SC-HF-NI-07、SC-HF-NI-33 和 SC-N-05 是原始数据对四种左心室状态的命名, 对应的就是我们前面所描述的四种状态, 为了给其他研究者方便参考, 我们还是沿用了原始数据集的命名表示状态.

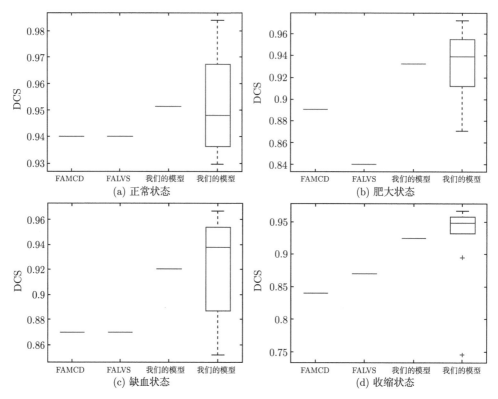

图 6-5   我们的模型与其他模型对心脏 MR 图像中左心室分割 DCS 平均值比较

表 6-1   我们的模型与其他模型对心脏 MR 图像中左心室分割 DCS 平均值

	SC-HF-I-05	SC-HF-NI-07	SC-HF-NI-33	SC-N-05
FAMCD	0.94	0.89	0.87	0.84
FALVS	0.94	0.84	0.87	0.87
我们的模型	0.95	0.93	0.92	0.93

6.4   本 章 小 结

在本章中, 我们提出了一种改进的基于水平集函数的图像分割模型. 通过在能量泛函中加入长度平滑项、先验约束项和目标图像数据项, 我们的模型能够解决一部分其他图像分割方法不能解决的问题, 如对初始参数的敏感, 或者是复杂背景干扰等. 先验约束项是一个非常有用的项, 能够校正不适当的初始轮廓, 以及将图像轮廓演化到真实边界附近. 然后将分裂 Bregman 方法引入到计算过程中,以减少迭代的次数. 分割实验表明, 该模型对参数不敏感, 鲁棒性强, 即使目标图像非常复杂或者强度分布不均匀, 也能够得到准确的分割结果. 综上所述, 我们提出的模型尽管是一个简单的思想, 但是其能够分割各种 MR 图像和真实的自然图像, 实验结果表明该模型的准确性和鲁棒性. 我们相信, 提出的模型在分割各种复杂和强度不均匀的图像分割中具有强大和广泛的应用市场.

第 7 章　带有强约束项的彩色图像分割模型

7.1　引　　言

特征提取在图像分析和计算机识别领域是一项重要且有挑战的工作. 对于自然图像, 并且是彩色自然图像而言, 现如今一些传统的水平集方法 [33,35,51,53,57,69] 在分割一些彩色的图像时都会遇到一些问题. 这些方法都十分依赖于初始轮廓的选择, 并且不同的图像, 通常需要调节不同的参数. 基于多图谱的图像分割方法 [59,60,70] 具有分割精度高、鲁棒性好的优点. 基于多图谱的分割方法是通过将带分割目标和多个图谱进行配准, 得到多个配准后的标签, 然后将这些配准后标签根据一定的算法进行融合, 得到了最终的分割结果. 这种方法在分割复杂的脑组织时得到了很好的分割结果. 但是, 自然图像是千变万化的, 而图谱信息通常是专家手动分割的一些模板, 对于自然图像而言, 很难做到对某一类图像专门建立一个图谱信息库, 就更不用提对自然界多类图像建立图谱信息库了. 但是受到基于多图谱分割方法的启发, 本章通过极小化一个类似于图谱信息项的强约束项和 RSF 模型的数据拟合项给出了一个新的鲁棒性好的模型, 称为带有强约束项的 RSF 模型 (RSF model with enhanced constraint term, ERSF).

7.2　预 备 知 识

7.2.1　RSF 模型

给定一个待分割的图像 $I : \Omega \to \mathbb{R}$, 设 Φ 为水平集函数, $\mathcal{C}$ 为演化曲线, 则一个二区的 RSF 模型如下所示:

$$
E(\Phi, f_1, f_2) = \sum_{i=1}^{2} \lambda_i \int_\Omega \left(\int_\Omega K_\sigma(\boldsymbol{x} - \boldsymbol{y}) |I(\boldsymbol{y}) - f_i(\boldsymbol{x})|^2 + M_i^\varepsilon(\Phi(\boldsymbol{y})) \mathrm{d}\boldsymbol{y} \right) \mathrm{d}\boldsymbol{x}
$$
$$
+ \nu L_\varepsilon(\Phi) + \mu R(\Phi), \tag{7-1}
$$

其中, λ_1 和 λ_2 均为正的参数, 分别控制 $\mathcal{C}$ 内部和外部的能量; ν 为长度项前面的参数, 而 μ 为惩罚项前面的参数. $f_1(\boldsymbol{x})$ 和 $f_2(\boldsymbol{x})$ 分别为曲线 $\mathcal{C}$ 内部和外部的两个拟合函数, 并且在极小化能量 $E(\Phi, f_1, f_2)$ 时, 函数 $f_1(\boldsymbol{x})$ 和 $f_2(\boldsymbol{x})$ 满足下面

的 Euler-Lagrange 公式:

$$\int_{\Omega} K_{\sigma}(\boldsymbol{x} - \boldsymbol{y}) M_i^{\varepsilon}(\Phi(\boldsymbol{x}))(I(\boldsymbol{y}) - f_i(\boldsymbol{x})) \mathrm{d}\boldsymbol{x} = 0, \quad i = 1, 2. \tag{7-2}$$

从而有

$$f_i(\boldsymbol{x}) = \frac{K_{\sigma}(\boldsymbol{x}) * [M_i^{\varepsilon}(\Phi(\boldsymbol{x}))I(\boldsymbol{x})]}{K_{\sigma}(\boldsymbol{x}) * M_i^{\varepsilon}(\Phi(\boldsymbol{x}))}, \quad i = 1, 2, \tag{7-3}$$

其中, $M_1^{\varepsilon}(\Phi(\boldsymbol{x})) = H_{\varepsilon}(\Phi(\boldsymbol{x}))$, $M_2^{\varepsilon}(\Phi(\boldsymbol{x})) = 1 - H_{\varepsilon}(\Phi(\boldsymbol{x}))$, $H_{\varepsilon}(\boldsymbol{x})$ 是一个光滑化的 Heaviside 函数, 它作为隶属函数来确定每个像素的隶属关系:

$$H_{\varepsilon}(z) = \frac{1}{2}\left[1 + \frac{2}{\pi}\arctan\left(\frac{z}{\varepsilon}\right)\right], \tag{7-4}$$

其中, ε 取值为正.

K_{σ} 是标准差为 σ 的高斯核函数:

$$K_{\sigma}(\boldsymbol{x}) = \frac{1}{2\pi\sigma^2 \mathrm{e}^{|\boldsymbol{x}|^2/2\sigma^2}}. \tag{7-5}$$

$L_{\varepsilon}(\Phi)$ 和 $R_{\varepsilon}(\Phi)$ 分别为长度项和正则项, 定义为

$$\begin{cases} L_{\varepsilon}(\Phi) = \displaystyle\int_{\Omega} |\nabla H_{\varepsilon}(\Phi(\boldsymbol{x}))| \mathrm{d}\boldsymbol{x}, \\ R_{\varepsilon}(\Phi) = \displaystyle\int_{\Omega} \frac{1}{2}(|\nabla\Phi(\boldsymbol{x})| - 1)^2 \mathrm{d}\boldsymbol{x}. \end{cases} \tag{7-6}$$

RSF 模型由 Li 等 [35] 提出, 该模型克服了图像由灰度不均匀而引起的分割困难. 从模型 (7-1) 中分析, RSF 模型利用了空间变换的局部区域信息, 从而能够处理灰度不均匀的图像. 但是, 也正是 RSF 模型利用了图像的区域信息, 因此模型对初始轮廓的选择较为敏感, 即使一个非常小的改变, 也可能导致完全不一样的分割结果, 甚至分割错误的结果.

7.2.2 多图谱方法

基于图谱信息的分割方法具有分割结果的精确度好、算法的鲁棒性高的优点, 在分割具有复杂结构的脑组织和低分辨率的图像等方面取得了很好的结果. 图谱可认为是一个分割好的模板, 已经由专家给出了手动分割的标签 label, 记为 (I_i, label_i), 也就是每个图谱都是已有一个精度较高的分割模板. 在应用中, 根据模型中使用的图谱的数量, 该方法可分成单图谱和多图谱两类分割方法. 在这些方法中, 都有两个重要的步骤:

第一步, 配准, 即将待分割的图像与模板进行配准, 得到配准后的形变参数 map, 然后让得到的形变参数作用于图谱的 label, 即 Label = label * map, 这样就得到了一个待分割图像的分割标签 Label;

第二步, 标签融合, 如果使用了多个图谱, 则需要考虑将多个配准后的 Label 融合成一个最好的分割结果. 不同的融合策略也就形成了不同的多图谱分割方法模型 [59,60,70-73].

最近, Gong 等给出了基于水平集框架下的多图谱脑组织分割模型 [66] 如下:

$$D(\varPhi, f_1, f_2) = \min_{\varPhi, f_1, f_2} \alpha F(\varPhi) + \beta E(\varPhi, f_1, f_2), \tag{7-7}$$

其中, $E(\varPhi, f_1, f_2)$ 为 RSF 模型的能量泛函, 具体见公式 (7-1). 而 $F(\varPhi)$ 为图谱项, 其定义如下:

$$F(\varPhi; \varPhi_1, \cdots, \varPhi_n) = \int_\Omega \sum_{i=1}^n \omega_i |\varPhi(\boldsymbol{x}) - \varPhi(\boldsymbol{x})|^2 \mathrm{d}\boldsymbol{x}, \tag{7-8}$$

其中, $\varPhi_i(\boldsymbol{x})$ 为经过配准后的分割结果. Gong 等在 RSF 模型的基础上, 加入了图谱信息项, 这样, 在极小化过程中, 最终的分割结果 $\varPhi$ 会被迫逼近 $\varPhi_i(\boldsymbol{x})$, 这样达到了最佳融合 $\varPhi_i(\boldsymbol{x})$ 的目的.

7.3　ERSF 模型

受模型 (7-7) 的启发, 首先给出以下强约束项的定义:

$$Q(\varPhi, \varPhi_{\mathrm{pre}}) = \frac{\alpha}{2} \int_\Omega |\varPhi(\boldsymbol{x}) - \varPhi_{\mathrm{pre}}(\boldsymbol{x})|^2 \mathrm{d}\boldsymbol{x}, \tag{7-9}$$

其中, $\varPhi_{\mathrm{pre}}$ 为预先手动分割的一个结果, 并且在后面的实验中证明这个预先的手动分割结果可以不用非常精确, 主要用于限制解的查找范围在目标的附近. α 取值为正. 下面给出带有强约束项的彩色图像分割模型:

$$F(\varPhi) = \int_\Omega g\left(|\nabla I(\boldsymbol{x})|\right) |\nabla \varPhi(\boldsymbol{x})| \mathrm{d}\boldsymbol{x} + \int_\Omega \varPhi(\boldsymbol{x}) T(\boldsymbol{x}) \mathrm{d}\boldsymbol{x} + Q\left(\varPhi, \varPhi_{\mathrm{pre}}\right), \tag{7-10}$$

其中, $I: \Omega \to \mathbb{R}^3$ 为彩色图像, $I_i\,(i = 1, 2, 3)$ 分别为图像 I 的三个通道.

在模型 (7-10) 中, 我们去掉了 RSF 模型的正则项, 并加入了边缘检测算子 $g(\boldsymbol{x}) = 1/(1 + \beta|\boldsymbol{x}|^2)\,(\beta \geqslant 0$ 为正的参数) 和强约束项 $Q\left(\varPhi, \varPhi_{\mathrm{pre}}\right)$. 保留了 RSF

的数据拟合项 $\int_{\Omega} \Phi(\boldsymbol{x}) \cdot T(\boldsymbol{x}) \mathrm{d}\boldsymbol{x}$, 其中

$$T(\boldsymbol{x}) = \bar{e}_1(\boldsymbol{x}) + \bar{e}_2(\boldsymbol{x}), \tag{7-11}$$

$$\begin{cases} \bar{e}_1(\boldsymbol{x}) = (1/3) \sum_{i=1}^{3} \lambda_{i1} \int_{\Omega} K_{\sigma}(\boldsymbol{y} - \boldsymbol{x}) |I_i(\boldsymbol{x}) - f_{i1}(\boldsymbol{y})|^2 \mathrm{d}\boldsymbol{y}, \\ \bar{e}_2(\boldsymbol{x}) = -(1/3) \sum_{i=1}^{3} \lambda_{i2} \int_{\Omega} K_{\sigma}(\boldsymbol{y} - \boldsymbol{x}) |I_i(\boldsymbol{x}) - f_{i2}(\boldsymbol{y})|^2 \mathrm{d}\boldsymbol{y}, \end{cases} \tag{7-12}$$

$\bar{e}_1$ 和 $\bar{e}_2$ 分别为彩色图像 I 的三个通道上的内部能量和外部能量的平均值, 其中 $K_{\sigma}(\cdot)$ 为高斯核函数 (7-7), $f_{i1}(\boldsymbol{x})$ 和 $f_{i2}(\boldsymbol{x})\,(i=1,2,3)$ 分别为三个通道中的内部和外部区域的拟合值, 可由以下公式计算:

$$f_{i1}(\boldsymbol{x}) = \frac{K_{\sigma}(\boldsymbol{x}) * [M_1^{\varepsilon}(\phi(\boldsymbol{x})) I_i(\boldsymbol{x})]}{K_{\sigma}(\boldsymbol{x}) * M_1^{\varepsilon}(\phi(\boldsymbol{x}))}, \tag{7-13}$$

$$f_{i2}(\boldsymbol{x}) = \frac{K_{\sigma}(\boldsymbol{x}) * [M_2^{\varepsilon}(\phi(\boldsymbol{x})) I_i(\boldsymbol{x})]}{K_{\sigma}(\boldsymbol{x}) * M_2^{\varepsilon}(\phi(\boldsymbol{x}))}, \tag{7-14}$$

其中, $*$ 为卷积算子.

特别地, 由于图像 I 为彩色图像, 则 $|\nabla I(\boldsymbol{x})|^2$ 的定义为

$$|\nabla I(\boldsymbol{x})|^2 = \left\{ \sum_{i=1}^{3} \left(\frac{\partial I_i}{\partial x}\right)^2 + \left(\frac{\partial I_i}{\partial y}\right)^2 \right\}(\boldsymbol{x}). \tag{7-15}$$

为了后续的计算方便, 将上式转换为以下的内积形式:

$$\min_{\Phi} F(\Phi) = \min_{\Phi} \left(|\nabla \Phi|_g + \langle \Phi, T \rangle + \frac{\alpha}{2} \langle \Phi - \Phi_{\mathrm{pre}}, \Phi - \Phi_{\mathrm{pre}} \rangle \right), \tag{7-16}$$

其中

$$\begin{cases} |\nabla \Phi|_g = \int_{\Omega} g(|\nabla I(\boldsymbol{x})|) |\nabla \Phi(\boldsymbol{x})| \mathrm{d}\boldsymbol{x}, \\ \langle \Phi, T \rangle = \int_{\Omega} \Phi(\boldsymbol{x}) T(\boldsymbol{x}) \mathrm{d}\boldsymbol{x}, \\ \langle \Phi - \Phi_{\mathrm{pre}}, \Phi - \Phi_{\mathrm{pre}} \rangle = \int_{\Omega} (\Phi(\boldsymbol{x}) - \Phi_{\mathrm{pre}}(\boldsymbol{x}))^2 \mathrm{d}\boldsymbol{x}. \end{cases} \tag{7-17}$$

7.4　分裂 Bregman 方法快速求解

本节内容主要给出应用分裂 Bregman 方法快速极小化模型 (7-16). 首先, 根据分裂 Bregman 方法的求解步骤, 引入一个变量 $s = (s_x, s_y)$, 使得极小化问题 (7-16) 等价于

$$\min_{\Phi, s} \left(|\nabla\Phi|_g + \langle \Phi, T \rangle + \frac{\alpha}{2}\|\Phi - \Phi_{\text{pre}}\|^2 \right) \quad \text{s.t.} \quad s = \nabla\Phi, \tag{7-18}$$

其中, $\|\Phi - \Phi_{\text{pre}}\|^2 = \langle \Phi - \Phi_{\text{pre}}, \Phi - \Phi_{\text{pre}} \rangle$.

将问题 (7-18) 转化为无约束问题, 有

$$\min_{\Phi, s} \left(|\nabla\Phi|_g + \langle \Phi, T \rangle + \frac{\alpha}{2}\|\Phi - \Phi_{\text{pre}}\|^2 + \frac{\lambda}{2}\|s - \nabla\Phi\|^2 \right), \tag{7-19}$$

其中, λ 取值为正.

式 (7-19) 中, 惩罚项 $\|s - \nabla\Phi\|^2$ 只能近似约束等式 $s = \nabla\Phi$ 成立, 因此, 分裂 Bregman 方法引进了一个 Bregman 迭代变量 $h = (h_x, h_y)$ 来强化约束该等式成立, 从而将问题 (7-19) 转化为下面的一系列迭代问题:

$$d\left(\Phi^{k+1}, s^{k+1}\right) = \arg\min_{\Phi, s} \left(|s|_g + \langle \Phi, T \rangle + \frac{\alpha}{2}\|\Phi - \Phi_{\text{pre}}\|^2 \right.$$
$$\left. + \frac{\lambda}{2}\|s - \nabla\Phi - h^k\|^2 \right), \tag{7-20}$$

并且根据分裂 Bregman 方法的迭代格式, 可知 h 的迭代公式为

$$h^{k+1} = h^k + \left(\nabla\Phi\left(u^{k+1}\right) - s^{k+1}\right). \tag{7-21}$$

对问题 (7-20) 的求解等价于对两个变量 Φ 和 s 交替的极小化, 因此, 得到下面的求解步骤.

固定变量 s, 对变量 Φ 求导并令结果等于 0, 有

$$(\alpha\boldsymbol{E} - \lambda\Delta)\,\Phi^{k+1} = \alpha\Phi_{\text{pre}} + \lambda\nabla\left(s^k - h^k\right) - T, \tag{7-22}$$

其中, $\boldsymbol{E}$ 为单位矩阵. 将式 (7-22) 中的 Laplace 算子 Δ 用中心差分展开, 散度算子 ∇ 用向后差分算子展开, 得到求解 Φ 的数值迭代格式:

$$\Phi_{i,j}^{k+1} = \frac{\lambda}{\alpha + 4\lambda}(\Phi_{i+1,j}^k + \Phi_{i-1,j}^k + \Phi_{i,j+1}^k + \Phi_{i,j+1}^k + s_{x,i-1,j}^k$$

$$- s_{x,i,j}^{k} + s_{y,i,j-1}^{k} - s_{y,i,j}^{k} - h_{x,i-1,j}^{k} + h_{x,i,j}^{k} - h_{y,i,j-1}^{k}$$

$$+ h_{y,i,j}^{k}) + \frac{\lambda}{\alpha + 4\lambda} \Phi_{\mathrm{pre}} - \frac{T}{\alpha + 4\lambda}. \tag{7-23}$$

固定变量 Φ, 变量 s 的求解公式为

$$s^{k+1} = \mathrm{shrink}_g \left(h^k + \nabla\Phi^{k+1}, \frac{1}{\lambda} \right) = \mathrm{shrink} \left(h^k + \nabla\Phi^{k+1}, \frac{g}{\lambda} \right). \tag{7-24}$$

因此, 下面给出 ERSF 模型分割彩色图像的算法框架 (算法 7-1).

算法 7-1   ERSF 算法

    输入: $I, \Phi^0, \Phi_{\mathrm{per}}, v, h^0 = s^0 = 0, \lambda, \alpha, \beta$;

    输出: C^{k+1};

1: 如果 $\|\phi^{k+1} - \phi^k\| \geqslant v$, 则

2: 根据公式 (7-13) 和公式 (7-14) 计算初始 f_{i1}^0 和 f_{i2}^0;

3: 根据公式 (7-11) 和公式 (7-12) 更新 $T^k = \bar{e}_1^k + \bar{e}_2^k$;

4: 根据公式 (7-23) 更新 Φ^{k+1};

5: 根据公式 (7-24) 更新 $s^{k+1} = \mathrm{shrink}_g \left(h^k + \nabla\Phi^{k+1}, \frac{1}{\lambda} \right)$;

6: 根据公式 (7-21) 更新 $h^{k+1} = h^k + (\nabla\Phi^{k+1} - s^{k+1})$;

7: 根据公式 (7-13) 和公式 (7-14) 更新 f_{i1}^{k+1} 和 f_{i2}^{k+1};

8: 结束

    ERSF 模型通过结合了 RSF 的局部信息拟合项、边缘检测项和一个强化约束项, 可以克服灰度不均匀性图像分割的困难, 并且由于存在强约束项的作用, 这个模型解决了 RSF 模型对初始轮廓的敏感性问题. 特别地, 我们注意到强约束项 $\|\Phi - \Phi_{\mathrm{pre}}\|^2$ 是通过约束待求解的 Φ 与我们预先给出的充分靠近 Φ_{pre} 来工作的. 如果 $\|\Phi - \Phi_{\mathrm{pre}}\|^2$ 的值过大, 也即 Φ_{pre} 的选择与期望的目标分割边界差距过大, 则对分割结果的影响是十分不利的. 因此, Φ_{pre} 的选择应该给模型的演化指出一个正确的方向, 即不应该离待分割目标主体过远, 应该在目标物体的附近. 但是在我们接下来的实验中表明, ERSF 模型是有一定的自适应性的, 换句话说, 即使 Φ_{pre} 的选取不用很精确, 只需要在待分割目标主体的附近给出大致的形状, 通过 ERSF 模型的局部拟合项、边缘检测项以及强化约束项的调整, ERSF 模型最终能够正确地分割彩色图像.

7.5　数 值 实 验

在本节中, 我们主要给出了应用 ERSF 模型分割一些带有灰度不均匀的自然图像, 算法中的参数设置如下: $\sigma = 1, \beta = 30, \alpha = 0.0001, \lambda = 0.0001, \lambda_{i1} = \lambda_{i2} = 0.0005\,(i = 1, 2, 3)\,, \varepsilon = 1.$

图 7-1 中, 应用 ERSF 模型分割三张自然彩色图像. 第一列为原始待分割图像, 它们的背景都带有不同程度的复杂性, 并且它们的不均匀性也比较明显; 第二列为模型中预先手动选取的 Φ_{pre} 项, 它的作用是限制了解的求解范围, 而且根据我们的实验证明了, 它的选择只要在待分割目标的附近即可, ERSF 模型通过数据

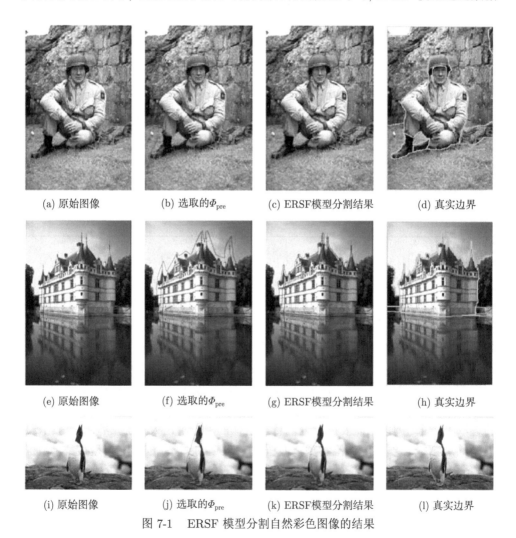

　　(a) 原始图像　　　　　(b) 选取的 Φ_{pre}　　　(c) ERSF模型分割结果　　　(d) 真实边界

　　(e) 原始图像　　　　　(f) 选取的 Φ_{pre}　　　(g) ERSF模型分割结果　　　(h) 真实边界

　　(i) 原始图像　　　　　(j) 选取的 Φ_{pre}　　　(k) ERSF模型分割结果　　　(l) 真实边界

图 7-1　ERSF 模型分割自然彩色图像的结果

拟合项和边缘检测算子的作用可以快速收敛到真实的分割边界; 第三列为我们提出的 ERSF 模型最终的分割结果, 从中可以看出 ERSF 模型确实能收敛到分割目标的真实边界; 第四列为由网站 https://onlinelibrary.wiley.com/journal/15222586 提供的真实边界. 将我们的分割结果与真实边界比较可以看到, ERSF 模型的分割结果还是比较好的. 而且从图 7-1 可看出, ERSF 模型对 Φ 的校正能力比较强, 即使 Φ_{pre} 中有一些不连续的点, 这些点在最终的分割结果中也被 ERSF 模型给校正掉了.

图 7-2 给出了 ERSF 模型分割另外三张自然彩色图像的结果, 并给出了相应的中间迭代结果. 从最终的分割结果上看, 我们的模型的分割结果也是比较理想的. 图 7-2 的第一列为带有初始轮廓的原始图像, 第二列为手动选择的 Φ_{pre}, 第三列和第四列分别是算法迭代到第 10 次和第 50 次时的中间迭代结果, 第五列是算法收敛时的迭代次数和最后的分割结果. 从迭代过程中看, ERSF 模型解决了对

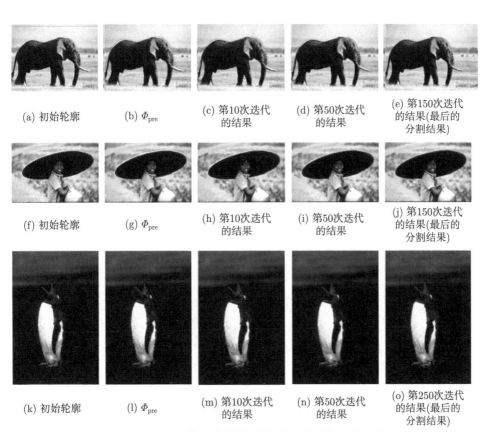

(a) 初始轮廓　　(b) Φ_{pre}　　(c) 第10次迭代的结果　　(d) 第50次迭代的结果　　(e) 第150次迭代的结果(最后的分割结果)

(f) 初始轮廓　　(g) Φ_{pre}　　(h) 第10次迭代的结果　　(i) 第50次迭代的结果　　(j) 第150次迭代的结果(最后的分割结果)

(k) 初始轮廓　　(l) Φ_{pre}　　(m) 第10次迭代的结果　　(n) 第50次迭代的结果　　(o) 第250次迭代的结果(最后的分割结果)

图 7-2　ERSF 模型分割彩色图像的部分中间迭代结果

初始轮廓的敏感性问题, 因为有 $Q(\Phi, \Phi_{\mathrm{pre}})$ 这一约束项在, 使得初始轮廓无论在哪个位置, 在演化过程中会很快就靠近 Φ_{pre}(10 次迭代以内); 当演化的 Φ 处在 Φ_{pre} 的内部时, ERSF 的能量项和边缘检测项会继续引导 Φ 找到真实的边界, 当这三项达到平稳时, Φ 的零水平集就是最后的分割结果.

图 7-3 给出了 ERSF 模型与 RSF 模型的分割比较结果. 由前面的介绍知, RSF 利用了高斯核函数来拟合局部像素值, 适用于分割灰度不均匀的图像, 所以将 ERSF 模型的分割结果与经典的 RSF 模型分割的结果进行比较. 图 7-3 中, 第一列为带有真实边界的原始图像, 第二列为我们本书给出的 ERSF 模型的分割结果, 第三列为 RSF 模型的分割结果. 从这张图中可以得到, RSF 对这几张图的分割结果都不好, 而我们的 ERSF 模型能够很好地分割目标. 下面将给出这些结果的定量分析, 见表 7-1.

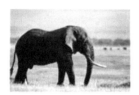 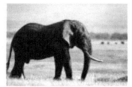 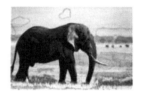

(a) 真实边界　　　　　(b) ERSF模型的分割结果　　　　　(c) RSF模型的分割结果

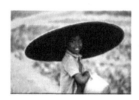 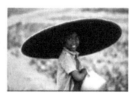 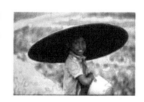

(d) 真实边界　　　　　(e) ERSF模型的分割结果　　　　　(f) RSF模型的分割结果

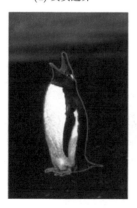 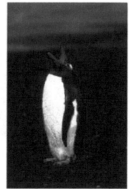 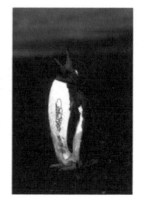

(g) 真实边界　　　　　(h) ERSF模型的分割结果　　　　　(i) RSF模型的分割结果

图 7-3　ERSF 模型与 RSF 模型的分割不同彩色图像的比较结果

表 7-1　RSF 模型和 ERSF 模型分割的 Dice 系数比较

	Image1	Image2	Image3
RSF 模型	0.512	0.601	0.219
ERSF 模型	0.977	0.981	0.964

为了给出图 7-3 中 ERSF 与 RSF 模型的定量分析, 首先, 引进一个评估分割准确度的定量值 Dice 系数 (DC 值), 其定义如下:

$$\mathrm{DC} = \frac{2|R_{\mathrm{seg}} \bigcap R_{\mathrm{truth}}|}{|R_{\mathrm{seg}}| + |R_{\mathrm{truth}}|}, \tag{7-25}$$

其中, R_{seg} 和 R_{truth} 分别为模型的分割结果和真实边界. 考虑该式子的一个极端情况 $R_{\mathrm{seg}} = R_{\mathrm{truth}}$, 即完全精确分割 (理想情况下), 此时则显然有 DC = 1. 所以 DC 值描述了分割结果与给出的真实边界互相重叠的程度, 最大值为 1. 在真实边界是正确的情况下 (在非合成的图像中, 真实边界一般为专家手工分割的结果, 因此也存在一定的误差), 则模型的 DC 值越大表明该模型分割的结果越好.

表 7-1 给出 RSF 模型和 ERSF 模型在分割图 7-3 中的 DC 值比较, 其中表格中的 Image1, Image2 和 Image3 分别对应图 7-3 中的 (a), (d) 和 (g). 从表 7-1 中可以看出, 我们提出的 ERSF 模型比 RSF 模型在分割图 7-3 的图像的 DC 值明显得要高, 并且都能达到 0.95 以上.

7.6　本 章 小 结

本章首先主要给出了 ERSF 模型的能量泛函, 然后应用分裂 Bregman 快速极小化该模型, 最后应用新给出的 ERSF 模型来分割一些带有不均匀性和背景复杂的特征的自然彩色图像. ERSF 模型结合了区域拟合项、边缘检测项和强化约束项, 实验结果表明了 ERSF 模型改进了 RSF 模型对初始轮廓敏感的问题, 并且参数易于调节. 在整个实验中, 我们统一使用了一组参数, 而 ERSF 模型在分割不同的图像时都能得到收敛的结果. 同时, 我们将分割结果与 RSF 模型作了比较, 结果也表明 ERSF 模型的分割结果比 RSF 模型的分割结果更加准确, 因此, ERSF 模型拓宽了 RSF 模型的适用性范围.

第 8 章 并行的带有强约束项的图像分割模型

8.1 引　言

虽然 ERSF 模型在参数调节、初始轮廓和分割精准上表现出很强的优势, 但是, ERSF 模型在迭代过程中要不断地均衡数据拟合项、边缘检测项和强化约束项这三项, 因此对算法的收敛速度影响很大, 从图 7-2 中可以看出, 当迭代进行到50 次的时候, 曲线已经有很大一部分都贴近真实的边界, 但仍需要上百次迭代才能完全收敛. 所以在实际应用中, ERSF 模型的收敛速度可能会有较大的影响, 对于分辨率较高的图像, 分割所需要的时间可能会较长. 在临床医学上, 常常需要对高分辨率的图像进行分割. 所以, 在本章中, 为了提高算法的效率, 我们将 ERSF 模型进一步推广成多段可并行的算法.

8.2 预 备 知 识

在 7.3 节中, 我们介绍了用于分割彩色图像的 ERSF 模型, 但是在接下来的研究中, 我们将该方法拓展成多段并行的算法研究. 为了方便地说明问题, 我们只研究单通道 ERSF 模型的并行算法. 所以, 本节需要给出分割单通道的 ERSF 模型的算法, 为了加以区别, 称之为 eRSF 模型.

从公式上看, eRSF 模型与 ERSF 模型一样, 为

$$F(\Phi) = \int_{\Omega} g(|\nabla I(\boldsymbol{x})|)|\nabla \Phi(\boldsymbol{x})| \mathrm{d}\boldsymbol{x} + \int_{\Omega} \Phi(\boldsymbol{x})T(\boldsymbol{x})\mathrm{d}\boldsymbol{x} + Q(\Phi, \Phi_{\mathrm{pre}}), \tag{8-1}$$

注意, 此时待分割图像 $I : \Omega \rightarrow \mathscr{R}^2$ 现在是一个单色图像, 所以有

$$T(\boldsymbol{x}) = e_1(\boldsymbol{x}) + e_2(\boldsymbol{x}), \tag{8-2}$$

$$\begin{cases} e_1(\boldsymbol{x}) = \lambda_1 \displaystyle\int_I K_{\sigma}(\boldsymbol{y} - \boldsymbol{x})|I(\boldsymbol{x}) - f_1(\boldsymbol{y})|^2 \mathrm{d}\boldsymbol{y}, \\ e_2(\boldsymbol{x}) = -\lambda_2 \displaystyle\int_I K_{\sigma}(\boldsymbol{y} - \boldsymbol{x})|I(\boldsymbol{x}) - f_2(\boldsymbol{y})|^2 \mathrm{d}\boldsymbol{y}, \end{cases} \tag{8-3}$$

其中

$$f_i(\boldsymbol{x}) = \frac{K_{\sigma}(\boldsymbol{x}) * [M_i^{\varepsilon}(\phi(\boldsymbol{x}))I(\boldsymbol{x})]}{K_{\sigma}(\boldsymbol{x}) * M_i^{\varepsilon}(\phi(\boldsymbol{x}))}, \quad i = 1, 2, \tag{8-4}$$

另外, $|\nabla I(\boldsymbol{x})|^2$ 的定义为

$$|\nabla I(\boldsymbol{x})|^2 = \left\{ \left(\frac{\partial I}{\partial x}\right)^2 + \left(\frac{\partial I}{\partial y}\right)^2 \right\}(\boldsymbol{x}). \qquad (8\text{-}5)$$

剩下的其他项同 ERSF 模型的一样. 同样地, 我们应用分裂 Bregman 方法求解并得到下面的 eRSF 算法 (算法 8-1).

算法 8-1 eRSF 算法

输入: I, $\varPhi^0$, $\varPhi_{\mathrm{pre}}$, v, $\boldsymbol{h}^0 = \boldsymbol{s}^0 = \boldsymbol{0}$;

1: 根据公式 (8-4) 计算初始 f_1^0 和 f_2^0;

2: 如果 $\|\varPhi^d - \varPhi^{d-1}\| \geqslant v$, 则

3:    根据公式 (8-2) 更新 $T^d = e_1^d + e_2^d$;

4:    根据公式 (7-23) 更新 $\varPhi^{d+1}$;

5:    根据公式 (7-24) 更新 $\boldsymbol{s}^{d+1} = \mathrm{shrink}\left(\boldsymbol{h}^d + \nabla\varPhi^{d+1}, \dfrac{g}{\lambda}\right)$;

6:    根据公式 (7-22) 更新 $\boldsymbol{h}^{d+1} = \boldsymbol{h}^d + (\nabla\varPhi^{d+1} - \boldsymbol{s}^{d+1})$;

7:    根据公式 (8-4) 更新 f_1^{d+1} 和 f_2^{d+1};

8: **结束**

输出: C^{k+1}.

从算法 8-1 中可知, eRSF 模型与 ERSF 模型仅仅在计算公式中的 T 和 $f_i(\boldsymbol{x})$ 上不同, 其余的求解公式是一样的. 因为彩色模型比单通道的水平集能量泛函的不同之处就是彩色模型对图像的 R, G 和 B 通道做了一次加权平均, 结合了三个通道的信息, 而单色通道的模型只需要计算一个通道的能量.

8.3 PeRSF 模型

在 8.2 节中, 我们介绍了 eRSF 模型. 在本节里, 根据 "分而治之" 的思想, 我们拟将一幅完整的图像分成多个小图, 然后在每个小图上执行 eRSF 算法, 这样就得到了这章要给出的并行的 PeRSF 模型. 下面给出 PeRSF 的步骤.

假设待分割图像 $I : \Omega \to \mathbb{R}^2$ 现在是一个单色图像, 与 ERSF 模型手动选取一个 $\varPhi_{\mathrm{pre}}$ 不同的是, 选择一系列的 $\varPhi_{\mathrm{pre}}^j$ 使得这些 $\varPhi_{\mathrm{pre}}^j$ 能够完全覆盖带分割目标 I_{object}, 即有

$$I_{\mathrm{object}} = \bigcup_{j=1}^{N} \varPhi_{\mathrm{pre}}^j, \qquad (8\text{-}6)$$

其中, 如果 n 为使得 $\varPhi_{\mathrm{pre}}^j$ 能够完全覆盖 I_{object} 的最小正数, 则有 $N > n$.

由前面彩色的 ERSF 模型的实验结果可知, ERSF 算法在迭代过程中会迅速向手动给出的 Φ_{pre} 靠拢, 然后依靠 RSF 能量项和边缘检测项引导演化曲线到真实的边界上. ERSF 模型的这种性质使得 PeRSF 模型不需要演化每个小 Φ_{pre}^j 的时候都在整个图像上计算, 而是可以把计算范围缩小到比每个 Φ_{pre}^j 大一些的小图像 I_j 中. 比如说, 假设 Φ_{pre}^j 取以某个 (x,y) 为圆心, 半径为 r 的圆, 则 I_j 可取以 x,y 为中心, 边长分别为 $r+10$ 和 $r-10$ 的矩形. 也就是说, 当前每个 I_j 的像素个数总共为 $(r+10)^2$. 我们在这样的小图 I_j 上执行 eRSF 算法, 大大地提高了分割图像的效率. 上述过程可总结为

首先, 取足够多的圆形的 Φ_{pre}^j, 使得 Φ_{pre}^j 能够完全覆盖 I_{object};

其次, 对每个圆形的 Φ_{pre}^j 以圆心为中心, 半径为 r 向外再拓展 10 个像素, 得到一系列小圆 I_j, 这样确保 I_j 上一定包含了 Φ_{pre}^j;

最后, 在每个小图上执行 eRSF 模型, 并把每个小图上的收敛结果并起来, 得到最后的分割结果 Φ, 数学模型如下:

$$\Phi = \bigcup_{j=1}^{N} \min_{\Phi^j} \int_{I_j} g\left(|\nabla I_j(\boldsymbol{x})|\right) \left|\nabla \Phi^j(\boldsymbol{x})\right| \mathrm{d}\boldsymbol{x}$$
$$+ \int_{I_j} \Phi^j(\boldsymbol{x}) T^j(\boldsymbol{x}) \mathrm{d}\boldsymbol{x} + Q\left(\Phi^j, \Phi_{\mathrm{pre}}^j\right), \tag{8-7}$$

从而得到下面的 PeRSF 算法.

算法 8-2 PeRSF 算法

1: **输入**: I, Φ_j^0, Φ_{pre}^j, v, $\boldsymbol{h}_j^0 = \boldsymbol{s}_j^0 = 0$, λ, α, β, 其中 $j = 1, 2, \cdots, N$;
2: 对每一个 C_j 都施行 eRSF 算法至收敛;
3: **输出**: $C = \bigcup_{j=1} C_j$.

这里需要说明的是, 为了模型的统一性, 对于每个小图 I_j 上设置的参数都是一样的. 换言之, PeRSF 模型不需要对每个小图 I_j 上的参数调节, 对于算法的收敛条件, 我们在实验中通过观察, 取使得所有小图 I_j 都收敛的最小迭代次数为算法停止的判定条件. 在下面的实验中, eRSF 模型的迭代次数统一设置为 100. 这是由于让所有的并行单元都收敛考虑的最小迭代次数, 事实上, 由于现在图像的规模很小, 因此大多数的并行单元 I_j 并不需要这么多的迭代次数.

PeRSF 模型是将 eRSF 算法在多个小图 I_j 上同时执行, 这样做的好处是将待分割图像的计算时间缩小到了一个并行单元上, 而并行单元 I_j 是一个计算量远远小于原来待分割图像的新图像, 进一步减少了计算量, 大大地缩短了计算时间. 这样, PeRSF 算法在计算时间上势必比 eRSF 模型大大减少. 这个结果在后面我

们将给出具体的分析. 下面首先给出 PeRSF 在分割真实的医学图像上的应用.

8.4 数 值 实 验

本节主要给出 PeRSF 模型来分割血管 MR 图像、腺体 MR 图像、心室和心房 MR 图像. 如 8.3 节所叙述的基本步骤, 为了应用 PeRSF 模型, 首先需要在原始待分割图像的分割主体上, 根据需要取出足够覆盖分割目标的圆形 Φ_{pre}^{j}, 然后在每个小圆形的 Φ_{pre}^{j} 周围重新选取包含 Φ_{pre}^{j} 的小图 I_{j}, 这里为了方便, 取 I_{j} 的做法为以 Φ_{pre}^{j} 的圆心为中心, 半径为 r 另外扩展 10 个像素. 这样的做法的好处是能够保证 I_{j} 一定包含了 Φ_{pre}^{j}.

在图 8-1 中, 我们应用 PeRSF 模型分割两张血管图像, 由于血管在医学图像中呈现条状, 所以 PeRSF 模型非常适用于分割血管图像. 如图中第 2 列所示, 我们可以在血管的中心位置附近选择一系列圆心, 然后选择一个半径 r 使得所有的 Φ_{pre}^{j} 能够超出血管两边的边界 (不应该超出太多, 也不需要太贴近真实的边界). 这里 $r = 6$, 而 I_{j} 的取法如前面所说即可. 这样的操作在血管图像上非常容易实现. 由于 I_{j} 现在是一张很小的图像, 所以参数具体设置为 $\alpha = \lambda = 0.001, \lambda_{1} = \lambda_{2} = 0.003, \sigma = 1$, 迭代次数为 100 次. 图 8-1 中, 第一列为原始待分割图像, 第二列给出选择的一系列 Φ_{pre}^{j} $(j = 1, \cdots, N)$, 第三列为所有的小图上的收敛结果并起来的分割结果. 从图 8-1 中可以看出, PeRSF 模型能够很好地分割血管图像, 但是正如图 8-1(c) 和 8-1 (g) 所示, 并起来的分割结果是不光滑的. 为了进一步地改善 PeRSF 模型, 我们将最后并起来的分割结果 Φ 作为新的 Φ_{pre}, 然后再执行一次 eRSF 算法, 得到最后光滑的分割结果如图 8-1 的最后一列所示. 这里需要进行说明的是, 最后一步将分割结果 Φ 作为新的 Φ_{pre}, 然后再执行一次 eRSF 算法是可选择的一个选择. 即使没有这一步, PeRSF 的分割也是较为准确的. 但是在通常情况下, 为了得到更好的分割结果, 我们强烈建议继续执行这一步.

心室图像的分割在医学上具有重要的意义, 医生通过分析心内膜与心外膜之间的心肌厚度, 来分析心脏类疾病如心脏肥大或者心脏衰竭的情况. 有了定量的心肌体积大小, 可以为医生在临床治疗上确定治疗方法提供重要的参考依据. 在通常情况下, 传统的分割心室的方法需要同时分割心内膜和心外膜, 然后通过代数计算来获得心肌的体积. 一个算法同时分割心内膜与心外膜然后再代数计算才能得到心肌的体积, 在临床医学的使用中是非常不便利的.

在图 8-2 中, 应用 PeRSF 模型分割了左心室 MR 图像, 实验结果表明我们的方法可以直接获得心肌层的分割结果. 首先, 固定算法的参数为 $\alpha = 0.0001, \lambda = 0.00001, \lambda_{1} = \lambda_{2} = 0.0005$. 然后, 与分割血管的做法一致, 在心肌层的中心部分取一系列 Φ_{pre}^{j}, 这里我们在实验中取的半径为 $r = 5$, 最后在每个小图 I_{j} 上执行

eRSF 模型. 图 8-2 中, 第一列为带有专家标记的真实边界 (ground truth), 第二列为我们取的一系列 Φ_{pre}^j, 第三列为 PeRSF 模型输出的并行分割结果 Φ, 第四列给出了令 $\Phi_{\text{pre}} = \Phi$ 再执行一次 eRSF 模型的最后光滑的分割结果.

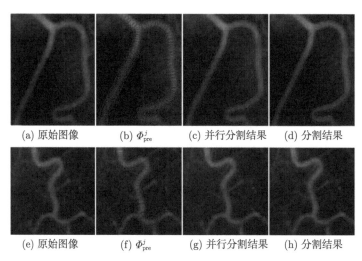

(a) 原始图像　　(b) Φ_{pre}^j　　(c) 并行分割结果　　(d) 分割结果

(e) 原始图像　　(f) Φ_{pre}^j　　(g) 并行分割结果　　(h) 分割结果

图 8-1　PeRSF 模型分割血管图像的结果

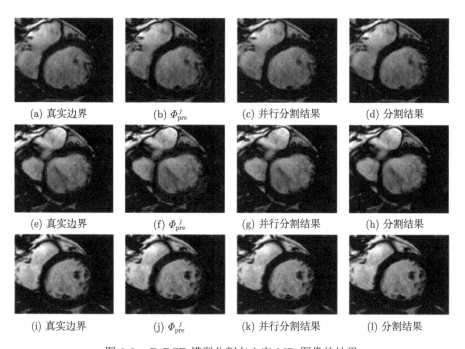

(a) 真实边界　　(b) Φ_{pre}^j　　(c) 并行分割结果　　(d) 分割结果

(e) 真实边界　　(f) Φ_{pre}^j　　(g) 并行分割结果　　(h) 分割结果

(i) 真实边界　　(j) Φ_{pre}^j　　(k) 并行分割结果　　(l) 分割结果

图 8-2　PeRSF 模型分割左心室 MR 图像的结果

在图 8-3 中, 我们将 PeRSF 模型推广到分割腺体 MR 图像. 参数设置为
$\alpha = \lambda = 0.0001, \lambda_1 = \lambda_2 = 0.0005$. 第一列、第二列、第三列和第四列分别为带有
真实边界的原图、选择的一系列 $\Phi_{\text{pre}}^j (j = 1, \cdots, N)$、多个小图 I_j 上分割结果的
并集 Φ 和最后光滑处理后的分割结果. 根据前面的叙述, 我们应该取相同的半径
的圆形 $\Phi_{\text{pre}}^j (j = 1, \cdots, N)$ 覆盖待分割目标主体, 也即图中的整个腺体, 然而在实
验中, 我们使用了两种不同的半径 r, R. 因为如图 8-3 中第一列所示, 腺体的周边
结构非常复杂, 有着多个细胞核和不同灰度的细胞质、细胞液等, 所以在单个腺体
的周围取半径较小的 $r = 5$, 这样产生的小图 I_j 可以有效地避免附近这些信息的
干扰, 这样可以较为准确地分割腺体的边界. 而在腺体内部, 取某些较大的 Φ_{pre}^j,
J 属于 $[1, N]$, 这样产生的小图 I_j 大部分仍属在腺体内部, 所以也不会对算法产
生干扰的信息, 但是这样可以显著地减少并行单元的个数. 从图 8-3 中的最后分
割结果上看, PeRSF 模型的分割结果是较为满意的. 所以我们的模型在分割具有
难度较大的图像中有着一定的优势.

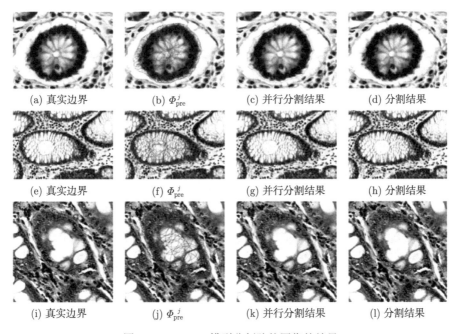

图 8-3　PeRSF 模型分割腺体图像的结果

最后, 在图 8-4 中, 我们应用 PeRSF 算法分割左心房 MR 图像, 参数为 $\alpha = 0.001, \lambda = 0.0005, \lambda_1 = \lambda_2 = 0.0001$. 第一列、第二列、第三列和第四列分别是原
始图像、被选择 $\Phi_{\text{pre}}^j (j = 1, \cdots, N)$ 多个小图 I_j 并起来的分割结果和最终分割结
果. 图 8-4 表明了我们的方法同样可以很好地分割左心房图像.

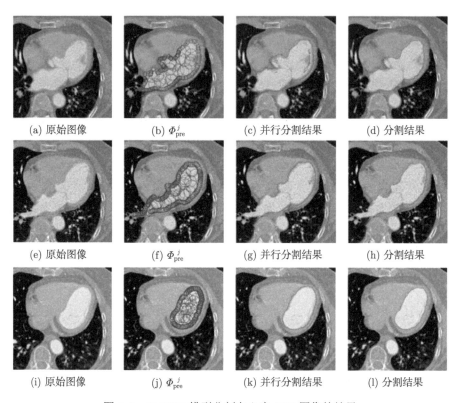

(a) 原始图像　　(b) Φ_{pre}^{j}　　(c) 并行分割结果　　(d) 分割结果

(e) 原始图像　　(f) Φ_{pre}^{j}　　(g) 并行分割结果　　(h) 分割结果

(i) 原始图像　　(j) Φ_{pre}^{j}　　(k) 并行分割结果　　(l) 分割结果

图 8-4　PeRSF 模型分割左心房 MR 图像的结果

8.5　时间复杂度分析

算法的时间复杂度是一个算法的时间量度, 它描述了算法语句总的执行次数 $T(n)$ 与问题规模 n 的增长关系. 在我们上述提到的算法中, 主要是计算算法在一次迭代中, 所进行的运算 (加、减、乘、除法) 的次数 num, 然后乘以总的迭代次数即可.

在 eRSF 算法中, 对一个大小为 $n \times n$ 的图像, 由算法 8-1, 首先根据式 (8-4) 计算 f_1 和 f_2. 因为 $M_1^{\varepsilon}(\phi(\boldsymbol{x})) = H_{\varepsilon}(\phi(\boldsymbol{x}))$, 而

$$H_{\varepsilon}(z) = \frac{1}{2}\left[1 + \frac{2}{\pi}\arctan\left(\frac{z}{\varepsilon}\right)\right]. \tag{8-8}$$

所以, $M_1^{\varepsilon}(\phi(\boldsymbol{x}))$ 的计算量为 $5n^2 + 2$ 矩阵点乘 $M_i^{\varepsilon}(\phi(\boldsymbol{x}))\,I(\boldsymbol{x})$ 的计算量为 n^2, K_{σ} 是一个窗为 $3\sigma + 1$ 的高斯卷积核函数, 图像卷积的计算量为 $(3\sigma + 1)^2 n^2$. 从而, 函数 f_1 的分子的计算量为 $(3\sigma + 1)^2 n^2 + 6n^2 + 2$. 同理, 函数 f_1 的分母的计算量为 $(3\sigma + 1)^2 n^2 + 5n^2 + 2$. 最后计算一次除法运算, 所以 f_1 总的计算量为

$(3\sigma + 1)^2 n^2 + 6n^2 + 2 + (3\sigma + 1)^2 n^2 + 5n^2 + n^2 + 2.$ 同理, 函数 f_2 的计算量为 $(3\sigma + 1)^2 n^2 + (3\sigma + 1)^2 n^2 + 14n^2 + 4.$

根据公式 (8-2) 知, 变量 T^k 的计算量为 $8n^2 + 2(3\sigma + 1)n^2$; 由公式 (7-22) 得变量 Φ 的计算量为 $14n^2 + 8$; 由公式 (7-24) 得更新变量 s 的计算量为 $4n^2$; 而计算变量 h 的计算量为 $2n^2$. 从而, 一次迭代总的计算量为 num $= 6(3\sigma + 1)^2 n^2 + 54n^2 + 16$.

对于一个大小为 256×256 的图像而言, 假设运行 eRSF 模型迭代 100 次能得到收敛的分割结果 (通常情况下需要更多的迭代次数), 在较大的图像中, σ 一般设置为 3, 则其总的计算量为 $100 \times (654 \times 256 \times 256 + 16) = O\left(4.286 \times 10^9\right)$; 而例如在血管图像中的分割那样, 在大小为 16×16 的并行单元 I_j 上执行 eRSF 模型仅需 20 次就可以收敛, 且在小图上, 我们的 σ 设置为 1, 从而小图上的 eRSF 模型的计算量为 $20 \times (160 \times 16 \times 16 + 16) = O(8.192 \times 10^5)$. 从计算上可以看出, PeRSF 模型的计算量远远小于 eRSF 模型, 并且由于 PeRSF 模型采用了并行的设计思路, 因此我们只比较单个并行单元 I_j 的计算效率与 eRSF 的整个图像的计算效率即可.

PeRSF 模型是将一个图像的分割目标分到多个小图上, 这样限制了待分割目标的计算范围, 不仅减少了计算量, 在一定范围内也能够达到避免模型中其他信息的干扰的作用. 由于在实际应用中, 现在的一些医学图像能达到 1024×1024, 这样的图像如果使用并行算法进行分割, 能够极大地缩短时间. 总而言之, PeRSF 模型能够快速有效地分割高分辨率、复杂度高的图像.

8.6 本 章 小 结

在本章中, 我们给出了分割单通道图像的 eRSF 算法, 然后将它推广到并行算法的设计上, 称为 PeRSF 算法. 我们首先阐述了 PeRSF 算法的提出依据, 然后再给出 PeRSF 算法的相关步骤描述, 最后应用 PeRSF 算法实现了分割血管、左心室、腺体、左心房等图像, 实验结果表明 PeRSF 算法在分割这些图像上的可行性以及分割的准确性. 为了比较 PeRSF 在计算时间上的优势, 我们给出了与 eRSF 模型的算法复杂度的一个定量分析, 结果也表明 PeRSF 模型在计算时间上的优势. 因此, 本章给出的 PeRSF 模型具有一定的进步意义.

第 9 章　弱监督牙齿分割模型

9.1　引　　言

锥状射束计算机断层扫描 (cone beam computed tomography, CBCT), 是计算机断层扫描 (computed tomography, CT) 的一种, 其在口腔诊断中有着广泛的应用. 和传统 CT 技术相比, CBCT 辐射剂量低, 可以得到立体的扫描图像, 避免了普通 CT 得到的二维图像时影像重叠、影像失真等缺点 [74]. 由于 CBCT 得到的三维扫描片可以从任意角度观察, 也可以分层观察, 其在口腔医学领域有着广泛的应用, 如埋伏阻生牙检查、颌骨囊肿及肿瘤的鉴别、颞下颌关节病检测等. 由于 CBCT 进行三维扫描, 扫描图像的层数较多, 数据量较大, 逐层查看需要花费较长的时间. 若能提出一个全自动牙齿分割模型, 对牙齿进行检测, 并准确地分割牙齿轮廓, 则可以减少医生的工作量, 提高诊断效率.

本章展示了一个结合活动轮廓方法和目标检测方法的弱监督牙齿分割模型, 该模型只需要使用边界框进行训练, 不需要像素级别的标签, 并且可以准确地分割各种 CBCT 扫描图像中的牙齿. 该模型将基于深度学习的目标检测方法和传统的水平集估计方法结合在一起. 对于给出的 CBCT 切片, 深度学习模型首先被用于检测牙齿的位置与大小, 并由此生成椭圆锚框. 尔后, 根据椭圆锚框, 一个带约束的活动轮廓模型被用于约束水平集的演化, 并生成分割边界. 最后, 通过牙齿检测框和分割轮廓的交并作比较, 处理分割结果中两个牙齿连接的情况, 得到最终的分割边界. 通过数值实验, 可以证明, 本章中展示的半监督分割模型相对于经典的互动轮廓模型, 在分割准确率上有了巨大的提升, 其分割效果甚至不弱于使用像素级标签进行监督训练的深度学习模型.

本章中模型的主要贡献可以概括为如下几点:

(1) 提出了一个全新的利用目标检测框生成约束锚框的方法, 并使用这些锚框来约束水平集模型的演化.

(2) 提出了一个全新的水平集约束项, 该约束项可以使水平集保持符号距离函数的性质.

(3) 引入了曲率项和后处理过程, 可以在只进行一组迭代的情况下, 得到每颗牙齿的单独轮廓.

9.2 弱监督分割模型的建立

9.2.1 牙齿检测

我们以 RetinaNet [75] 为基础, 构建牙齿检测模型. RetinaNet 是一个由骨架网络和分类、回归子网络组成的简单统一网络. 在实验中, 我们选取的骨架网络为基于 ResNet-34 [76] 的特征金字塔网络[77]. 由于大部分的牙齿形状都比较接近圆形, 检测锚框比例布置为 $\{2:3, 1:1, 3:2\}$, 尺度布置为 $\{w^0, 2^{1/3}, 2^{2/3}\}$. 设待训练的牙齿检测模型为 $\mathcal{D}(I; \Theta)$, 其中 Θ 为待训练的参数集合, I 为输入图像. 设模型的分类输出和回归输出分别为 $\boldsymbol{p}$ 和 $\boldsymbol{t}$, 设训练样本的真实类别和真实边框为 c^* 与 t^*, 则模型的损失函数可以写成

$$
\begin{aligned}
L\left(\boldsymbol{p}, \boldsymbol{t}, c^*, t^*\right) = & \frac{1}{N_{\mathrm{pos}}} \sum_{x,y} L_{\mathrm{cls}}\left(\boldsymbol{p}_{x,y}, c^*_{x,y}\right) \\
& + \frac{\lambda}{N_{\mathrm{pos}}} \sum_{x,y} \mathbb{1}_{\left\{c^*_{x,y} > 0\right\}} L_{\mathrm{reg}}\left(\boldsymbol{t}_{x,y}, \boldsymbol{t}^*_{x,y}\right),
\end{aligned}
\tag{9-1}
$$

其中, L_{reg} 为方差编码后的光滑的 L_1 损失函数[78], L_{cls} 为焦点损失函数[75] 定义如下:

$$
L_{\mathrm{cls}}(p, g) = -\alpha\left[(1-p)^{\gamma} g \log(p) + p^{\gamma}(1-g) \log(1-p)\right],
\tag{9-2}
$$

其中, α, γ 为常数, p 是模型的分类输出, g 是目标类别. 在训练阶段, 通过 Adam 算法[79], 优化参数集合 Θ, 得到训练后的模型, 记为 $\mathcal{D}(\cdot)$. 此后, 便可以使用它去检测图像 I, 得到牙齿框的置信度和位置集合 $\{[p, x, y, w, h]\}$.

9.2.2 椭圆锚框生成

由于在 CBCT 图像中, 牙齿的灰度值较大, 牙周组织的灰度值较小. 利用 RetinaNet 得到牙齿检测框后, 可以通过目标框的对角线灰度比例来判断牙齿的倾斜方向, 生成贴合牙齿的椭圆锚框. 设主对角线的灰度值之和为 d_1, 次对角线的灰度值之和为 d_2. 当牙齿检测框的对角线和次对角线的灰度强度相近, 即 $0.8 < \dfrac{d_1}{d_2} < 1.2$ 时, 认为牙齿形状正规, 此时, 约束椭圆轮廓满足下列方程:

$$
\left(\frac{2}{w}\right)^2 \left(x - \frac{w}{2}\right)^2 + \left(\frac{2}{h}\right)^2 \left(y - \frac{h}{2}\right)^2 = 1.
\tag{9-3}
$$

当牙齿检测框的对角线和次对角线的灰度强度相差较大时, 我们认为牙齿倾斜, 此时, 约束椭圆轮廓由式(9-5)生成. 其中当 $\dfrac{d_1}{d_2} < 0.8$ 时, 认为牙齿左倾, B 取正号; 当 $\dfrac{d_1}{d_2} > 1.2$ 时, 认为牙齿右倾, B 取负号.

$$A \left(x - \frac{w}{2}\right)^2 + B \left(x - \frac{w}{2}\right)\left(y - \frac{h}{2}\right) + C\left(y - \frac{h}{2}\right)^2 = F, \tag{9-4}$$

其中

$$\begin{cases} A = \left(\frac{w}{2}\right)^2 \frac{h^2}{h^2 + w^2} + \left(\frac{h}{2}\right)^2 \frac{w^2}{h^2 + w^2}, \\[2mm] B = \pm \left| 2\left[\left(\frac{w}{2}\right)^2 - \left(\frac{h}{2}\right)^2\right] \frac{hw}{h^2 + w^2} \right|, \\[2mm] C = \left(\frac{w}{2}\right)^2 \frac{w^2}{h^2 + w^2} + \left(\frac{h}{2}\right)^2 \frac{h^2}{h^2 + w^2}, \\[2mm] F = \left(\frac{w}{2}\right)^2 \left(\frac{h}{2}\right)^2. \end{cases} \tag{9-5}$$

如图 9-1 所示, 当牙齿的方向不同时, 不同对角线上, 牙齿所占的比例不同, 使得两条对角线的灰度强度不同, 因而可以使用对角线的灰度强度比例, 来确定椭圆的倾斜方向. 在图 9-1 (a) 中, 两个对角线上牙齿的占比相近, 我们使用式 (9-3) 生成椭圆锚框. 在图 9-1(b) 中, 牙齿右倾, 主对角线上牙齿的占比小于次对角线上的牙齿占比, 我们使用式 (9-4) 生成椭圆锚框, 并设 B 的符号为正. 在图 9-1(c) 中, 牙齿左倾, 主对角线上牙齿的占比大于次对角线上的牙齿占比, 我们使用式 (9-4) 生成椭圆锚框, 并设 B 的符号为负.

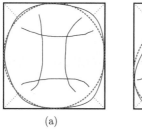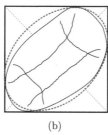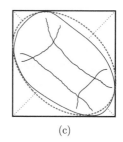

(a)   (b)   (c)

图 9-1　牙齿检测框生成椭圆锚框图解. 图中, 黑色框代表牙齿检测框, 阴影部分表示牙齿, 红色虚线表示椭圆约束. (a) 由式(9-3) 生成的正规牙齿的椭圆锚框. (b) 牙齿右倾, 当 B 符号为正时, 由式(9-4) 生成的牙齿椭圆锚框. (c) 牙齿左倾, 当 B 符号为负时, 由式 (9-4) 生成的牙齿椭圆锚框

9.2.3　带约束的活动轮廓模型

我们首先介绍一个简单的带约束的活动轮廓分割模型, 本模型由经典的强度不均匀图像分割模型 [80] 改进而来. 和大多数活动轮廓模型一样, 本模型包括数据项、长度项、正则项, 并添加约束项. 数据项被设计用来描述拟合图像和原始图

像之间的相似性, 长度项用于平滑分割轮廓, 正则化项可以迫使水平集函数成为一个符号距离函数, 新引入的约束项用来关联椭圆锚框. 简单模型的能量函数为

$$E_{\mathrm{seg}}(\varphi, c_1, c_2, b) = \int_\Omega \sum_{i=1}^2 \left(\int_\Omega K(\boldsymbol{y} - \boldsymbol{x}) \left| I(\boldsymbol{x}) - b(\boldsymbol{y}) c_i \right|^2 \mathrm{d}\boldsymbol{y} \right) M_i^\epsilon(\varphi(\boldsymbol{x})) \mathrm{d}\boldsymbol{x}$$

$$+ \nu \mathcal{L}(\varphi) + \mu \mathcal{P}(\varphi) + \alpha \mathcal{R}(\varphi, \varphi_p), \tag{9-6}$$

其中 ν, μ, α 为非负常数, 长度项 $\mathcal{L}(\varphi)$ 和正则项 $\mathcal{P}(\varphi)$ 定义为

$$\mathcal{L}(\varphi) = \int_\Omega |\nabla H_\epsilon(\varphi(\boldsymbol{x}))| \mathrm{d}\boldsymbol{x}, \tag{9-7}$$

$$\mathcal{P}(\varphi) = \int_\Omega \frac{1}{2} (|\nabla \varphi(\boldsymbol{x})| - 1)^2 \mathrm{d}\boldsymbol{x}, \tag{9-8}$$

$\mathcal{R}(\varphi, \varphi_p)$ 为约束项.

形如 (9-9) 式所示的平方约束项在有着广泛的应用 [81-83], 这种约束项简单地使用水平集上每个点到椭圆锚框 $\hat{\varphi}_p(\boldsymbol{x}) \in \{-2, 2\}, \forall \boldsymbol{x} \in \Omega$ 的距离, 来对水平集的演化进行约束. 但是这类约束项并不适合我们的模型, 由于正则项(9-8)的优化目标是使得 $|\nabla \varphi(\boldsymbol{x})| = 1$, 而平方约束项(9-9) 促使水平集函数趋近于一个分段常值函数, 从而导致 $|\nabla \varphi(\boldsymbol{x})| = 0$, 二者的优化目标存在冲突.

$$\mathcal{R}(\varphi, \hat{\varphi}_p) = \frac{1}{2} \int_\Omega (\varphi(\boldsymbol{x}) - \hat{\varphi}_p(\boldsymbol{x}))^2 \mathrm{d}\boldsymbol{x}. \tag{9-9}$$

为了解决以上矛盾, 我们对约束项做出改进, 并将距离因素考虑在内. 由于距离约束边界较远的点, 使分割边界的概率较低, 我们希望约束项 $\mathcal{R}(\varphi, \varphi_p)$ 不仅可以惩罚分割轮廓和椭圆锚框不同的部分, 还可以根据分割轮廓和椭圆锚框的距离, 改变惩罚力度. 一个自然的想法是使用图像上每个点到椭圆锚框的符号距离来作为惩罚权重. 因此, 新的约束项可以为

$$\mathcal{R}(\varphi, \varphi_p) = \frac{1}{2} \int_\Omega \log (w_{\mathrm{sdf}}(\boldsymbol{x})) \cdot (H_\epsilon(\varphi(\boldsymbol{x})) - \varphi_p(\boldsymbol{x}))^2 \mathrm{d}\boldsymbol{x}, \tag{9-10}$$

其中 $\varphi_p(\boldsymbol{x}) \in \{0, 1\}, \forall \boldsymbol{x} \in \Omega$ 是约束形状. w_{sdf} 是符号距离权重, 由下式定义

$$w_{\mathrm{sdf}}(\boldsymbol{x}) = \begin{cases} 0, & \boldsymbol{x} \in \partial \varphi_p \cup \mathring{\varphi}_p, \\ \inf\limits_{\boldsymbol{y} \in \partial \varphi_p} \|\boldsymbol{x} - \boldsymbol{y}\|_2, & \text{其他,} \end{cases} \tag{9-11}$$

其中 $\|\boldsymbol{x} - \boldsymbol{y}\|_2$ 表示 $\boldsymbol{x}$ 和 $\boldsymbol{y}$ 的欧几里得距离, $\partial \varphi_p$ 和 $\mathring{\varphi}_p$ 分别表示椭圆锚框的边界点和内点.

为满足式(9-10) 中的迭代格式, φ_p 可由椭圆锚框生成. 由于 φ_p 在轮廓内的值为 1, 在其他地方值为 0, 以正规牙齿为例, 对于检测到的第 i 颗牙齿, 以 $[w_i, h_i]$ 为参数的椭圆锚框可以表示为

$$\varphi_p^{(i)} = H_\epsilon\left(\mathcal{C}[w_i, h_i]\right) = H_\epsilon\left(1 - \left(\frac{2}{w_i}\right)^2 \left(x - \frac{w_i}{2}\right)^2 + \left(\frac{2}{h_i}\right)^2 \left(y - \frac{h_i}{2}\right)^2\right). \tag{9-12}$$

进而, 我们将图像 I 上所有牙齿的约束形状合并, 并记为 $\mathcal{D}(I)$, 便有

$$\varphi_p = \mathcal{D}(I) = \bigcup_{i=1} \varphi_p^{(i)}. \tag{9-13}$$

将约束形状回代到约束项 (9-10) 中, 可得

$$\mathcal{R}_I(\varphi, I) = \frac{1}{2} \int_\Omega \log\left(w_{\text{sdf}}(\boldsymbol{x})\right) \cdot \left(H_\epsilon(\varphi(\boldsymbol{x})) - \mathcal{C}[\mathcal{D}(I)](\boldsymbol{x})\right)^2 \mathrm{d}\boldsymbol{x}. \tag{9-14}$$

将 $\mathcal{R}_I(\varphi, I)$ 回代到能量函数 (9-6) 和曲率模型的梯度流 (9-29) 中, 便可以得到最终的弱监督牙齿分割模型. 本模型是需要使用矩形框标记的牙齿目标框进行训练, 从而可以实现语义分割级别的推理.

9.2.4 能量极小化

能量函数(9-6)可以使用标准的梯度下降方法求解, 以下我们分别求解每一项的能量.

由变分法 [84] 可知, 当 φ 和 c_i 固定时, 能量函数 E_{seg} 关于 b 的 Euler-Lagrange 方程为

$$\int_\Omega K(\boldsymbol{y} - \boldsymbol{x})\left|I(\boldsymbol{x}) - b(\boldsymbol{y})c_i\right| M_i^\epsilon(\varphi(\boldsymbol{x}))c_i \mathrm{d}\boldsymbol{y} = 0. \tag{9-15}$$

当 φ 和 b 固定时, 能量函数 E_{seg} 取极小值时, 关于 c_i 的方程满足

$$\int_\Omega \int_\Omega K(\boldsymbol{y} - \boldsymbol{x})\left|I(\boldsymbol{x}) - b(\boldsymbol{y})c_i\right| M_i^\epsilon(\varphi(\boldsymbol{x}))b(\boldsymbol{y}) \mathrm{d}\boldsymbol{x}\mathrm{d}\boldsymbol{y} = 0. \tag{9-16}$$

于是, 可以得到

$$b(\boldsymbol{y}) = \frac{(I(c_1 M_1^\epsilon + c_2 M_2^\epsilon)) * K}{(c_1^2 M_1^\epsilon + c_2^2 M_2^\epsilon) * K}, \tag{9-17}$$

$$c_i = \frac{\int_\Omega (b * K)I M_i^\epsilon \mathrm{d}\boldsymbol{x}}{\int_\Omega \left(b^2 * K\right) M_i^\epsilon \mathrm{d}\boldsymbol{x}}, \tag{9-18}$$

其中 $*$ 代表卷积算子.

求得 b 和 c_i 之后, 能量函数可以根据 φ 对应的梯度流的负方向最优化. 数据项、长度项、正则项、约束项的梯度, 可以由 Gâteaux 导数 [84] 求得

数据项 $\mathcal{A}(\varphi, c_1, c_2, b)$ 对于数据项, 其梯度可以由 Gâteaux 导数求得

$$
\begin{aligned}
\frac{\partial \mathcal{A}}{\partial \varphi} &= \frac{\partial}{\partial \varphi} \left(\int_{\Omega} \sum_{i=1}^{2} \left(\int_{\Omega} K(\boldsymbol{y} - \boldsymbol{x}) \left| I(\boldsymbol{x}) - b(\boldsymbol{y}) c_i \right|^2 \mathrm{d}\boldsymbol{y} \right) M_i^{\epsilon}(\varphi(\boldsymbol{x})) \mathrm{d}\boldsymbol{x} \right) \\
&= \sum_{i=1}^{2} \frac{\partial}{\partial \varphi} \left(M_i^{\epsilon}(\varphi(\boldsymbol{x})) \right) \int_{\Omega} \left(K(\boldsymbol{y} - \boldsymbol{x}) \left| I(\boldsymbol{x}) - b(\boldsymbol{y}) c_i \right|^2 \mathrm{d}\boldsymbol{y} \right) \\
&= \delta_{\epsilon}(\varphi) \left(e_1 - e_2 \right).
\end{aligned} \tag{9-19}
$$

于是有

$$
\frac{\partial \mathcal{A}}{\partial \varphi} = \delta_{\epsilon}(\varphi) \left(e_1 - e_2 \right), \tag{9-20}
$$

其中 $e_i, i = 1, 2$ 的定义为

$$
e_i(\mathbf{x}) = \int_{\Omega} K(\boldsymbol{y} - \boldsymbol{x}) \left| I(\boldsymbol{x}) - b(\boldsymbol{y}) c_i \right|^2 \mathrm{d}\boldsymbol{y}. \tag{9-21}
$$

长度项 $\mathcal{L}(\varphi)$ 令 $L = |\nabla H_{\epsilon}(\varphi(\boldsymbol{x}))|$, 对于长度项(9-7), 其梯度可以由 Gâteaux 导数求得

$$
\begin{aligned}
\frac{\partial \mathcal{L}}{\partial \varphi} &= \frac{\partial \mathcal{L}}{\partial H_{\epsilon}} \frac{\partial H_{\epsilon}}{\partial \varphi} \\
&= \left(\frac{\partial L}{\partial H_{\epsilon}} - \frac{\partial}{\partial \boldsymbol{x}} \frac{\partial L}{\partial \nabla H_{\epsilon}} \right) \frac{\partial H_{\epsilon}}{\partial \varphi} \\
&= \left(0 - \frac{\partial}{\partial \boldsymbol{x}} \left(\frac{\nabla H}{|\nabla H|} \right) \right) \delta_{\epsilon}(\varphi) \\
&= -\delta_{\epsilon}(\varphi) \cdot \operatorname{div} \left(\frac{\nabla H}{|\nabla H|} \right) \\
&= -\delta_{\epsilon}(\varphi) \cdot \operatorname{div} \left(\frac{\delta_{\epsilon}(\varphi) \cdot \nabla \varphi}{|\delta_{\epsilon}(\varphi) \cdot \nabla \varphi|} \right) \\
&= -\delta_{\epsilon}(\varphi) \operatorname{div} \left(\frac{\nabla \varphi}{|\nabla \varphi|} \right).
\end{aligned} \tag{9-22}
$$

因此, 长度项的梯度为

$$\frac{\partial \mathcal{L}}{\partial \varphi} = -\delta_\epsilon(\varphi) \operatorname{div}\left(\frac{\nabla\varphi}{|\nabla\varphi|}\right). \tag{9-23}$$

正则项 $\mathcal{P}(\varphi)$ 令 $P = \frac{1}{2}(|\nabla\varphi(\boldsymbol{x})| - 1)^2 = \frac{1}{2}\left(\nabla\varphi(\boldsymbol{x})\right)^2 + |\nabla\varphi(\boldsymbol{x})| + \frac{1}{2}$, 对于
正则项(9-8), 其梯度可以由 Gáteaux 导数求得

$$\begin{aligned}
\frac{\partial \mathcal{P}}{\partial \varphi} &= \frac{\partial P}{\partial \varphi} - \frac{\partial}{\partial \boldsymbol{x}}\frac{\partial P}{\partial \nabla\varphi} \\
&= 0 - \frac{\partial}{\partial \boldsymbol{x}}\left(\nabla\varphi - \frac{\nabla\varphi}{|\nabla\varphi|}\right) \\
&= -\nabla^2\varphi + \operatorname{div}\left(\frac{\nabla\varphi}{|\nabla\varphi|}\right). \tag{9-24}
\end{aligned}$$

因此, 正则项的梯度为

$$\frac{\partial \mathcal{P}}{\partial \varphi} = -\nabla^2\varphi + \operatorname{div}\left(\frac{\nabla\varphi}{|\nabla\varphi|}\right). \tag{9-25}$$

约束项 $\mathcal{R}(\varphi, \varphi_p)$ 对于约束项(9-10), 其梯度可以由 Gáteaux 导数如下求得

$$\begin{aligned}
\frac{\partial \mathcal{R}}{\partial \varphi} &= \frac{\partial}{\partial \varphi}\left(\frac{1}{2}\int_\Omega \log\left(w_{\mathrm{sdf}}(\boldsymbol{x})\right) \cdot \left(H_\epsilon(\varphi(\boldsymbol{x})) - \varphi_p(\boldsymbol{x})\right)^2 \mathrm{d}\boldsymbol{x}\right) \\
&= \frac{1}{2} \cdot \log\left(w_{\mathrm{sdf}}(\boldsymbol{x})\right) \cdot \frac{\partial}{\partial \varphi}\left(\left(H_\epsilon(\varphi(\boldsymbol{x})) - \varphi_p(\boldsymbol{x})\right)^2\right) \\
&= \log(w_{\mathrm{sdf}}) \cdot \left(H_\epsilon(\varphi) - \varphi_p\right)\delta_\epsilon(\varphi). \tag{9-26}
\end{aligned}$$

于是有

$$\frac{\partial \mathcal{R}}{\partial \varphi} = \log(w_{\mathrm{sdf}}) \cdot \left(H_\epsilon(\varphi) - \varphi_p\right)\delta_\epsilon(\varphi). \tag{9-27}$$

E_{seg} 梯度流   结合其他项的梯度, 模型 (9-6) 的梯度流可以写作

$$\begin{aligned}
\frac{\partial E_{\mathrm{seg}}}{\partial \varphi} = {}&\delta_\epsilon(\varphi)\left(e_1 - e_2\right) - \nu\delta_\epsilon(\varphi)\operatorname{div}\left(\frac{\nabla\varphi}{|\nabla\varphi|}\right) - \mu\left(\nabla^2\varphi - \operatorname{div}\left(\frac{\nabla\varphi}{|\nabla\varphi|}\right)\right) \\
&+ \log(w_{\mathrm{sdf}}) \cdot \left(H_\epsilon(\varphi) - \varphi_p\right)\delta_\epsilon(\varphi). \tag{9-28}
\end{aligned}$$

9.2.5 曲率分割模型

由于曲率可以控制水平集演化过程中的凸性[85], 而大部分牙齿的形状都是凸的, 相邻的牙齿之间可能是凹区域, 为了减小牙周组织的影响, 我们在带约束模型的基础上添加曲率项, 得到曲率分割模型. 如图 9-2 (a) 所示, 曲线的曲率在凸区域和凹区域是不同的. 我们希望在不同的牙齿连接处, 分割曲线也可以尽可能地贴近边界, 因此, 需要特别考虑负曲率段的演化. 如图 9-2 (b), (c) 所示, 若在负曲率段的梯度流上加上对应的水平集曲率, 则零水平曲线会向外扩张, 若在负曲率段的梯度流上减去对应的水平集曲率, 则零水平曲线会向内收缩. 由于单颗牙齿区域是凸的, 而不同牙齿的连接部分是负的, 通过添加负曲率项来优化我们的模型, 得到曲率模型的梯度流为

$$\frac{\partial \varphi}{\partial t} = H_\epsilon(\kappa) \cdot \left(-\frac{\partial}{\partial \varphi} E_{\text{seg}} \right) + (1 - H_\epsilon(\kappa)) \cdot (-\nu \kappa \delta_\epsilon(\varphi)), \tag{9-29}$$

其中 ν 是非负常数, κ 是零水平集曲率, 由下式得到

$$\kappa = \text{div} \left(\frac{\nabla \varphi}{|\nabla \varphi|} \right). \tag{9-30}$$

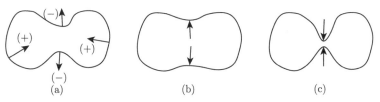

图 9-2 水平集曲率项的作用力图解. (a) 不同凸性的线段的方向不同; (b) 负曲率项的作用力
推动曲线扩张; (c) 减去负曲率项的作用力推动曲线收缩

9.2.6 粘连牙齿分离

尽管曲率模型可以推动分割轮廓尽量贴合牙齿边界, 但当两个牙齿完全粘连在一起时 (如图 9-5 第六列), 在图像中没有明显的缝隙可供活动轮廓演化, 导致曲率模型无法分辨两颗牙齿的边界, 产生粘连的结果. 此时, 可以结合此前牙齿检测时, 每颗牙齿的大小、位置等信息, 确定粘连牙齿, 并将其分开. 如图 9-3 和算法 9-1 所示, 首先根据检测框与分割牙齿的交并比, 筛选出粘连牙齿. 而后根据检测框中心的位置, 选取和检测框中心连线接近垂直的对角线作为分割线. 最后, 根据分割线, 将目标牙齿轮廓分为两段, 并迭代搜索其间最短的点组合作为牙齿间的分割线.

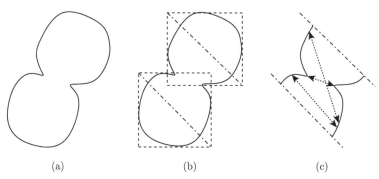

图 9-3 粘连牙齿分割图解. (a) 两颗粘连牙齿; (b) 利用检测框的对角线确定搜索区域; (c) 搜索两条边界之间的最短连线作为分割线

算法 9-1 粘连牙齿分割

Input: 检测框 $\{b_i\}$, 分割轮廓 $\{s_j\}$

Output: 切分的分割轮廓 $\{p_i\}$

foreach b_i in $\{b_i\}$ **do**

    搜索 b_i 的最佳匹配 s_j 满足 $\dfrac{|b_i \cap s_j|}{|b_i|}$ 最大;

end

foreach s_j in $\{s_j\}$ **do**

    if s_j 是多个 b_i 的最佳匹配 **then**

        选取和检测框中心连线接近垂直的对角线作为分割线;

        根据分割线, 将目标牙齿轮廓分为两段;

        迭代搜索其间最短的点组合作为牙齿间的分割线;

    end

end

9.2.7 弱监督训练

弱监督学习模型[86] 可以分为不完全监督 (incomplete supervision)、不确切监督 (inexact supervision) 和不准确监督 (inaccurate supervision). 不完全监督指只有部分训练集有标签, 不确切监督指只有粗粒度标签, 不准确监督指标签不总是正确的. 本节中构建的牙齿分割模型, 只需要利用牙齿的位置和大小标记进行训练, 便可以得到像素级别的牙齿分割模型, 属于不确切监督的范畴, 如算法 9-2 和图 9-4 所示, 对于本章所述的牙齿分割模型, 除了在每次推理时, 利用曲率分割模型迭代得到分割结果, 还可以在利用检测框训练完毕后, 将曲率模型的分割结果储存下来, 重用检测器的骨干网络, 重新训练一个分割头, 避免每次推理都需要迭代求解, 提高推理效率.

算法 9-2 弱监督重训练

Input: 有标签 CBCT 图像 I 和其检测框标签 B, 无标签 CBCT 图像 U

Output: 待训练检测模型 $\mathcal{D}$, 待训练分割模型 $\mathcal{S}$

foreach I_i, B_i **do**

　 | 　通过极小化 $\text{loss}(\mathcal{D}(I_i), B_i)$ 训练检测模型;

end

foreach U_i **do**

　 | 　预测检测框 $P_i = \mathcal{D}(U_i)$;

　 | 　利用公式(9-29)得到分割掩码 M_i;

　 | 　通过极小化 $\text{loss}(\mathcal{S}(U_i), M_i)$ 训练分割模型;

end

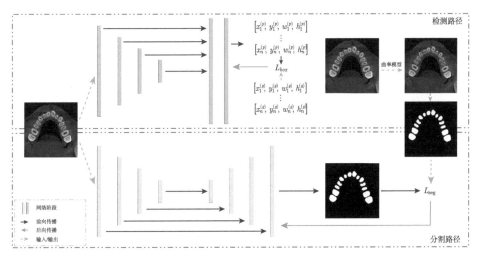

图 9-4　弱监督牙齿分割模型结构图解

9.3　数 值 实 验

在数值实验中, 我们使用 10 组 CBCT 扫描序列, 共 5120 张扫描片. 其中 7 组共 2584 张图像作为训练集和验证集, 用于训练和选择模型. 由于在 CBCT 扫描序列中, 包含牙齿的切片大部分分布在第 250 层到第 400 层中, 因而在剩余 3 组中, 选取每组的第 250 到 400 层图像, 共 453 张作为测试图像, 用于定量评估模型的效果. 这些 CBCT 图像的分辨率为 512×512, 志愿者的年龄分布从 12 岁到 35 岁, 扫描间隔为 0.16mm.

图 9-5 展示了上述模型对牙齿检测和分割的部分结果. 第一行中, 展示了牙齿检测结果, 每一个牙齿都被用橘色框标出. 第二行中, 展示了由检测框生成的椭圆椭圆锚框. 第三行中, 展示了约束模型迭代时的初始水平集. 第四行中, 展示了

最终的分割结果. 从图 9-5 中可以看出, 尽管受到了牙槽骨的干扰, 我们的模型仍然可以很好地分割牙齿轮廓. 约束项根据到椭圆锚框的距离, 在分割时动态惩罚轮廓, 避免远处的牙槽骨影响分割结果. 此外, 曲率项的引入, 让分割轮廓在两颗牙齿的连接处, 也可以较好贴合, 而不是简单地得到光滑轮廓.

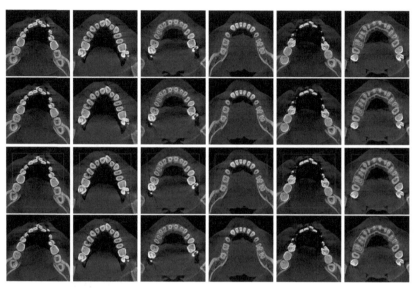

图 9-5　部分牙齿检测和分割结果. 第一行: RetinaNet 得到的牙齿检测框. 第二行: 由检测框生成的椭圆锚框. 第三行: 约束模型的初始化水平集. 第四行: 分割结果

使用前面提到的包含 453 张 CBCT 图像的测试集测试模型, 并使用 Dice 系数、Jaccard 系数 (JS)、边界 F1 系数 (boundary F1 score, BF)、查准率 (precision, PN) 定量评价模型的分割效果. 表 9-1 中展示了这些评价指标上面的得分, 图 9-6 为测试结果的得分分布岭图. 模型的在测试集上的平均 Dice 系数为 0.9480, 平均 JS 为 0.9023, 平均 BF 为 0.9480, 平均 PN 为 0.9484. 测试结果表明, 上述牙齿分割模型可以较为准确地分割牙齿图像. 此外, 模型的在这四个指标上的方差分别为 0.0257, 0.0437, 0.038, 0.0287, 由图 9-6 也可看出, 我们的模型得分分布比较集中, 模型的结果比较稳定.

图 9-7 中展示了两种约束项的比较. 第二行中展示了使用形如式(9-9) 所示的约束项得到的最终水平集, 第三行中展示了新提出的约束项 (9-10) 的最终水平集. 在文献 [83] 中使用的约束项 (9-9), 迫使水平集函数趋近于一个分段常函数. 但是, 在活动轮廓方法中, 长度项 (9-7) 要求水平集函数是一个符号距离函数, 为此大部分文献 [80,87] 中引入了正则项来实现这个目的, 而约束项 (9-9) 的约束目标却与这

表 9-1　弱监督牙齿分割模型在 453 张图像上关于 Dice 系数、Jaccard 系数、边界 F1 系数、查准率的定量测试结果

	DC	JS	BF	PN
平均值	0.9480	0.9023	0.9514	0.9484
最大值	0.9853	0.9711	0.9979	0.9963
最小值	0.6907	0.5275	0.5684	0.7837
标准差	0.0257	0.0437	0.0380	0.0287

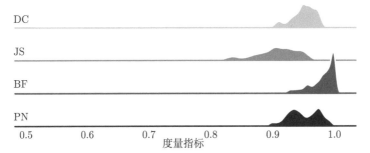

图 9-6　弱监督牙齿分割模型在 453 张图像上关于 DC、JS、BF、PN 的得分分布岭图

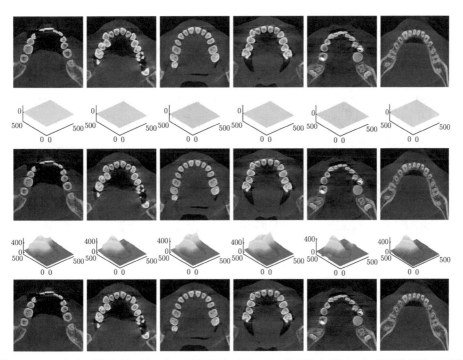

图 9-7　不同约束项的比较. 第一行: 原始图像. 第二行: 使用约束项 (9-9) 得到的最终水平集. 第三行: 使用约束项 (9-9) 得到的最终分割轮廓. 第四行: 使用约束项 (9-10) 得到的最终水平集. 第五行: 使用约束项 (9-10) 得到的最终分割轮廓

个目的产生了冲突. 由于这个冲突, 在第二行中的最终水平集非常粗糙且模糊. 而第三行的水平集, 由于使用了新的约束项, 基本保留了负号距离函数的性质, 且表面光滑连续. 此外, 新提出的约束项也可以加快模型的收敛速度. 表 9-2 中展示了分割轮廓的 Dice 系数达到 0.8 和 0.9 所需要的迭代轮数. 在距离权重的帮助下, 使用新的约束项 (9-10) 的模型, 达到同样的分割准确率所需要的迭代轮数比使用约束项 (9-9) 的模型有了明显的减少.

表 9-2　不同约束项使 Dice 系数超过 0.8 和 0.9 所需要的迭代轮数

	图像 1	图像 2	图像 3	图像 4	图像 5	图像 6
约束项(9-9)	15/26	18/23	11/15	9/13	10/22	16/NA
约束项(9-10)	1/2	1/2	1/1	1/2	1/1	2/16

图 9-8 中比较了使用矩形椭圆锚框和椭圆椭圆锚框得到的分割结果差异. 在图中, 我们使用这两种不同的先验轮廓去分割图像, 第一行为椭圆锚框, 第二行为分割结果. 左边 3 列为使用矩形椭圆锚框的分割实验, 右边 3 列为使用椭圆椭圆锚框的分割实验. 实验结果显示, 当牙周组织和牙槽骨与牙齿的图像强度相近时, 椭圆椭圆锚框可以更好地减小牙周组织的影响, 取得更好的分割效果. 定量实验表明, 使用椭圆约束, Dice 系数可以提高 1.38%, Jaccard 系数可以提高 2.65%, 边界 F1 系数可以提高 2.38%, 查准率可以提高 3.28%. 这表明椭圆约束比矩形约束更加适用于牙齿分割.

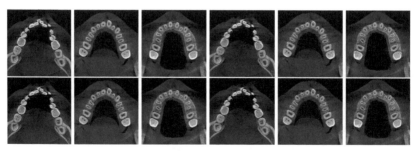

图 9-8　椭圆约束和矩形约束的分割效果比较. 第一行: 原始牙齿图像. 第二行: 分割结果. 前三列: 使用矩形椭圆锚框的分割实验. 后三列: 使用椭圆椭圆锚框的分割实验

为了比较我们的模型和其他基于深度学习的牙齿或通用图像分割模型的分割结果, 我们在相同的测试集上测试 PiCANet 网络[90]、U-Net 模型[91]、TSASNet 网络[93]、TSNet 网络[94]、Mask R-CNN 网络[95], 并与模型进行定量比较. 其中 TSNet 和 TSASNet 没有开源代码, 由我们自己实现, 其他实验均使用官方代码或经过检验的第三方实现. 根据测试结果, 除了 U-Net 和 PiCANet, 其他模型的 Dice 系数都超过了 0.9, 具体测试结果展示在表 9-3 中. 对比这些模型的得分,

我们提出的牙齿分割模型在分割准确率上有了明显的提升. 图 9-9 中展示了 4 个
分割结果的对比示例, 在第二行的例子中, 存在一颗假牙, 大部分模型都没能准确
地分割假牙, 但是我们的模型可以准确地将其分割. 值得注意的是, 我们的模型只
在使用了牙齿检测框进行训练, 而其他模型使用了像素级标注进行训练.

表 9-3　提出的牙齿分割模型和其他模型在 453 张测试图像上的平均得分结果比较

模型	Dice	JS	BF	PN
PiCANet	0.8680	0.7752	0.8988	0.7810
U-Net	0.8827	0.7953	0.9262	0.9043
TSASNet	0.9037	0.8285	0.9515	0.9036
TSNet	0.9053	0.8318	0.9445	0.8948
Mask R-CNN	0.9193	0.8588	0.9426	0.8917
模型 [88]	0.4136	0.3096	0.3585	0.6420
模型 [89]	0.7619	0.6493	0.7242	0.6642
模型 [81]	0.7500	0.6472	0.7242	0.7423
模型 [83]	0.9142	0.8466	0.9337	0.8751
DRLSE	0.3023	0.1845	0.3525	0.1927
LIC	0.2145	0.1238	0.3121	0.1256
我们的模型	0.9480	0.9023	0.9795	0.9484

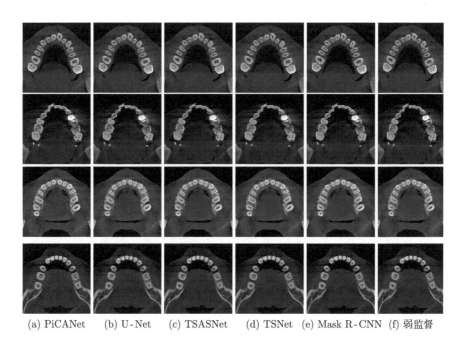

(a) PiCANet　(b) U-Net　(c) TSASNet　(d) TSNet　(e) Mask R-CNN　(f) 弱监督

图 9-9　弱监督牙齿分割模型和其他深度学习模型的比较

　　为了比较我们的模型和其他基于活动轮廓方法的模型的分割结果, 我们在相同的测试集上测试模型 [88]、模型 [89]、模型 [81]、DRLSE [95]、LIC [80] 和模型 [83]. 其中, DRLSE、LIC 和模型 [83] 使用了官方代码, 其他模型为我们手动实现. DRLSE 和 LIC 在测试集上的 Dice 系数分别是 0.3023 和 0.2145, 由于牙周组织的干扰, 二者在测试集上都表现不佳. 模型 [88]、模型 [89] 和模型 [81] 的 Dice 系数分别是 0.4451, 0.7619 和 0.7500, 这比 DRLSE 和 LIC 的表现要好, 因为这些模型中, 使用了手动给出的先验轮廓或形状信息来约束水平集的演化. 模型 [83] 的 Dice 系数是 0.9142, 比其他模型高, 但是仍然比不上我们新提出的模型. 详细的比较数据在表 9-3 中列出, 图 9-10 展示了 4 个分割结果示例. 在基于深度学习的牙齿检测模型和椭圆锚框生成方法的帮助下, 我们的模型可以自动并准确地生成椭圆锚框, 不需要人工介入.

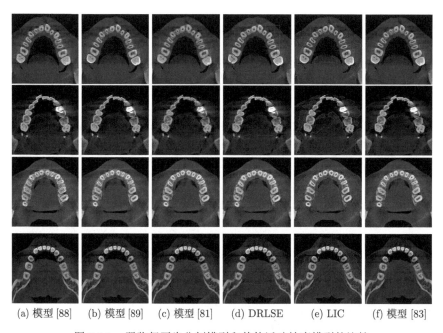

(a) 模型 [88]　　(b) 模型 [89]　　(c) 模型 [81]　　(d) DRLSE　　(e) LIC　　(f) 模型 [83]

图 9-10　　弱监督牙齿分割模型和其他活动轮廓模型的比较

　　图 9-11 中展示了 Dice 系数和边界 F1 系数的小提琴图. Dice 系数描述了分割结果是实际标签在面积上的匹配程度, 边界 F1 系数描述了分割结果和实际标签在边界形状上的匹配程度. 从图中可以看出, 我们的模型得分比其他模型更高, 并且分布更加集中, 分布尾巴更短. 从图 9-11 和表 9-3 可以看出, 我们的模型相对于其他 11 个模型, 在牙齿分割任务上具有一定的优势.

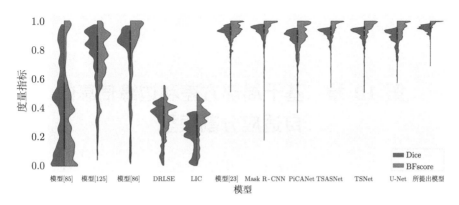

图 9-11　弱监督牙齿分割模型和其他模型在 453 张测试图像上的平均得分结果小提琴图

9.4　本章小结

本章中提出了一个新颖的牙齿分割模型, 其结合了基于深度学习的目标检测方法和水平集估计. 该模型首先使用 RetinaNet 方法检测口腔 CBCT 图像中牙齿的大小和位置, 并根据这些信息生成椭圆锚框. 通过对数符号距离进行加权, 这些椭圆锚框, 可以锚定水平集轮廓的演化, 使其在检测框的附近演化, 避免受到牙周组织和牙槽骨的干扰. 结合水平集的曲率, 该模型可以得到一个紧密贴合牙齿边界的分割轮廓. 在后处理流程中, 通过检测框的交并比和分割边界的曲率变化, 可以将粘连的牙齿分开, 得到每颗牙齿单独的分割轮廓. 实验结果表明, 即在牙龈组织和假牙的干扰下, 该模型也可以准确地分割 CBCT 扫描图像中的牙齿. 通过与其他基于深度学习或活动轮廓方法的模型进行定量比较, 该模型可以取得更好的分割效果和更小的得分方差, 这也表明该模型在分割的准确性和稳定性上相对于此前的工作, 有了明显提升.

第 10 章 基于局部方差和边缘信息的自适应分割模型

10.1 引 言

医学影像的质量取决于其硬件设备、成像方法和重建方法的完善程度. 图像质量可以通过更好的硬件来提高, 但投资巨大. 此外, 成像方法和重建方法的不同可能会在最终的医学图像中产生一些噪声, 而这些噪声也是不可避免的, 这将使医学图像的后处理更加困难. 医学图像处理的出现主要是为了辅助医生进行诊断和治疗, 而医学图像分割在这个过程中起着重要的作用. 为了让医生从手动描绘组织和病变的繁重工作中解脱出来, 临床研究需要以计算机辅助的方式提出自动或半自动分割方法. 因此, 人体组织和病变的准确与抗噪分割对医学图像辅助诊断变得非常重要.

目前在语义分割方面已经取得了一些成果, 准确率有了很大的提高. 由于强度不均匀性和噪声的影响, 直接使用语义分割模型对医学图像进行分割可能会导致分割结果不准确, 抗噪能力差. 为了得到准确的分割结果和医学图像的抗噪性, 越来越多的改进模型也在上述经典模型的基础上取得了理想的效果. Li 等 [126] 提出了距离正则化水平集演化 (distance regularized level set evolution, DRLSE) 模型. 后来, 一些模型也使用图像的局部信息来解决这个问题, 例如由区域可缩放拟合驱动的主动轮廓和优化的高斯-拉普拉斯模型 (region-scalable fitting and optimized LoG energy, LOGRSF) [189]、由局部预拟合驱动的主动轮廓模型 (local pre-fitting energy, LPF) [133]、基于自适应局部拟合的主动轮廓模型 (adaptive local fitting, ALF) [132]. 为了分割左心室和心外膜, Shi 和 Li [195] 提出了一种用于心脏左心室的凸性保持分割的水平集方法, 其中双层水平集模型并结合了凸性保持机制以确保结果具有凸形轮廓. 此外, Weng 等 [196] 考虑医学图像的偏差校正提出了一种基于医学图像强度不均匀性的加性偏差校正 (a level set method based on additive bias correction, ABC) 模型. 这些模型虽然可以有效地分割医学图像, 但不能保证对强度不均匀和有噪声的图像的分割精度. LOGRSF 模型是对 RSF 模型的改进, 但该模型主要针对强度不均匀的图像进行分割, 并没有解决噪声鲁棒性问题. DRLSE 模型在医学图像分割方面受到限制, 不能分割具有强噪声的图像. 然而, 对带有噪声的图像进行分割仍是一个挑战.

当分割具有噪声和强度不均匀的医学图像时, 恒定的区域系数导致轮廓曲线容易陷入局部极小值或忽略目标对象边缘. 图 10-1 显示了在分割强度不均匀的图像时陷入局部极小值或忽略对象边缘的两个示例. 图 10-1(a) 是陷入局部极小值的例子, 由于没有考虑局部信息或者局部信息的尺寸太小, 会导致陷入局部极小值, 把本该属于左心室的部分分割成背景; 图 10-1(b) 忽略对象边缘的例子, 分割过程没有考虑目标物体的边缘, 把边界区域也分割成背景, 导致欠分割. 无论是陷入局部极小值还是忽略目标对象边缘, 这两种情况均会导致分割不准确, 这也是本章所提模型要解决的主要问题.

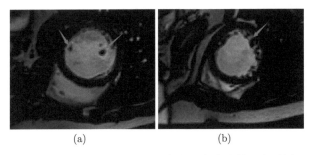

(a)   (b)

图 10-1   陷入局部极小值或忽略对象边缘的两个示例

为了提高分割模型的抗噪能力, 同时解决第 3 章所提出的模型不能同时分割出左心室和左心室外膜, 提出了基于局部方差和边缘信息的自适应图像分割模型. 本章的主要创新之处在于: ① 一种基于自适应局部方差的水平集框架来区分噪声点和目标对象的边缘, 从而提高了具有强度不均匀性和噪声的医学图像的分割精度. ② 考虑了面积项自适应参数的局部方差差异, 以提高抗噪能力和分割精度, 以获得更准确的器官轮廓和病变轮廓. ③ 虽然第 9 章所提出的模型也可以用来分割心脏 MR 图像, 但是不能同时分割出左心室和左心室外膜, 因此提出双水平集能量泛函, 用于同时分割左心室和右心室外膜. ④ 大量的实验和比较表明, 本章所提模型可以分割心脏 MR 图像、人脑 MR 图像、合成图像和乳腺超声图像, 而且分割性能也比其他模型更好, 抗噪能力更强.

10.2   局部方差分割模型的建立和极小化

图 10-2 显示了具有强度均匀性的合成图像和具有强度不均匀性的合成图像的示例. 这两个合成图像的大小都是 8×8 的像素, 如图 10-2(a) 和图 (b) 所示. 我们通过公式 (10-8) 计算红色轮廓曲线内外两幅图像的平均差 $|f_{in} - f_{out}|$. 这些图像的平均差异分别为 0.2450 和 0.2447. 然后我们计算轮廓曲线内外两幅图像的方差的差异 $|\sigma_{in}^2 - \sigma_{out}^2|$. 这些图像的方差差异为 0.7059 和 1.3515. 虽然计算的两

幅图像的平均差异相似, 但方差差异却大不相同. 因此, LRFLSM 模型选择均值差作为轮廓曲线运动的驱动力, 这将导致驱动力较弱. 因此我们建议使用方差差异作为驱动力将红色轮廓曲线驱动到目标对象的边界.

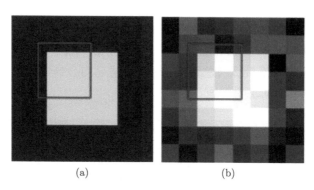

(a)　　　　　　　　　　　　　(b)

图 10-2　具有强度均匀性和具有强度不均匀性的合成图像

　　LRFLSM 模型在面积项中考虑了轮廓线内外的局部均值, 在边缘检测函数中考虑了局部方差值. 而本章所提模型 (adaptive local variance level set model, ALVLS) 考虑了区域项自适应参数中的局部方差差异, 没有考虑边缘检测函数中复杂的局部方差值. LRFLSM 模型的边缘检测功能需要在轮廓移动一次时更新. 相反, ALVLS 模型的边缘检测函数不需要在每次迭代中更新, 图像边缘需要由图像本身来检测, 减少了计算量. 方差差大于均值差, 所以方差差作为面积项的系数, 可以使轮廓移动得更快, 从而实现快速分割. 与 LRFLSM 模型相比, ALVLS 模型的参数数量比 LRFLSM 模型少 1 个, 因此在参数调整过程中也节省了时间和人力成本. 最后, 为了同时分割左心室和左心室心外膜, 还提出了双层水平集的能量泛函, 同时得到左心室和左心室心外膜的轮廓.

10.2.1　局部方差能量泛函的建立

　　与 DRLSE 模型和 LRFLSM 模型相比, ALVLS 模型考虑使用方差差异来迫使轮廓曲线向物体边界移动, 还简化了边缘检测函数. 面积项的自适应参数考虑引入方差差异驱动轮廓线的移动, 能够更准确地分割医学图像. 与以上两个模型类似, ALVLS 模型的能量泛函可以定义为

$$E(\Phi(\boldsymbol{x}), \alpha(\boldsymbol{x})) = \gamma R_p(\Phi(\boldsymbol{x})) + \iota L_g(\Phi(\boldsymbol{x})) + \alpha(\boldsymbol{x}) A_g(\Phi(\boldsymbol{x})), \tag{10-1}$$

其中 $\gamma > 0$ 和 $\iota > 0$ 是两个参数. R_p 是水平集正则化项, 用于强制 $|\nabla\Phi|$ 为指定值, 主要是控制水平集梯度稳定在 1 附近. 当梯度很大的时候, 能量泛函变大, 会驱使水平集趋于平滑, 这样就使得水平集函数减少了出现孤岛的情况, 保持了

近似的符号距离函数. 在 ALVLS 模型中, 当 $|\nabla\Phi| = 0$ 或 $|\nabla\Phi| = 1$ 时, 我们期望 R_p 接近 0. L_g 和 A_g 是水平集长度项和面积项, 它们是依赖于图像 I 数据的外部能量, 保证轮廓线的光滑程度. R_p, L_g 和 A_g 被定义为

$$\begin{cases} R_p(\Phi(\boldsymbol{x})) = \displaystyle\int_\Omega p(|\nabla\Phi(\boldsymbol{x})|)\mathrm{d}\boldsymbol{x}, \\[2mm] L_g(\Phi(\boldsymbol{x})) = \displaystyle\int_\Omega g(\boldsymbol{x})\delta_\varepsilon(\Phi(\boldsymbol{x}))|\nabla\Phi(\boldsymbol{x})|\mathrm{d}\boldsymbol{x}, \\[2mm] A_g(\Phi(\boldsymbol{x})) = \displaystyle\int_\Omega g(\boldsymbol{x})H_\varepsilon(-\Phi(\boldsymbol{x}))\mathrm{d}\boldsymbol{x}, \end{cases} \tag{10-2}$$

其中边缘检测函数 $g(\boldsymbol{x})$ 被定义为

$$g(\boldsymbol{x}) = \frac{1}{1 + |\nabla G_\delta(\boldsymbol{x}) * I(\boldsymbol{x})|^2}, \tag{10-3}$$

其中 G_δ 是一个标准差为 δ 的高斯核函数. 符号 $*$ 代表卷积算子. p, H_ε 和 δ_ε 分别是双阱势函数、光滑的 Heaviside 函数和 Dirac 函数, 它们的定义为

$$p(z) = \begin{cases} \dfrac{1}{(2\pi)^2}(1 - \cos(2\pi z)), & z \leqslant 1, \\[3mm] \dfrac{1}{2}(z-1)^2, & z \geqslant 1, \end{cases} \tag{10-4}$$

$$H_\varepsilon(z) = \frac{1}{2} + \frac{1}{\pi}\arctan\left(\frac{z}{\varepsilon}\right), \tag{10-5}$$

$$\delta_\varepsilon(z) = H'_\varepsilon(z) = \frac{1}{\pi}\frac{\varepsilon}{\varepsilon^2 + z^2}. \tag{10-6}$$

自适应参数 $\alpha(\boldsymbol{x})$ 是图像本身的方差差异信息的系数, 主要控制面积项的作用. $\alpha(\boldsymbol{x})$ 的定义如下

$$\alpha(\boldsymbol{x}) = -\mathrm{e}^{-\beta}|\sigma_1^2(\boldsymbol{x}) - \sigma_2^2(\boldsymbol{x})| + n, \tag{10-7}$$

其中 n 是调整系数, 可以是正数或负数或零. β 是 $|\sigma_1^2(\boldsymbol{x}) - \sigma_2^2(\boldsymbol{x})|$ 的系数. $\sigma_1^2(\boldsymbol{x})$ 和 $\sigma_2^2(\boldsymbol{x})$ 在公式 (10-11) 中定义.

因此, ALVLS 模型可以根据方差的差异来适应调整区域项的效果. 当图像点 $\boldsymbol{x}$ 在物体边界附近时, $|\sigma_1^2(\boldsymbol{x}) - \sigma_2^2(\boldsymbol{x})|$ 比较大, 可以保证系数 $\alpha(\boldsymbol{x})$ 具有较小的值. 相反, 当图像点 $\boldsymbol{x}$ 远离边界时, $|\sigma_1^2(\boldsymbol{x}) - \sigma_2^2(\boldsymbol{x})|$ 为比较小, 因此保证区域系数 $\alpha(\boldsymbol{x})$ 有较大的值. 因此水平集演化方程的收敛速度在距离目标边界较远的地

方可以很快, 保证轮廓曲线快速移动到目标边缘, 对噪声和强度不均匀性具有鲁棒性. 而水平集演化方程的收敛速度在物体边界附近会变慢, 保证了轮廓曲线不会错过物体边缘, 并约束轮廓曲线可以在物体边界处停止.

10.2.2　梯度下降方法极小化局部方差分割模型

为了采用梯度下降法极小化能量泛函, 我们找到梯度流动方程的稳态解. 通过梯度流的负方向来极小化能量泛函, 去掉各项前的参数, 简化的梯度流的求解过程如下:

$$
\begin{aligned}
\frac{\partial \Phi}{\partial t} &= -\frac{\partial E}{\partial \Phi} \\
&= -\left[\frac{\partial R_p}{\partial \Phi} + \frac{\partial L_g}{\partial \Phi} + \frac{\partial A_g}{\partial \Phi}\right] \\
&= -\left[\frac{\partial R_p}{\partial \Phi} + \frac{\partial L_g}{\partial H_\varepsilon}\frac{\partial H_\varepsilon}{\partial \Phi} + \frac{\partial A_g}{\partial H_\varepsilon}\frac{\partial H_\varepsilon}{\partial \Phi}\right] \\
&= -\left[\frac{\partial R_p}{\partial \Phi} - \frac{\partial}{\partial \boldsymbol{x}}\frac{\partial R_p}{\partial \nabla \Phi} + \left(\frac{\partial L_g}{\partial H_\varepsilon} - \frac{\partial}{\partial \boldsymbol{x}}\frac{\partial L_g}{\partial \nabla H_\varepsilon}\right)\frac{\partial H_\varepsilon}{\partial \Phi}\right. \\
&\quad \left. + \left(\frac{\partial A_g}{\partial H_\varepsilon} - \frac{\partial}{\partial \boldsymbol{x}}\frac{\partial A_g}{\partial \nabla H_\varepsilon}\right)\frac{\partial H_\varepsilon}{\partial \Phi}\right] \\
&= -\left[0 - \frac{\partial}{\partial \boldsymbol{x}}\left(\nabla \Phi - \frac{\nabla \Phi}{|\nabla \Phi|}\right) + \left(0 - \frac{\partial}{\partial \boldsymbol{x}}\frac{\partial \nabla H}{\partial |\nabla H|}\right)\delta_\varepsilon(\Phi) + (g(\boldsymbol{x}) - 0)(-\delta_\varepsilon(\Phi))\right] \\
&= -\left[-\nabla^2 \Phi + \mathrm{div}\left(\frac{\nabla \Phi}{|\nabla \Phi|}\right) + (-\delta_\varepsilon(\Phi))\mathrm{div}\left(\frac{\nabla H}{|\nabla H|}\right) + g(\boldsymbol{x})(-\delta_\varepsilon(\Phi))\right] \\
&= -\left[-\nabla^2 \Phi + \mathrm{div}\left(\frac{\nabla \Phi}{|\nabla \Phi|}\right) + (-\delta_\varepsilon(\Phi))\mathrm{div}\left(\frac{\nabla \Phi}{|\nabla \Phi|}\right) + g(\boldsymbol{x})(-\delta_\varepsilon(\Phi))\right] \\
&= \nabla^2 \Phi - \mathrm{div}\left(\frac{\nabla \Phi}{|\nabla \Phi|}\right) + (\delta_\varepsilon(\Phi))\mathrm{div}\left(\frac{\nabla \Phi}{|\nabla \Phi|}\right) + g(\boldsymbol{x})\delta_\varepsilon(\Phi),
\end{aligned}
$$

$$(10\text{-}8)$$

加上各项的参数, 最终梯度流的求解如下:

$$
\begin{aligned}
\frac{\partial \Phi}{\partial t} = {}& \gamma\left(\nabla^2 \Phi - \mathrm{div}(g(\boldsymbol{x})\frac{\nabla \Phi}{|\nabla \Phi|})\right) \\
& + \iota(\delta_\varepsilon(\Phi))\mathrm{div}\left(\frac{\nabla \Phi}{|\nabla \Phi|}\right) + \alpha(\boldsymbol{x})g(\boldsymbol{x})\delta_\varepsilon(\Phi).
\end{aligned}
$$

$$(10\text{-}9)$$

为方便计算公式 (10-9) 的水平集函数演化, 将其离散化为有限差分方程 $\Phi_{i,j}^{m+1} = \Phi_{i,j}^m + \Delta t L(\Phi_{i,j}^m)$, 其中 (i,j) 是像素位置的坐标, m 是迭代次数, Δt 是时间步长,

$L(\Phi_{i,j}^m)$ 是公式 (10-9) 的离散化.

由于 $\delta_\varepsilon(\Phi(\boldsymbol{x}))|\nabla\Phi(\boldsymbol{x})| = |\nabla H_\varepsilon(\Phi(\boldsymbol{x}))|$, 因此公式 (10-1) 可以被重写为

$$\varepsilon(\Phi(\boldsymbol{x}), \alpha(\boldsymbol{x})) = \gamma \int_\Omega p(|\nabla\Phi(\boldsymbol{x})|)\mathrm{d}\boldsymbol{x} + \iota \int_\Omega g(\boldsymbol{x})|\nabla H_\varepsilon(\Phi(\boldsymbol{x}))|\mathrm{d}\boldsymbol{x}$$

$$+ \alpha(\boldsymbol{x}) \int_\Omega g(\boldsymbol{x}) H_\varepsilon(-\Phi(\boldsymbol{x}))\mathrm{d}\boldsymbol{x}. \tag{10-10}$$

当证明一个解的存在时, 我们可以去掉平滑的 Heaviside 函数 H_ε 和边缘检测函数 g. 公式 (10-1) 一般写成如下形式

$$\varepsilon(\Phi(\boldsymbol{x}), \alpha(\boldsymbol{x})) = \varepsilon_1(\Phi) + \varepsilon_2(\Phi) + \varepsilon_3(\Phi, \alpha)$$

$$= \gamma \cdot R(\Phi(\boldsymbol{x})) + \iota \cdot L(\Phi(\boldsymbol{x})) + \alpha(\boldsymbol{x}) \cdot A(\Phi(\boldsymbol{x}) < 0). \tag{10-11}$$

我们假设 $I \in [0,1]$ 和 I 的大小是 $m \times m$. 显然由于 γ 和 ι 是两个正参数, 正则化项 $\varepsilon_1(\Phi) \geqslant 0$ 和长度项 $\varepsilon_2(\Phi) \geqslant 0$. 并且根据公式 (10-7), 面积项 $\varepsilon_3(\Phi, \alpha) \geqslant [-e^\beta + n] \cdot m^2$. 然后我们有 $\varepsilon(\Phi(\boldsymbol{x}), \alpha(\boldsymbol{x})) \geqslant [-e^\beta + n] \cdot m^2$. 所以 $\varepsilon(\Phi(\boldsymbol{x}), \alpha(\boldsymbol{x}))$ 有一个下界并且 $\inf \varepsilon(\Phi(\boldsymbol{x}), \alpha(\boldsymbol{x}))$ 存在. 根据文献 [135] 证明的解的存在性, 可以推导出泛函具有较低的半连续性, 从而保证泛函的弱极值 $\widetilde{\Phi}$ 的存在. 因此, ALVLS 模型的能量泛函至少存在一种解 Φ^*.

因此可以极小化能量泛函得到最优解, 这就是准确的分割结果. 在极小化过程中, 使用梯度下降法, 主要研究 Φ^m 收敛到 L_2 范数意义上的极小化问题的解 Φ^*. 最后, 我们总结极小化过程以下步骤, 如算法 10-1 所示.

算法 10-1 基于局部方差和边缘信息的自适应分割模型

Input: 参数 $\gamma, \iota, \beta, n, \omega, \varepsilon$, 初始水平集函数 Φ^0 的初始值和原始图像 I

Output: 最终轮廓和分割结果

1: 初始化水平集函数 Φ^0;
2: 通过公式 (10-3), 计算 $g(\boldsymbol{x})$;
3: 通过公式 (10-18), 计算 f_{in} 和 f_{out};
4: 通过公式 (10-20), 计算 σ_{in}^2 和 σ_{out}^2;
5: 通过公式 (10-7), 计算 $\alpha(\boldsymbol{x})$;
6: 通过公式 (10-9), 更新水平集函数;
7: 找到 $\mathcal{C}^{m+1} = \{\boldsymbol{x} : \Phi^{m+1}(\boldsymbol{x}) = 0\}$;
8: **if** $\|\Phi^{m+1} - \Phi^m\| \leqslant \mathrm{error}$ **then**
9:     | 输出分割结果 $\mathcal{C}^{m+1}$
10: **end**
11: 返回步骤 3

10.3　局部方差分割模型的双层能量泛函

为了同时分割左心室和左心室外膜, 使用双层水平集函数结合局部区域的方差信息, 消除强度不均匀和噪声带来的干扰. 双层水平集能量泛函类似于公式 (10-1), 由长度项、面积项和正则化项组成. 双层水平集能量泛函的定义为

$$E(\Phi(\boldsymbol{x}), \alpha(\boldsymbol{x})) = \gamma \int_{\Omega} p(|\nabla \Phi(\boldsymbol{x})|) \mathrm{d}\boldsymbol{x} + \iota \int_{\Omega} g(\boldsymbol{x})(\delta_{\varepsilon}(\Phi(\boldsymbol{x}) - \kappa)) |\nabla \Phi(\boldsymbol{x})| \mathrm{d}\boldsymbol{x}$$
$$+ \alpha(\boldsymbol{x}) \int_{\Omega} g(\boldsymbol{x})(H_{\varepsilon}(-\Phi(\boldsymbol{x}) + \kappa)) \mathrm{d}\boldsymbol{x}. \tag{10-12}$$

为了极小化双层水平集能量泛函, 我们给出梯度流方程的稳态解, 梯度流方程被定义为

$$\frac{\partial \Phi}{\partial t} = \gamma \left(\nabla^2 \Phi - \mathrm{div} \left(\frac{\nabla \Phi}{|\nabla \Phi|} \right) \right) + \iota \delta_{\varepsilon}(\Phi - \kappa) \mathrm{div} \left(g(\boldsymbol{x}) \frac{\nabla \Phi(\boldsymbol{x})}{|\nabla \Phi(\boldsymbol{x})|} \right)$$
$$+ \alpha(\boldsymbol{x}) \delta_{\varepsilon}(\Phi - \kappa) g(\boldsymbol{x}), \tag{10-13}$$

其中 $\kappa > 0$ 是 κ 水平集的等高线. 可通过公式 (10-1) 和公式 (10-12) 来定义的双层水平集能量泛函分割心脏 MR 图像, 同时得到左心室和左心室外膜的轮廓.

10.4　实验与分析

所有实验均在一台 CPU 类型为 Intel(R)Core(TM)i9-9900K@160GHz, 共 64 个内核的机器上使用 MATLAB R2017a 进行. U-Net 框架是在具有 2 个 GPU 的机器上获得的, 总共 48 个内核使用 Python. 该数据集来自动心脏诊断挑战赛 (ACDC) 和人脑 MR 图像分割挑战赛 (QUBIQ). 此外, ALVLS 模型被应用于乳腺超声图像挑战赛 (BUID), 证明模型的抗噪能力. 对于不同的需求, 可能有不同的评价标准, 常用的一种标准是 DC 值.

10.4.1　不同数据集上的分割实验

心脏是我们身体的重要器官, 拥有健康稳定工作的心脏是我们探索、创造和感知世界的必要条件. 然而, 各种心脏病也严重威胁着许多人的生命. 为了有效治疗和预防这些疾病, 对整个心脏结构进行准确的计算、建模和分析对于医学领域的研究和应用至关重要.

在本节中, 通过分割心脏 MR 图像证明了 ALVLS 模型的良好性能. 我们设置参数 $\gamma = 0.04, \iota = 1, \beta = 15, n = 0, \omega = 3$ 和 $\varepsilon = 1$. 心脏 MR 图像的大小设置为 160×160. 图 10-3 显示了 ALVLS 模型的左心室和左心室外膜分割结果. 红线

和绿线是 ALVLS 模型的左心室和左心室外膜的轮廓曲线. 第一行较亮的图像是在舒张末期 (ED) 瞬间捕获的心脏 MR 图像, 最后一行是在收缩末期 (ES) 瞬间捕获的心脏 MR 图像.

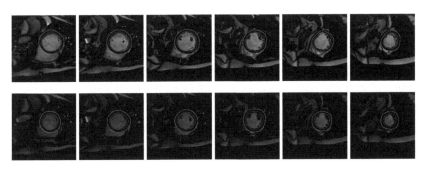

图 10-3 ALVLS 模型分割左心室和左心室外膜的结果

为了体现 ALVLS 模型更有说服力, 使用其他模型对上述图像进行了分割, 包括 LRFLSM 模型[134]、DRLSE 模型[126]、CPLSM 模型、ALF 模型[132]、LPF 模型[133] 和 LOGRSF 模型[189]. 所有分割模型的部分分割结果如图 10-4 所示, 从左到右, 每列显示带有初始轮廓的原始图像、LRFLSM 模型、CPLSM 模型、ALVLS 模型的分割结果和真实结果. 可以看出, 无论是左心室还是左心室外膜的分割, ALVLS 模型的分割结果都接近真实结果. 然而, ALF 模型、LPF 模型和 LO-GRSF 模型仅在心脏 MR 图像中分割左心室, 并没有分割左心室外膜, 因此不在这里展示. 这是因为同时分割左心室和左心室外膜, 会产生杂乱无章的曲线, 因此并没有在图中展示. 我们将 LRFLSM 模型和 DRLSE 模型为单层的水平集模型, 并将其重写为同时分割左心室和左心室外膜的双层能量函数.

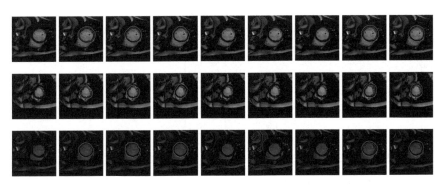

图 10-4 不同模型左心室和左心室外膜的分割结果

以上证明了 ALVLS 模型的分割结果更加准确, 这只是肉眼所见. 因此, 计算每个模型在 ED 瞬间和 ES 瞬间分割左心室和左心室外膜分割结果的 DC 值.

我们用总共 64 个不同心脏 MR 图像的分割结果计算 DC 值, 包括 ED 瞬间 (32) 和 ES 瞬间 (32). 根据这些结果, 绘制了箱线图, 如图 10-5 所示. 箱线图的主要目的是观察不同模型在不同组织分割中的表现, 包括最差分割结果、最佳分割结果、中值分割结果和平均分割结果. 图 10-5(a) 和 (b) 显示了 ED 瞬间和 ES 瞬间左心室分割的 DC 值. 图 10-5(c) 和 (d) 显示了 ED 瞬间和 ES 瞬间左心室外膜分割结果的 DC 值. 绿线是箱线图所用数据 DC 值的平均值. 从图 10-5 可以看出, 在 ED 瞬间和 ES 瞬间分割左心室时, ALVLS 模型的最差分割结果、最佳分割结果、中值分割结果和平均分割结果均优于 LRFLSM 模型、DRLSE 模型、CPLSM 模型、ALF 模型、LPF 模型和 LOGRSF 模型. ALVLS 模型在 ED 瞬间和 ES 瞬间的左心室外膜分割方面, 也优于 LRFLSM 模型、DRLSE 模型和 CPLSM 模型.

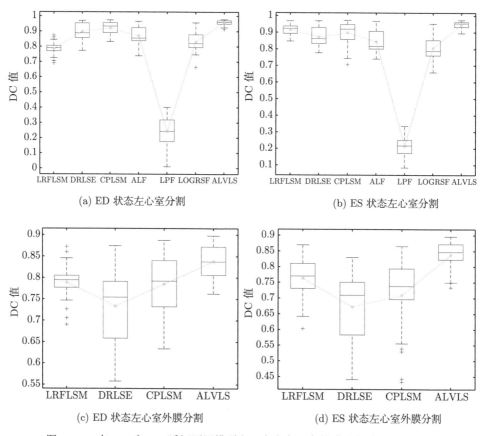

(a) ED 状态左心室分割

(b) ES 状态左心室分割

(c) ED 状态左心室外膜分割

(d) ES 状态左心室外膜分割

图 10-5   在 ED 和 ES 瞬间不同模型左心室和左心室外膜分割结果的 DC 值

以上是各个分割模型对左心室和左心室外膜的分割情况, 接下来比较一下右心室的分割结果. 图 10-6 显示了 ALVLS 模型分割右心室的结果. 设置参数 $\gamma = 0.04, \iota = 1, \beta = 15, n = 0, \omega = 3$ 和 $\varepsilon = 1$. 第 1 行是带有初始轮廓线的原始图像. 第 2 行是 ALVLS 模型的分割结果. 第 3 行是心脏 MR 图像右心室的真实结果. 通过肉眼观察, ALVLS 模型能够有效地分割左心室, 并得到接近真实结果. 图 10-7 显示了 LRFLSM 模型、ALVLS 模型的右心室分割结果和真实结果. 第 1 列是 LRFLSM 模型带有初始轮廓线原始图像, 第 3 列是 ALVLS 模型带有初始轮廓线原始图像. 第 2 列、第 4 列和第 5 列是 LRFLSM 模型、ALVLS 模型的分割结果和心脏 MR 图像右心室的真实结果. 我们之所以为 LRFLSM 模型单独选取初始轮廓线, 是因为采用第 3 列所示的初始轮廓线, 将不会分割出右心室. 虽然可以通过 LRFLSM 模型获得更准确的结果, 但是 LRFLSM 模型在分割心脏 MR 图像的右心室时, 更多地依赖于初始轮廓的选择. 与 LRFLSM 模型相比, ALVLS 模型对初始轮廓的鲁棒性更强, 而且分割更准确.

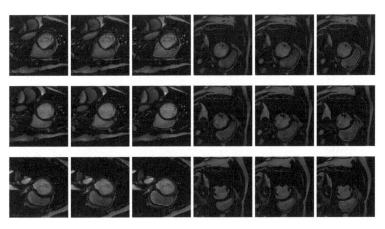

图 10-6　ALVLS 模型的右心室分割结果

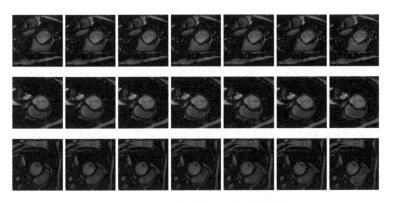

图 10-7　不同模型的右心室分割结果

　　同理, 计算每个模型对右心室分割结果的 DC 值. 如果 LRFLSM 模型也采用相同的初始轮廓, 则会陷入局部最小化, 无法到达目标边界. 在此图中, 使用 24 幅心脏 MR 图像来获取分割结果并计算 DC 值, 然后在图 10-8 中绘制箱线图. 从图 10-8 的箱线图显示了 ALVLS 模型的最差分割结果、最佳分割结果、中值分割结果和平均分割结果的 DC 值更高, 比其他模型更准确地分割右心室.

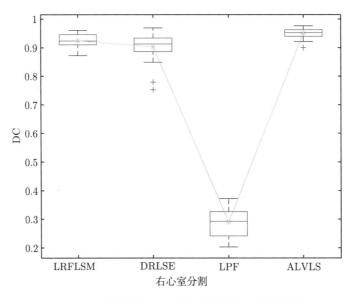

图 10-8   不同模型右心室分割结果 DC 值的比较

　　人脑 MR 图像作为一种特殊的医学图像, 是医学图像研究的重点和难点. 由自然的图像分割模型可以应用于脑部病变图像, 但需要考虑脑部病变图像的特殊性. 在本节中, 对人脑 MR 图像的脑部病变进行分割, 并计算所有模型分割结果的 DC 值.

　　设置参数 $\gamma = 0.04, \iota = 1, \beta = 15, n = -0.4, \omega = 1$ 和 $\varepsilon = 1.5$. 人脑 MR 图像的大小设置为 256×256. 图 10-9 显示了 ALVLS 模型对人脑病变分割的结果, 其中红线和绿线是 ALVLS 模型的分割结果和真实结果. 在图中, 我们可以观察到 ALVLS 模型的分割结果非常接近真实结果. 图 10-10 显示了不同模型的人脑病变分割结果. 第一列显示具有初始轮廓的原始图像. 第二至五列显示了 LR-FLSM 模型、ALF 模型、ALVLS 模型的分割结果和真实结果. 然后我们根据分割结果, 计算 28 幅人脑 MR 图像分割结果的 DC 值, 并绘制箱线图 10-11. 该图展示了所有模型的最差分割结果、最佳分割结果、中值分割结果和平均分割结果的分布. 无论是最大值、最小值还是平均值, ALVLS 模型在人脑病变的分割上有一定的优势.

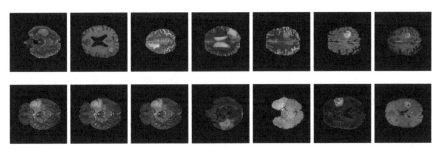

图 10-9　ALVLS 模型分割人脑病变的结果

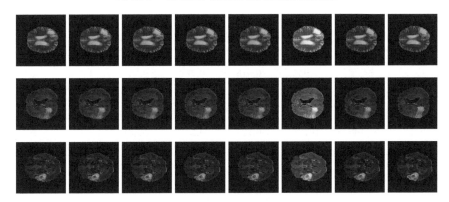

图 10-10　不同模型的人脑病变的分割结果

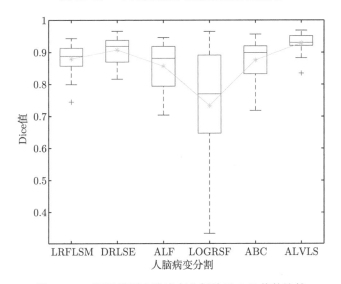

图 10-11　不同模型人脑病变分割结果 DC 值的比较

最后, 表 10-1 给出了不同传统模型在分割心脏 MR 图像和人脑 MR 图像病变时, 分割结果的 DC 值比较. 从表 10-1 和表 10-2 中, 我们可以看到, 用于分

割不同医学图像分割结果 DC 值的平均值、最大值和最小值. 与其他模型相比,
ALVLS 模型的分割结果在所有六种情况下都具有最高的 DC 值, 分割结果更准
确. 此表中有 6 种情况: 情况 1 是 ED 瞬间的左心室分割结果; 情况 2 是 ES 瞬间
的左心室分割结果; 情况 3 是 ED 瞬间的左心室外膜分割结果; 情况 4 是 ES 瞬
间的左心室外膜分割结果; 情况 5 是右心室分割结果; 情况 6 是人脑 MR 图
像的病变分割结果. 在情况 1—情况 5 中, ALVLS 模型和其他模型分别计算
了 32, 32, 32, 32, 32 和 28 张医学图像的分割结果的 DC 值. 除情况 4 外, 其
他情况中的 ALVLS 模型在医学分割上都有很好的表现.

表 10-1　不同传统模型分割结果的 DC 值比较

		情况 1	情况 2	情况 3	情况 4	情况 5	情况 6
LRFLSM	平均值	0.943	0.916	0.789	0.757	0.927	0.880
	最小值	0.893	0.847	0.690	0.603	0.873	0.745
	最大值	0.965	0.969	0.872	0.868	0.965	0.944
DRLSE	平均值	0.903	0.871	0.729	0.661	0.902	0.908
	最小值	0.773	0.777	0.557	0.441	0.752	0.816
	最大值	0.970	0.970	0.875	0.830	0.969	0.969
CPLSM	平均值	0.928	0.901	0.784	0.705	—	—
	最小值	0.847	0.704	0.634	0.433	—	—
	最大值	0.974	0.973	0.888	0.865	—	—
ALF	平均值	0.875	0.849	—	—	—	0.857
	最小值	0.739	0.740	—	—	—	0.704
	最大值	0.965	0.967	—	—	—	0.946
LPF	平均值	0.260	0.214	—	—	0.289	—
	最小值	0.010	0.085	—	—	0.203	—
	最大值	0.401	0.336	—	—	0.372	—
LOGRSF	平均值	0.833	0.810	—	—	—	0.734
	最小值	0.665	0.659	—	—	—	0.334
	最大值	0.957	0.952	—	—	—	0.965
ABC	平均值	—	—	—	—	—	0.876
	最小值	—	—	—	—	—	0.718
	最大值	—	—	—	—	—	0.957
K-值	平均值	0.840	0.830	—	—	—	0.914
Otsu	平均值	0.900	0.890	—	—	—	0.914
ALVLS	平均值	0.957	0.948	0.835	0.834	0.950	0.930
	最小值	0.913	0.895	0.762	0.734	0.900	0.835
	最大值	0.978	0.973	0.896	0.896	0.977	0.969

除了与基于能量泛函的分割模型作比较, 也与基于深度学习的模型进行了对
比实验. 表 10-2 给出了基于神经网络的 UNET 模型、ISANET 模型、CCNET 模
型、GCNET 模型和 DNLNET 模型的分割结果 DC 值比较. 这些模型都是基于深
度学习的模型, 在 UNET+CE, UNET+DC, ISANET, CCNET, GCNET 和 DNL-

NET 模型中, 图像大小为 256×256, 学习率为 1×10^{-4}, 主干为 ResNet-50, 优化器类型是 Adam. 训练过程包含 500 个 epoch. 这些模型的代码可以参考 MMSegmentation, 这是一个基于 PyTorch 的开源语义分割工具箱. U-Net+CE 和 U-Net+DC 的区别在于损失函数, UNET+CE 采用交叉熵损失函数, 而 U-Net+DC 采用 Dice 损失函数. 当应用 UNET 同时分割左心室、左心室外膜和右心室时, 只需要将二分类任务转化为多分类任务. 此外, 还比较了两个竞赛[197,198] 中的分割结果. 该表中的 5 种情况与表 10-1 的前 5 种情况是相同的, 并且在这 5 种情况, ALVLS 模型分割结果的 DC 值最高, 分割更准确.

表 10-2　基于深度学习的不同模型分割结果的 DC 值比较

		情况 1	情况 2	情况 3	情况 4	情况 5
U-Net+CE	平均值	0.920	0.850	0.770	0.710	0.820
	最小值	0.830	0.700	0.550	0.630	0.360
	最大值	0.960	0.940	0.840	0.890	0.940
U-Net+DC	平均值	0.910	0.850	0.750	0.800	0.815
	最小值	0.860	0.690	0.590	0.690	0.210
	最大值	0.944	0.940	0.840	0.890	0.940
CCNET	平均值	0.900	0.800	0.790	0.680	0.740
	最小值	0.810	0.500	0.490	0.520	0.180
	最大值	0.940	0.930	0.820	0.840	0.910
DNLNET	平均值	0.930	0.760	0.770	0.650	0.730
	最小值	0.860	0.430	0.650	0.460	0.430
	最大值	0.970	0.940	0.870	0.860	0.920
GCNET	平均值	0.930	0.760	0.780	0.720	0.750
	最小值	0.830	0.430	0.670	0.580	0.260
	最大值	0.960	0.910	0.850	0.850	0.910
ISANET	平均值	0.870	0.770	0.510	0.680	0.610
	最小值	0.600	0.540	0.140	0.440	0.160
	最大值	0.950	0.940	0.780	0.830	0.870
Grinias	平均值	0.948	0.848	0.799	0.784	0.827
Yang	平均值	0.938	0.900	0.820	0.862	0.852
ALVLS	平均值	0.957	0.948	0.835	0.834	0.950
	最小值	0.913	0.895	0.762	0.734	0.900
	最大值	0.978	0.973	0.896	0.896	0.977

表 10-3 分别显示了用于分割医学图像的不同模型的平均 CPU 时间. ALF 模型和 ABC 模型均需要很短的 CPU 时间就可以收敛, 但是分割结果却是这些模型中较差的. 虽然 LOGRSF 模型花费的时间最少, 但分割精度与实际情况相去甚远. ALVLS 模型只需要 150 次和 100 次迭代即可使分割心脏 MR 图像和大脑 MR 图像的能量泛函收敛. 与其他模型相比, 分割心脏 MR 图像和人脑 MR 图像的平均 CPU 时间相对较短. 因此, 综合考虑分割的精度和所用的 CPU 时间,

ALLVS 模型更适合分割心脏 MR 图像和人脑 MR 图像.

表 10-3　不同模型平均 CPU 时间的比较

心脏 MR 图像	LRFLSM	CPLSM	ALF	LOGRSF	DRLSE	ALVLS
迭代次数	200	200	50	100	200	150
CPU 时间	7.056	4.694	3.592	1.358	4.088	5.723
人脑 MR 图像	LRFLSM	ALF	LOGRSF	DRLSE	ABC	ALVLS
迭代次数	300	20	100	200	150	100
CPU 时间	17.645	6.430	1.551	4.203	2.452	5.716

最后, 表 10-4 展示了 LRFLSM 模型和 ALVLS 模型在分割不同图像时的 DC 值, 以讨论方差差异系数 $\alpha(\boldsymbol{x})$ 对分割精度的影响. LRFLSM 是原始模型, 其中可变区域系数 $\nu(\boldsymbol{x})$ 被替换为方差差异系数 $\alpha(\boldsymbol{x})$, 其他均不变, 则变成 LRFLSM + $\alpha(\boldsymbol{x})$. ALVLS + α 意味着将 $\alpha(\boldsymbol{x})$ 固定为一个常数. 不难发现, LRFLSM, LRFLSM + $\alpha(\boldsymbol{x})$ 和固定系数 α 的分割结果不如 ALVLS 模型的自适应方差系数准确. 因此, ALVLS 模型中的方差差异系数可以提高分割的准确性.

表 10-4　LRFLSM 模型和 ALVLS 模型的用于分割 MR 图像的 DC 值

	LRFLSM	LRFLSM+$\alpha(\boldsymbol{x})$	ALVLS+α	ALVLS
心脏 MR 图像	0.943	0.948	0.932	0.957
人脑 MR 图像	0.880	0.901	0.923	0.930

无论是真实图像还是医学图像, 都会存在噪声和图像强度不均匀性, 这就要求分割模型对噪声和图像强度不均匀性具有鲁棒性, 从而获得准确的分割结果. 图 10-12 显示了 LRFLSM 模型和 ALVLS 模型对强度不均匀且无噪声的合成图像进行分割的结果. 合成图像是通过 MATLAB 绘制的, 大小设置为 201×201. 第一列是具有初始轮廓的原始图像. 第二列是 LRFLSM 模型的分割结果. 第三列是 ALVLS 模型的分割结果. 第四列是我们给出的真实结果. 从图 10-12 可以看出, 当图像强度不均匀时, 两种模型的分割结果都非常准确. 但是如果在图像中加入噪声, 分割结果就会发生变化.

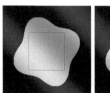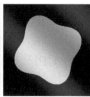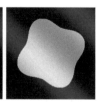

图 10-12　LRFLSM 模型和 ALVLS 模型分割合成图像的结果

接下来, 在图 10-12 的合成图像中添加噪声, 可以看到 ALVLS 模型的优越性, 如图 10-13 和图 10-14 所示. 图 10-13 和图 10-14 分别显示了 LRFLSM 模型和 ALVLS 模型对具有不同噪声的合成图像的分割结果. 第一至四行是添加了高斯噪声、椒盐噪声、散斑噪声和随机噪声的图像. 从左到右分别添加的是噪声密度为 0.01, 0.03, 0.05, 0.07 和 0.09 的噪声. 可以看到 LRFLSM 模型的分割结果远不如 ALVLS 模型的分割结果接近真实结果. 然后计算 LRFLSM 模型和 ALVLS 模型在 40 种不同噪声下分割结果的 DC 值. 图 10-15(a) 显示了具有不同噪声的合成图像的 ALVLS 模型分割结果的 DC 值. 图 10-15(b) 显示了具有不同噪声的合成图像的 LRFLSM 模型分割结果的 DC 值. 所有噪声级别的范围从 0.01 到 0.1. 噪声有四种类型, 包括高斯噪声、椒盐噪声、散斑噪声和随机噪声. 红线、绿线、蓝线和黑线是添加不同级别的高斯噪声、椒盐噪声、散斑噪声和随机噪声的分割结果的 DC 值. 与 LRFLSM 模型相比, ALVLS 模型对不同噪声的鲁棒性更强. LRFLSM 模型的可变区域系数 $\nu(\boldsymbol{x})$ 只考虑了局部图像强度的平均值. 因此, LRFLSM 模型不能分割强度不均匀和有噪声的图像. 然而, ALLVS 模型考虑了局部区域的方差信息, 因此在分割强度不均匀和噪声的图像时可以得到准确的结果.

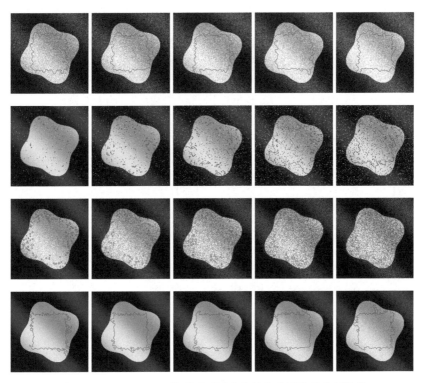

图 10-13　LRFLSM 模型对不同噪声的合成图像的分割结果

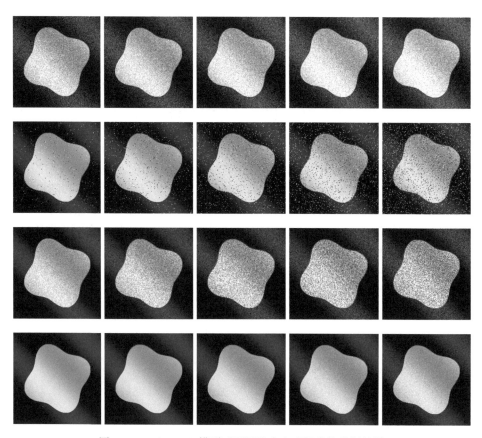

图 10-14　ALVLS 模型对不同噪声合成图像的分割结果

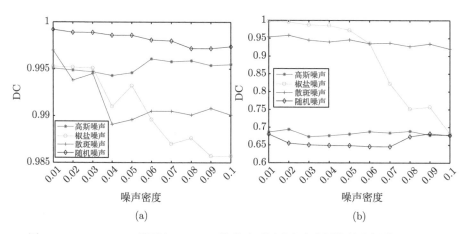

图 10-15　LRFLSM 模型和 ALVLS 模型对不同噪声合成图像的分割结果 DC 值

除了上面提到的心脏 MR 图像、人脑 MR 图像和合成图像, 我们还对乳腺超声图像进行了分割. 在本节中, 在图 10-16中分割了乳腺超声图像, 并根据结果计算分割结果的 DC 值, 平均 DC 值为 0.9436. 第一行是带有初始轮廓线的原始图像, 第二行是 ALVLS 模型的分割结果, 第三行是真实结果. 图 10-17显示了当我们添加不同级别的噪声时, ALVLS 模型的分割结果. 红线和绿线分别是 ALVLS 模型的分割结果和真实结果. 第一列从左到右分别是噪声密度为 0.01, 0.02, 0.03 和 0.04; 第二列从左到右分别是噪声密度为 0.05, 0.06, 0.07 和 0.08. 分割结果对应的 DC 值为 0.9415, 0.9412, 0.9378, 0.9450, 0.9409, 0.9410, 0.9528 和 0.9432. 从以上分割结果可以看出, 本章所提的 ALVLS 模型不仅可以准确地分割乳腺超声图像, 且对噪声具有鲁棒性.

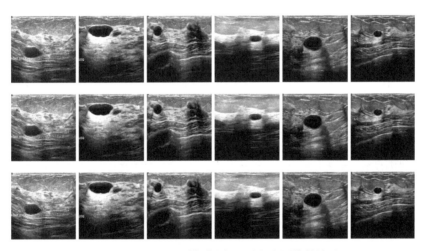

图 10-16　ALVLS 模型分割乳腺超声图像的结果

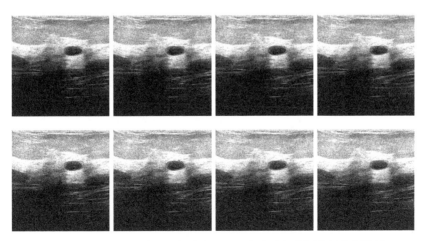

图 10-17　ALVLS 模型分割带有不同噪声乳腺超声图像的分割结果

10.4.2 参数选择

在 ALVLS 模型的单层能量泛函中, 有 6 个不同的参数 $\gamma, \iota, \beta, n, \omega$ 和 ε. 以人脑 MR 图像分割为例, 分析不同参数对 ALVLS 模型精度的影响. 一般来说, 我们将长度参数固定为 1, 并调整其他参数以实现准确的分割. 我们在区间 [1.1, 2.0] 中以相等步长改变 ε 的值, 在区间 [0.010, 0.055] 中以相等步长改变 γ, 在区间 [1, 10] 中以相等步长改变 ω, 在区间 [−0.6, 0.3] 中以相等步长 n 改变和 β 为一个患者的 10 张人脑 MR 图像的分割结果. 图 10-18 给出了人脑 MR 图像分割结果

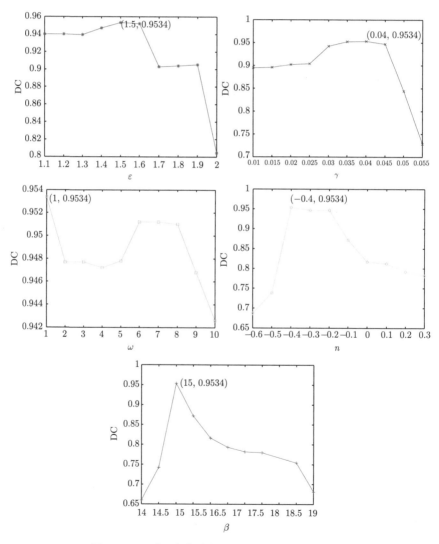

图 10-18　不同参数选择下分割精度的敏感性分析

的 DC 值, 其中每个子图中给出的坐标点是对应的参数值和 DC 值最大时的参数值和 DC 值. 因此, 选择参数 $\varepsilon = 1.5, \gamma = 0.04, \iota = 1, n = -0.4, \omega = 1$ 和 $\beta = 15$.

本节提供了用于分割两种类型的医学图像的参数选择, 包括心脏 MR 图像和人脑 MR 图像. 首先要明确分割目标, 然后调整各项的参数. 无论分割哪种类型的图像, $\gamma = 0.04$ 和 $\iota = 1$ 的比例保持不变, 分别控制正则项和长度项. 参数 β 和 n 用于调整参数 $|\sigma_{\mathrm{in}}^2 - \sigma_{\mathrm{out}}^2|$ 和 $\alpha(\boldsymbol{x})$. 在分割心脏 MR 图像时, 选择 $\beta = 15$ 和 $n = 0$. 在分割人脑 MR 图像时, 选择 $\beta = 15$ 和 $n = -0.4$. 参数 ω 控制高斯核函数的窗口大小. 对于心脏 MR 图像, 选择 $\omega = 3$. 对于人脑 MR 图像, 为了更准确地分割病变位置, 不应过度平滑病变的边界, 所以选择 $\omega = 1$ 来展示病变部分的不规则性. 最后, ε 决定了平滑的 Heaviside 函数和 Dirac 函数的平滑程度. 在心脏 MR 图像中分割左心室、左心室外膜和右心室时, 希望得到更平滑的曲线, 因此选择尽可能小的 $\varepsilon = 1$. 在分割人脑 MR 图像中的病变时, 想要得到病变的边缘和角落, 所以选择 $\varepsilon = 1.5$ 为更大的值. 如果将此模型应用于分割其他图像, 可以根据上述规则进行适当的调整.

10.4.3 消融实验

ALVLS 模型的能量泛函包含三项, 分别为 R_p, L_g 和 A_g. R_p 是水平集正则项, 没有这个项, 轮廓线就不会演化, 无法得到分割结果. 我们对其他两项进行了消融实验, 其中长度项 L_g 有一个参数 ι, 面积项 A_g 有两个参数 β 和 n. 表 10-5 给出了消融实验, 主要分割心脏 MR 图像、人脑 MR 图像和乳腺超声图像, 用于显示每个项在三个数据集上分割的有效性, 证明各项的在能量泛函中的重要性. 请注意, ALVLS 模型的长度项和面积项可以确保分割的准确性. 可以看出, 无论分割心脏 MR 图像、人脑 MR 图像和乳腺超声图像, 能量泛函中包含 R_p, L_g 和 A_g 这三项, 分割结果的 DC 值越高, 分割就更准确.

表 10-5　ALVLS 模型分割不同医学图像的消融研究

	$\beta+n$	ι	$\iota+\beta$	$\iota+n$	$\iota+\beta+n$
心脏 MR 图像	0.152	0.434	0.932	0.936	0.957
人脑 MR 图像	0.058	0.295	0.923	0.932	0.950
乳腺超声图像	0.042	0.326	0.919	0.927	0.942

10.5　本章小结

本章提出了一种基于局部方差和边缘信息的自适应图像分割模型, 用于分割心脏 MR 图像、人脑 MR 图像和乳腺超声图像等医学图像, 此外为了验证模型的抗噪性也对合成图像和乳腺超声图像进行分割. 与 LRFLSM 模型相比, 本章所提的 ALVLS 模型的方差差异信息的系数, 可以平衡轮廓内部和外部之间的强度差异, 以消除强度不均匀性和噪声引起的麻烦干扰. LRFLSM 模型的边缘检测功能考虑了局部区域拟合方差, 但是 ALVLS 模型考虑了该区域项中的局部区域差异. 将边缘检测功能简化为传统边缘检测功能, 而无需更新级别集合在每次迭代时更新一次. 此外, 我们已经介绍了双层水平集能量泛函, 用于分割左心室和左心室外膜. 然后, 对乳腺超声图像、心脏 MR 图像和脑 MR 图像分割进行了广泛的实验. 与 LRFLSM, DRLSE, CPLSM, ALF, LPF, LOGRSF 和 ABC 模型相比, ALVLS 模型分割结果的 DC 值比基于能力的那个泛函的这些模型更高. 此外, 与基于深度学习的 UNET, ISANET, CCNET, GCNET 和 DNLNET 模型, K-值聚类方法和 OTSU 方法相比, ALVLS 模型的分割结果还具有较高的 DC 值. 实验和结果表明, ALVLS 模型不仅在准确性和效率方面具有良好的性能, 而且对噪声具有强大的鲁棒性. 我们在不久的将来将方法应用于 3D 分割, 并增强初始轮廓的鲁棒性. 尽管我们的模型可以分割大多数医学图像, 并证明其在不同数据集中的强度不均匀性和噪声的鲁棒性, 但仍然存在一些小问题. 所提出模型的弱点在于大量模型参数. 对于不同类型的医学图像, 需要调整各个参数以实现准确的分割. 在大量的对比实验中, 采用大量基于深度学习的模型, 发现在训练阶段需要大量的医学图像以及真实结果, 如何采用少量带有标签的医学图像就能得到准确的分割结果将成为一个巨大的挑战.

第 11 章　基于强化主动学习的图像选择策略应用于分割模型

11.1　引　言

医学图像分割对于帮助医生对病变或解剖结构进行定性和定量分析至关重要, 可显著提高诊断准确性和可靠性. 在基于深度学习的分割方法流行之前, 分割医学图像中的病变或解剖结构还是通过一些传统的图像分割方法, 例如, 基于阈值的方法[107,199]、基于聚类的方法[193,200] 和基于能量泛函的方法[201,202] 等. 但随着计算机技术的发展和进步, 基于深度学习的分割模型逐步显露优势, 而在计算机视觉中, 最基本和重要的问题之一是分割图像中感兴趣区域的目标对象. 这些图像分割模型可广泛应用于各种应用, 如图像检索、视频跟踪[182,183]、视频分割[203,204] 等. 随着医学影像的发展, 深度学习模型已经逐渐应用于医学图像分割, 甚至出现了一些专门用于医学图像分割的特殊模型[205]. 在过去的几十年中, 许多基于深度学习的分割模型已应用于医学图像的分割, 但深度学习方法仍面临两大挑战: ① 标注效率低; ② 标注者的经验不足. 监督学习方法需要大量的有标注的图像进行训练; 无监督学习方法可以解决这两个问题, 但是分割准确性却差强人意. 与监督学习方法和无监督学习方法相比, 医学图像分割中的主动学习方法是稀缺的. 基于深度学习的模型需要大量图像和相应的真实结果, 医学图像的标注也需要有经验的医生来完成. 但实际应用中, 带有标签的数据不足, 并且标注成本高, 这限制了医学图像分割的发展.

为了解决这个问题, 主动学习[174,206] 应运而生. 主动学习的目标是选择信息量最大和最具代表性的图像进行标注, 然后用于一些图像处理的其他任务, 包括分割、检测和识别等. 在这种情况下, 与非选择性方法甚至整个数据集相比, 基于主动学习的分割模型在一小部分数据集上的表现会更好. 主动学习模型是解决这些问题的有效方法之一, 并且大多选择信息量最大、最具代表性的未标记图像进行标记. 然而, 最具代表性的图像可能并不总是对分割网络提供最多信息的图像, 因为分割网络可能已经从早期的样本中学到了类似的知识. 因此, 大多数主动学习模型的图像选择策略与分割网络的改进没有直接关系, 这将导致分割的性能不佳.

本章将手动选取图像进行标记的过程视为马尔可夫决策过程 (Markov decision process, MDP)[207,208], 并构建强化学习所需的动作表示、状态表示和奖励函数, 以获得用于选择信息和代表性图像的获取函数. 在分割过程中, 传统方法一次只注释一张图像. 当我们更新分割网络并计算强化学习的奖励时, 可能会花费大量计算成本, 从而导致分割效率低下. 深度 Q 网络 (Deep Q-Network, DQN) [209,210] 是使用最广泛的和最普遍的强化学习模型之一. 在本章中, 我们采用强化学习技术通过最大化所有类别的 DC 值来训练医学图像分割的主动学习模型.

本章在保证分割性能前提下, 减少人工标注的成本, 提出了基于强化主动学习的图像选择策略应用于分割模型, 主要分割多结构的心脏 MR 图像. 本章的主要创新之处在于: ①提出了一种基于强化主动学习的图像选择策略, 选择数据集中的一小部分进行标注, 来分割心脏 MR 图像中心脏的多结构. 用于选择信息和代表性图像的主动学习模型被视为马尔可夫决策过程. ②心脏 MR 图像中心脏多结构的类别分布不均衡, 均衡分布主动学习 (balanced distribution active learning, BDAL) 模型学习了一个基于强化学习的获取函数, 用于主动学习策略以提高分割的准确性和有效性. ③用 DQN 的智能体制定均衡分布主动学习的框架, 该智能体用于学习主动学习的选择策略, 从未标记的图像中选择比整个未标记的图像更有价值的部分图像. ④考虑图像的形状特征和不同类别分布的平衡来构建新的状态和动作表示, 这可以帮助代理识别信息丰富且具有代表性的图像进行标注. ⑤大量实验表明, 本章所提的 BDAL 模型可用于分割很小一部分带标注的心脏 MR 图像, 并且保证了分割的准确性, 减少了人工标注的成本.

11.2　强化主动学习模型的建立

语义分割的主动学习比医学图像分割的主动学习更容易被研究, 这是由于自然图像易于获取, 标注图像也不需要一些有经验的医学专家来完成. 与医学图像相比, 他们标记图像的策略是基于手动定义的启发式方法, 这仅限于获取函数的可表示性. 当一张图像是有损压缩, 或者图片有噪点、失真等时, 我们可以看出这两张图像很可能是一样的, 但是计算机如何有效地衡量它们的相似度就显得尤为重要. 针对医学图像分割中心脏 MR 图像的心脏多结构分割, 我们提出了一种基于强化学习的心脏 MR 图像的心脏多结构分割的平衡分布主动学习框架. 强化学习的智能体可以学习一种有效的筛选策略, 从大量未标记的数据集中选择一些信息丰富且具有代表性的图像进行标记. 选择决策是基于 MDP, 使图像的各个分类均衡分布, 避免选择单一分类的图像过多, 因此可以获得具有代表性和信息性的图像.

相比于监督学习的分割模型关注分割准确性, 基于强化主动学习的图像选择策略主要关注点是在有限的预算下, 从原始未标记的大量图像中选择少量图像来标记和优化分割网络 f_s 的性能, 分割网络的参数为 θ_s. 当给定预算 **B** 并对未标记的图像进行注释时, 分割网络 f_s 将使用这些通过强化主动学习选择的图像进行训练, 主动学习查询网络 f_π 的参数为 θ_π. 在每次迭代 t 时从未标记的大量图像 $\mathbf{D}_U^t$ 中选择 N 个要由医学专家标记的图像. 然后我们将这些选定的图像添加到标记图像 $\mathbf{D}_L^t$ 以训练分割网络 f_s. DC 值和 IoU 值用于衡量分割网络的性能. 在与环境的交互中, 强化学习的智能体根据奖励不断主动地学习选择图像的知识, 从而更好地适应分割环境. 因此, 基于强化主动学习的图像选择策略可以用较少的样本获得更准确的分割结果.

11.2.1　主动学习作为 MDP

基于主动学习的方法主要依靠样本不确定性来估计样本信息量, 最小置信度、熵、边际抽样或贝叶斯方法, 这些都是后验分布的概率问题. 许多计算机视觉中有多种方法可以提高主动学习在图像处理方面的性能. 作为机器学习的重要分支之一, 强化学习已被应用于主动学习策略, 以增强主动学习选择有价值图像的能力. 我们把从一个大数据集中选择图像标注的过程, 也就是把主动学习过程看成 MDP. 应用深度 Q 网络 f_π [211] 作为强化学习的智能体, 这是查询网络的常用方法, 通过主动学习选择代表性和信息性的图像. 因此, 我们构建状态表示、动作表示和奖励, 以使用智能体来学习主动学习的选择策略, 以实现低成本的高效分割.

在本章中, 希望通过最大化 BDAL 框架的奖励来学习一种最优选择策略, 该策略在固定注释预算下最大化分割网络的性能. 数据集分为四部分, 即标记图像集合 $\mathbf{D}_L^t$、未标记图像集合 $\mathbf{D}_U^t$、状态图像集合 $\mathbf{D}_S$ 和奖励图像集合 $\mathbf{D}_R$. 我们将分割图像的主动学习步骤制定为一个 MDP, 该 MDP 定义为一系列转换 $(S^t, A^t, R^{t+1}, S^{t+1})$. 对于时间步长 t 的状态 $S^t \in \mathbf{S}$, 智能体从 $\mathbf{D}_U^t$ 通过选择动作 $A^t \in \mathbf{A}^t$ 去标注图像. 在使用所选图像进行训练后, 在每类的 DC 值的提高上获得奖励 R^{t+1}. 我们专注于一种溢价政策来选择图像, 以最大限度地提高分割结果的性能. 我们采用 Q-learning 模型来解决这个 MDP 问题, 并使用来自经验缓冲区 ε 的图像进行标注, 其中智能体对每个状态表示和动作表示进行评分, 并采取具有最高 Q 值的动作.

图 11-1 显示了本章所提的 BDAL 框架用于选择图像进行标记的模型, 每个集合由 t 个步骤组成. 首先, 我们使用初始权重 θ_S 设置分割网络 f_S, 使用初始权重 θ_π 设置查询网络 f_π. 在每次迭代 t 中, 选择更具有代表性和信息性的图像, 用于选择图像的强化主动学习. 具体的 BDAL 框架在算法 11-1 中给出. 在训练过程中, 我们将数据集分为四部分, 即标记图像集合 $\mathbf{D}_L^t$, 未标记图像集合 $\mathbf{D}_U^t$, 状态图像集合 $\mathbf{D}_S$ 和奖励图像集合 $\mathbf{D}_R$. 然后 BDAL 框架工作过程如下: ① 首先构建状态 $\mathbf{S}^t = \{S_1^t, S_2^t, \cdots, S_n^t\}$, 通过分割网络 f_S^t 和状态图像集合 $\mathbf{D}_S$. ② 构建动作 $\mathbf{A}^t = \{A_1^t, A_2^t, \cdots, A_m^t\}$, 通过分割网络 f_S^t 和从未标记图像集合 $\mathbf{D}_U^t$ 中均匀采样的图像. ③ 查询网络 f_π 中的智能体遵循 Q-learning 框架并选择动作 A_t. 从 $\mathbf{D}_U^t$ 中选择的图像被标记, 然后我们将带注释的图像添加到 $\mathbf{D}_L^t$, 同时从 $\mathbf{D}_U^t$ 中删除. ④ 分

割网络 f_S^{t+1} 在新的标记图像 $\mathbf{D}_L^{t+1}$ 上重新训练. ⑤ 构建奖励 R^{t+1}, 用于衡量分割网络 f_S 对奖励图像集合 $\mathbf{D}_R$ 的预测精度的提高. 重复此 BDAL 过程, 直到达到标记图像预算 $\mathbf{B}$. 并且使用 MDP 转换 $(S^t, A^t, R^{t+1}, S^{t+1})$ 的来训练查询网络 f_π 用于主动学习.

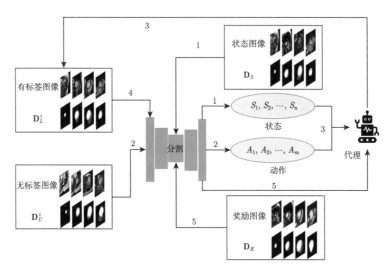

图 11-1　用于 MR 图像心脏多结构分割的 BDAL 框架概述

算法 11-1 BDAL 用于学习选择最关键图像的策略

　　Input: 数据集 $\mathbf{D}$, 包含标记图像集合 $\mathbf{D}_L$, 未标记图像集合 $\mathbf{D}_U$, 状态图像集合 $\mathbf{D}_S$ 和奖励图像集合 $\mathbf{D}_R$; 轮数 E; 分割网络 f_S 和查询网络 f_π

　　Output: 优化策略 f_π

1: **for** $\mathbf{E} = 1 : T$ **do**
2:　　初始化 $\mathbf{D}_L^0 = \phi$ 和 $\mathbf{D}_U^0 = \mathbf{D}$;
3:　　通过 f_S^t 和 $\mathbf{D}_S$, 计算 S^t;
4:　　**for** $i=1:n$ **do**
5:　　　　从 $\mathbf{D}_U^t$ 中均匀采样 m 个图像;
6:　　　　计算子动作表示 A_m^t;
7:　　　　使用 ϵ-greedy 策略选择子操作;
8:　　　　标记所选图像;
9:　　　　更新 $\mathbf{D}_U^{t+1}$ 和 $\mathbf{D}_L^{t+1}$;
10:　　　　在 $\mathbf{D}_L^{t+1}$ 上训练分割网络 f_S^{t+1};
11:　　　　通过 f_S^t 和 f_S^{t+1} 在 $\mathbf{D}_R$ 上获得奖励 R^{t+1};
12:　　　　用 θ_S 更新 f_S, 用 θ_π 更新 f_π;
13:　　**end**
14: **end**

11.2.2 构建状态

前面我们提到了使用分割网络 f_S 的特征提取作为 MDP 问题的状态表示. 受 Casanova 等的启发[212], 我们使用包含各种心脏形态和所有类别信息的数据集的子集, 即状态集合 $\mathbf{D}_S$ 构建 BDAL 模型的状态表示 $\mathbf{S}$. 分割网络 f_S^t 在 $\mathbf{D}_S$ 上的预测结果用于通过形状特征和分类特征, 构建状态表示 S^t. 每个状态表示 $S^t \in \mathbf{S}$ 包含两个不同的特征, 如图 11-2 所示: ① 形状特征是通过计算每个类的概率, 然后计算重要类 (左心室、左心室心肌和右心室) 的面积总和得到的面积特征, 形状特征基于分割网络 f_S 的类预测. 形状特征越大, 说明有效目标越大, 图像中包含的类别更多. ② 通过计算 $\mathbf{D}_S$ 的类预测得到分类的分布特征, 主要是得到图像中包含几种类别. 然后我们将这两个特征连接在一起以获得状态表示 $S^t \in \mathbf{S}$.

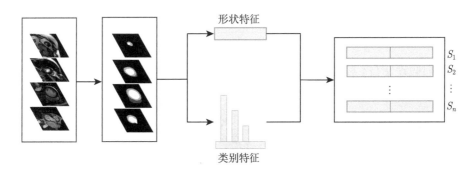

图 11-2　状态表示的架构

在 $\mathbf{D}_S$ 中, 每个图像 I_i 由两个基于类别预测和形状特征的串联表示. 最终状态 S^t 是 $\mathbf{D}_S$ 中图像所有特征的串联. 分类分布特征用于选择包含更多类别的图像. 因此, 通过对大型未标记图像进行池采样, 来估计整个未标记集合, 包括均匀采样的 n 个图像. 为了创建形状特征表示, 我们应用分割结果的平均池化, 然后计算左心室、左心室心肌和右心室的面积总和. 为了收集这些特征, 我们将形状特征展平并将它们与分类分布特征连接起来. 因此, 我们成功地建立了基于强化主动学习图像选择策略的状态表示, 它指导查询网络 f_π 的智能体确定如何选择图像有利于提高分割网络 f_S 的准确性. 图 11-2 给出了如何构建状态表示的架构图.

11.2.3 构建动作

为了选择具有代表性和信息丰富的图像, 我们通过状态图像集合 $\mathbf{D}_S$, 标记图像集合 $\mathbf{D}_L$ 和未标记图像集合 $\mathbf{D}_U$ 计算四个特征: ① 形状特征是基于分割网络 f_S 的类预测. 形状特征是通过计算 $\mathbf{D}_S$ 中每个类的概率, 然后计算重要类 (左心室、左心室心肌和右心室) 的面积总和得到的. ② 通过计算 $\mathbf{D}_S$ 的类预测得到类别分布特征. ③ 状态图像集合 $\mathbf{D}_S$ 和标记图像集合 $\mathbf{D}_L$ 的类别预测的 Jensen-Shannon (JS) 散度. ④ 状态图像集合 $\mathbf{D}_S$ 和未标记图像集合 $\mathbf{D}_U$ 的类别预测的 JS 散度. 因此, 这四个特征代表了标记图像中左心室、左心室心肌和右心室的特征, 以及出现在未标记图像中的特征.

　　JS 散度衡量两个概率分布的相似性. 一般 JS 散度是对称的, 它的值在 0 和 1 之间. 如果两个分布相距很远, 完全没有重叠, 那么 KL 散度值是没有意义的, 而 JS 散度值是一个常数. 对于概率分布 $P(x)$ 和 $Q(x)$, JS 散度定义为

$$
\begin{aligned}
\mathrm{JS}(P\|Q) &= \frac{1}{2}\mathrm{KL}\left(P(x)\left\|\frac{P(x)+Q(x)}{2}\right.\right) + \frac{1}{2}\mathrm{KL}\left(Q(x)\left\|\frac{P(x)+Q(x)}{2}\right.\right) \\
&= \frac{1}{2}\sum p(x)\log\left(\frac{p(x)}{p(x)+q(x)}\right) \\
&\quad + \frac{1}{2}\sum q(x)\log\left(\frac{q(x)}{p(x)+q(x)}\right) + \log 2,
\end{aligned}
\tag{11-1}
$$

然后我们假设 $P(x)$ 和 $Q(x)$ 是正态分布的, 但是这两个分布之间几乎没有重叠.

　　当 x 处于 P 分布时, 上式变为

$$
\begin{aligned}
\mathrm{JS}(P\|Q) &= \frac{1}{2}\sum 0\,\log\left(\frac{0}{0+q(x)}\right) + \frac{1}{2}\sum q(x)\log\left(\frac{q(x)}{0+q(x)}\right) + \log 2 \\
&= \log 2;
\end{aligned}
\tag{11-2}
$$

　　当 x 处于 Q 分布时, 上式变为

$$
\begin{aligned}
\mathrm{JS}(P\|Q) &= \frac{1}{2}\sum p(x)\,\log\left(\frac{p(x)}{p(x)+0}\right) + \frac{1}{2}\sum 0\,\log\left(\frac{0}{p(x)+0}\right) + \log 2 \\
&= \log 2.
\end{aligned}
\tag{11-3}
$$

因此, 对于任何 $x\in\mathbb{R}$, $JS(P\|Q)=\log 2$.

　　当我们分割心脏 MR 图像时, 一些图像只包含左心室和左心室心肌, 而一些图像只包含右心室. 因此, 在这种情况下, KL 散度将无法衡量类别分布的差异. 图 11-3 显示了一些示例, 其中包含不同类别的心脏 MR 图像和相应的真实结果. 第 1 列中的图像包含左心室、左心室心肌和右心室, 大多数心脏 MR 图像都包含这三个类别. 第 2 列中的图像只包含左心室和左心室心肌. 第 3 列和第 4 列中的图像分别只包含左心室心肌和右心室.

　　强化主动学习模型的查询网络 f_π 可以学习为未标记的图像建立平衡分布的策略, 智能体通过学习类别平衡分布和形状特征, 为分割网络 f_S 选择具有代表性和信息量大的图像, 以提高分割网络的性能.

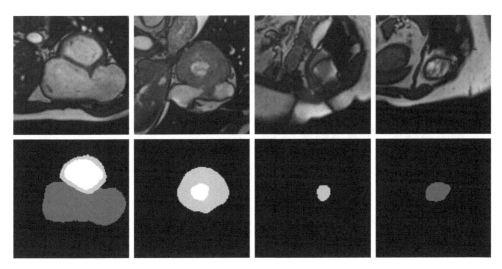

图 11-3   包含不同类别的心脏 MR 图像和相应真实结果的示例

对于经验池 $\mathbf{P}^t$ 中的每个未标记图像集合 $\mathbf{D}_U$ 和标记图像集合 $\mathbf{D}_L$, 我们计算状态图像预测结果的类分布与每个未标记图像集合的类分布之间的 JS 散度, 计算状态图像预测结果的类分布与每个未标记图像集合的类分布之间的 JS 散度. 对于状态集合 $\mathbf{D}_S$, 计算形状特征是通过计算每个类的概率, 然后计算重要类 (左心室、左心室心肌和右心室) 的面积总和得到的, 类预测得到类别的分布特征. 对于标记图像集合 $\mathbf{D}_L$, 我们计算每个类别分布的标记图像和每个候选图像 I 之间的 JS 散度值. 然后计算 JS 散度值的归一化直方图来评估相似度的分布. 图 11-4 说明了我们如何构建动作表示. 通过将状态集合 $\mathbf{D}_S$ 计算得到的形状特征、状态集合 $\mathbf{D}_S$ 计算得到的类别分布特征、标记图像集合 $\mathbf{D}_L$ 和状态集合 $\mathbf{D}_S$ 得到的类别分布计算的 JS 散度和未标记图像集合 $\mathbf{D}_U$ 及状态集合 $\mathbf{D}_S$ 得到的类别分布计算的 JS 散度连接到一起, 最终得到了动作表示.

11.2.4   构建奖励

奖励是评估所选图像提高分割精度的能力的指标. 奖励图像集合 $\mathbf{D}_R$ 是标记图像集合的子集, 标记图像集合 $\mathbf{D}_L$ 和奖励图像集合 $\mathbf{D}_R$ 一起构成了完整的标记图像集合, 用于评估强化主动学习过程的分割性能. 因此, 我们可以衡量分割网络 f_S 在奖励图像集合 $\mathbf{D}_R$ 上的分割精度, 奖励 R^{t+1} 是 f_S^{t+1} 和 f_S^t 分割精度的差值, 这里分割精度采用的是 DC 值. 这个奖励图像 $\mathbf{D}_R$ 包含整个数据集的特征, 以确保主动学习选择图像的有效性. 有了奖励 R^{t+1}, 我们可以优化智能体来选择一些具有代表性和信息量的图像, 这些图像用于最大化奖励以提高分割精度.

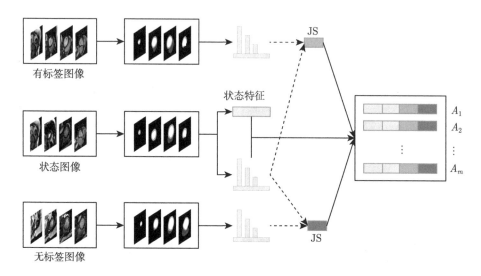

图 11-4　动作表示的架构

11.2.5　通过 DQN 学习选择策略

DQN 是深度强化学习的开创性工作, 将深度学习引入强化学习. 起初强化学习主要应用到一些小游戏上, 随后逐步应用到其他任务上, 例如本章所研究的图像分割. 当我们应用强化学习来学习选择代表性图像的策略时, 需要构建相应的状态表示、动作表示和奖励. 在我们通过 DQN 选择策略学习中, 动作和状态特征的数量由 n 和 m 表示. 使用 ReLU 激活、批量归一化和全连接层来计算 Q 值. 在应用最终线性层以生成单个标量分数之前, 特征向量被展平和连接. 门控分数用于测量 Q 值, 并由从动作表示的 JS 散度分布生成的表示特征确定. 图 11-5 显示查询网络 f_π 由两条路径组成, 分别用于计算状态特征和动作特征, 它们由 Q 值融合和控制.

传统的 DQN 用于学习每个动作的最佳价值估计, 定义为未来奖励的预期总额, 奖励值越大所对应的动作越值得被选择. 强化学习中, DQN 是基于深度神经网络来逼近状态值函数. 我们使用标记图像集合 $\mathbf{D}_L$, 未标记图像集合 $\mathbf{D}_U$ 和状态图像集合 $\mathbf{D}_S$ 训练 DQN, 并在奖励图像集合 $\mathbf{D}_R$ 上计算奖励 R. 在转换到下一个状态之前, 查询智能体独立地选择 P 个图像来构建动作表示. 动作 A^t 由 P 个独立的子动作 A_m^t 组成. 为了避免动作空间的组合爆炸, 用有限的空间限制每个动作空间, 以在未标记图像集合 $\mathbf{D}_U$ 的 $\mathbf{P}^t$ 中选择一个图像 I_m 定义为

$$A_m^t = \mathrm{argmax}\, Q(S^t, A_m^t; \theta_\pi) \tag{11-4}$$

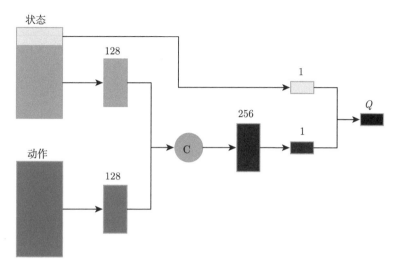

图 11-5　DQN 采用状态表示和可能的动作表示

深度神经网络使用时间差分 (temporal difference, TD) 误差损失进行训练, 它是蒙特卡罗 (Monte Carlo, MC) 思想和动态规划 (dynamic programming, DP) 的结合. 我们可以近似 $R_m^{t+1} := R^{t+1}$ 以获得对分解转换 $\mathbf{T}_m = (S^t, A_m^t, R_m^{t+1}, S^{t+1})$ 来自标准转换 $(S^t, A^t, R^{t+1}, S^{t+1})$. TD 的损失定义为

$$L_{\theta_\pi} = \mathbf{E}_{\mathbf{T}_m \sim \varepsilon}[(Y_m^t - Q(S^t, A_m^t; \theta_\pi))^2], \tag{11-5}$$

其中 Y_m^t 是每个子动作的 TD 目标, ε 是经验回放缓冲区的大小. 为了防止高估, 我们可以引入另一个神经网络. 碰巧在 DQN 中有两个参数不同、结构相同的神经网络. 每个子动作的 TD 目标重写为

$$Y_m^t = R^{t+1} + \gamma Q(S^{t+1}, \operatorname{argmax} Q(S^{t+1}, A_m^{t+1}; \theta_\pi')), \tag{11-6}$$

其中 γ 是 DQN 的折扣因子. 此方法生成 MDP, 每个序列代表不同的状态. 与环境交互的智能体用于选择最大化未来奖励 R 的动作, 其定义为

$$R^T = \sum_{i=t}^{T} \gamma^{i-t} r^t, \tag{11-7}$$

其中 r^t 是 t 次训练得到的奖励. 本章所提的 BDAL 框架的 DQN 策略在算法 11-2 中介绍.

算法 11-2　BDAL 框架的 DQN 策略

Input: 初始化回放记忆的 M 和动作价值函数 Q 的随机权重, 轮数 **E**

Output: 优化的策略 f_π

1: **for** $\mathbf{E} = 1 : M$ **do**
2:　　初始化序列 $S^1 = x_1$ 和预处理序列 $\theta_1 = \theta(S^1)$;
3:　　**for** $x = 1 : N$ **do**
4:　　　　选择一个随机动作 A^t 或 $A^t = \max Q(\theta(S_t), A^t; \theta_\pi)$;
5:　　　　计算奖励 R^t;
6:　　　　设 $S^{t+1} = S^t$ 并对 $\theta_{t+1} = \theta(S^{t+1})$ 进行预处理;
7:　　　　在回放内存中存储转换 $(\theta_t; A^t; R^t; \theta_{t+1})$;
8:　　　　从回放内存中随机 $(\theta_i; A^i; R^i; \theta_{i+1})$ 进行样本转换;
9:　　　　设置 $R^i = Y^i$ 和 $R^i + \gamma \max Q(\theta^{i+1}, A'; \theta_\pi)$ 用于回放记忆 θ^{i+1};
10:　　　　通过 f_S^t 和 f_S^{t+1} 在 $\mathbf{D}_R$ 上获得奖励 R^{t+1};
11:　　　　执行梯度下降步骤;
12:　　　　每隔几步更新一次 TD 目标网络的权重;
13:　　**end**
14: **end**

11.3　实验与分析

所有实验都是在配备 NVIDIA GTX 2080Ti GPU 的机器上使用 Python 3.7 获得的. 数据集来自多疾病心脏图像分割挑战 (M&Ms) 和自动心脏诊断挑战 (ACDC). 本章采用评价标准, 包括 Accuracy, IoU 和 DC 值.

数据集 ACDC 由具有不同分辨率和 4 个类别的心脏磁共振图像组成. 该数据集有 100 名患者及其相应的分割掩码 (真实分割结果). 每个患者在舒张末期 (ED) 和收缩末期 (ES) 时刻分别有不同的 MR 图像. 在去除一些没有包含任何组织的图像后, 整个数据集包含 1882 张 MR 图像及其相应的分割掩码. 然后我们将数据集分为三组, 包括 978 幅图像的训练集 (患者 1—53)、274 幅图像的验证集 (患者 54—69) 和 630 幅图像的测试集 (患者 70—100). 图像大小不同, 心脏的面积所占比例较小, 在原图中进行裁剪, 并归一化大小为 512×512.

数据集 M&Ms 由具有不同分辨率和 4 个类别的心脏磁共振图像组成. 该数据集有 345 名患者及其相应的分割掩码. 该数据集分为三组, 包括 100 名患者的训练集、34 名患者的验证集、50 名患者的测试集. 该数据集不区分 ED 和 ES 时刻. 原始图像的大小归一化为 512×512.

在数据集 ACDC 和 M&Ms 上, 我们都使用学习率 10^{-4} 和动量 0.95 的随机梯度下降 (stochastic gradient descent, SGD) 来训练分割网络 f_S 并使用学习率 10^{-3} 的 DQN 查询网络. 本章所提的 BDAL 模型的批量大小和折扣因子 γ 分别为 8 和 0.99.

11.3.1 数据集 ACDC 的分割实验

本小节将本章所提的 BDAL 模型的结果与五种方法进行比较: 均匀采样 (Uniform)、不一致的贝叶斯主动学习 (Bayesian active learning by disagreement, BALD)、基于熵的主动学习 (entropy)、基于强化主动学习的语义分割 (reinforcement active learning for image segmentation, RALIS) 和随机采样 (Random). Uniform 方法是在每一步对图像进行统一随机采样进行标记, 以保证尽可能取到具有代表性的图像. BALD 方法选择具有最大累积像素 BALD 度量的图像. Entropy 方法是一种不确定性采样方法, 用于选择具有最大累积像素级香农熵的图像. RALIS 方法是一种用于语义图像分割的强化主动学习. 我们计算了分割结果的 Accuracy, IoU 和 DC 值, 并采用不同 4 个种子点来计算平均值, 避免偶然性.

图 11-6 显示了采用固定预算 (300) 的 Uniform, BALD, Entropy, RALIS 和本章所提 BDAL 模型的分割结果. 第 1 行和第 2 行是原始图像和真实结果 (Ground Truths, GT). 然后第 3—5 行是 Uniform, BALD, Entropy, RALIS 和本章所提 BDAL 模型的分割结果. 所有心脏 MR 图像均选自不同患者和不同状态, 即舒张末期 (ED) 状态和收缩末期 (ES) 状态. 第 1 列图像中, 患者心脏处于 ED 状态, 左右心室的面积都比较大, 容易被分割出来, 这些模型也都得到了不错的结果; 第 2 列图像中, 患者心脏处于 ES 状态, 左心室心肌的面积要比处于 ED 状态的左心室心肌要大, 此时 Entropy 模型的分割结果最差; 第 3 列图像中, 患者心脏处于 ED 状态, 右心室的面积很小, 此时 BALD 模型、Entropy 模型和 RALIS 模型的分割结果较差; 第 4 列图像中, 患者心脏处于 ES 状态, 此时左心室心肌面积较大而且右心室的面积较小, 本章所提 BDAL 模型对左心室、左心室心肌和右心室分割得较准确, 更接近真实结果.

图 11-7 显示了具有不同预算的 AL 模型的平均 DC 值和 IoU 值的性能. 所有模型都已使用数据集的一小部分进行了预训练. 我们计算 DC 值和 IoU 值使用不同种子的 4 次运行结果的平均值. 随着主动学习预算的增加, 分割结果的准确率也呈上升趋势. 图 11-7(a) 显示了在不同主动学习预算下, 采用不同 AL 方法分割结果的平均 DC 值. 当预算为 50, 100, 150 和 200 时, RALIS 模型的分割结果要比监督学习的初始分割结果还要差, 主要是因为 RALIS 模型将整个图像分割成若干的小区域, 导致分割结果差. 当预算为 50 时, Random 模型的分割结果也很差. 而本章所提的 BDAL 模型在不同预算下仍然优于其他方法. 图 11-7(b) 显示了在不同主动学习预算下, 采用不同 AL 方法分割结果的平均 IoU 值. 以上实验结果表明本章所提的 BDAL 模型可以学习选择具有代表性和信息量的图像, 应用于医学图像分割, 在固定预算下得到更准确的分割结果.

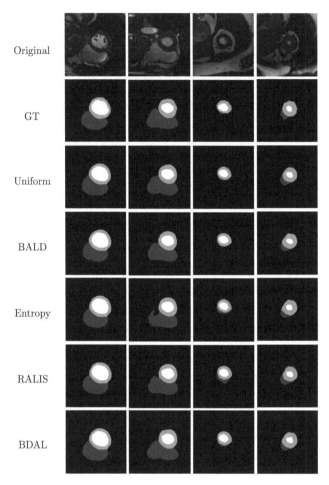

图 11-6　本章所提 BDAL 模型和其他 AL 模型在固定预算下的分割结果

当固定预算为 300 时, 我们查看了心脏三个结构 (左心室、左心室心肌和右心室) 的分割情况. 图 11-8(a) 显示了在固定主动学习预算 (300) 下, 采用不同 AL 模型分割左心室、左心室心肌和右心室的 DC 值的平均值. 在固定预算下, 本章所提 BDAL 模型的 DC 值相对较高. 图 11-8(b) 显示了在固定主动学习预算 (300) 下, 分割不同组织结构的 IoU 值. 同样, 本章所提 BDAL 模型的 IoU 值都高于其他 AL 模型. 因此, 本章所提 BDAL 模型在分割左心室、左心室心肌和右心室的准确性均比较高.

11.3.2　数据集 M&Ms 的分割实验

与 ACDC 数据集的实验过程类似, 将本章所提的 BDAL 模型与其他模型在数据集 M&Ms 上的性能进行了比较. 表 11-1 给出了不同 AL 模型对心脏 MR 图像心脏多结构分割结果的 IoU, Accuracy 和 DC 值的比较. 在固定主动学习预算为 300 时, 本章所提的 BDAL 模型与所有基于主动学习的模型进行分割结果的比较, 本章所提 BDAL 模型的分割结果的 IoU, Accuracy 和 DC 值均高于其他方法. 此外对左心室 (LV)、左心室心肌 (Myo) 和右心室 (RV), 本章所提 BDAL 模型的分割结果也是最好的. 因此, 可以说本章所提的 BDAL 模型可以有效地分割心脏 MR 图像的多结构 (左心室、左心室心肌和右心室).

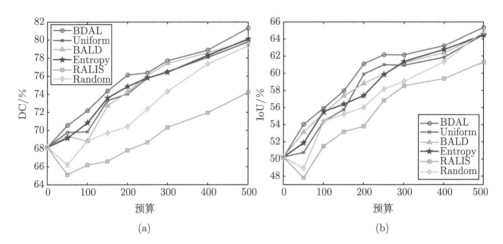

(a)   (b)

图 11-7   在不同预算下 BDAL 模型和 AL 方法分割结果的平均 DC 值和 IoU 值

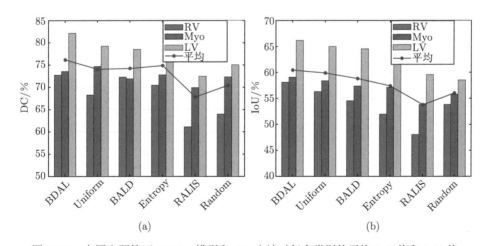

(a)   (b)

图 11-8   在固定预算下 BDAL 模型和 AL 方法对每个类别的平均 DC 值和 IoU 值

图 11-9 显示了本章所提的 BDAL 模型在数据集 M&Ms 上的一些分割结果的比较. 在不同主动学习预算下, 不同的 AL 方法的分割结果的平均 DC 值和 IoU 值的性能. 我们计算平均 DC 值和 IoU 值时, 使用不同种子的 4 次运行的平均值.

随着预算的增加, 分割结果的准确率也呈上升趋势. 图 11-9(a) 显示了在不同主动学习预算下, 不同 AL 模型分割结果的平均 DC 值. 不难看出, 在不同预算下, 本章所提的 BDAL 模型分割三个心脏结构的 DC 值均高于其他方法. 图 11-9(b) 显示了在不同主动学习预算下, 不同 AL 模型分割结果的平均 IoU 值. 本章所提的 BDAL 模型在不同预算下仍然优于其他方法. 因此, 本章所提的 BDAL 模型可以学习选择具有代表性和信息量的图像进行分割.

表 11-1 不同模型在数据集 M&Ms 上的 Accuracy, IoU 和 DC 值比较

	Accuracy	IoU				DC			
		RV	Myo	LV	平均值	RV	Myo	LV	平均值
Uniform	95.150	56.292	58.376	64.997	59.888	68.253	74.668	79.202	74.041
BALD	95.186	54.530	57.365	64.540	58.811	72.287	71.911	78.508	74.236
Entropy	95.260	51.982	57.096	63.137	57.405	71.281	74.200	79.130	74.870
RALIS	95.191	52.753	55.565	63.609	57.309	69.633	71.063	76.453	72.383
BDAL	**95.679**	**57.634**	**60.482**	**67.349**	**61.822**	**73.741**	**75.177**	**83.228**	**77.382**

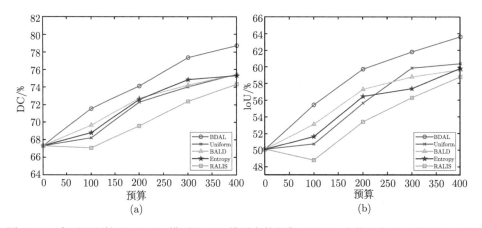

图 11-9 在不同预算下 BDAL 模型和 AL 模型在数据集 M&Ms 上的平均 DC 值和 IoU 值

    BDAL 模型在数据集 M&Ms 和数据集 ACDC 上的性能可以看出, 该模型能够利用强化学习的智能体, 学习如何选择更具代表性和信息量的图像. 这种智能体有助于选择能够提高分割性能的图像, 从而提高分割精度.

11.3.3 消融实验

    本小节分析整个原始图像、整个原始图像划分为小区域、裁剪原始图像和裁剪原始图像再划分为小区域对分割结果影响的消融研究. 目的是研究划分小区域和裁剪图像, 还有经验池的大小, 对分割性能是否有影响. 并且还讨论了采用不同状态表示和动作表示对分割结果的影响.

不同图像分区或裁剪方法对数据集 ACDC 的影响如表 11-2 所示. **O** 表示原始图像, 未经过任何处理; **C** 表示裁剪后的图像, 将图像中背景的部分去除. $8 \times 8, 4 \times 4$ 和 2×2 的意思是把原始图像分成 8×8 大小的区域、4×4 大小的区域和 2×2 大小的区域; 1×1 表示整个图像, 未进行裁剪. 通过计算分割结果的 Accuracy 和 DC 值, 以及每个类别的 DC 值, 对裁剪后的整个图像进行训练, 得到的分割结果最准确.

表 11-2　不同尺寸心脏 MR 图像分割结果的 Accuracy 和 DC 值

	Accuracy	RV	Myo	LV	平均值
O(8×8)	90.241	51.357	53.657	70.748	58.587
O(4×4)	92.256	54.245	56.865	73.276	61.495
O(2×2)	93.158	55.817	58.404	75.632	63.284
O(1×1)	93.427	58.817	66.599	76.886	67.255
C(8×8)	94.125	60.236	69.005	81.835	70.359
C(4×4)	94.801	65.921	71.107	82.484	73.171
C(2×2)	94.839	69.708	70.960	80.523	73.731
C(1×1)	**95.679**	**74.741**	**75.177**	**83.228**	**77.715**

表 11-3 给出了不同大小的经验池对 MR 图像心脏多结构分割的影响, 主要比较了 Accuracy 和 DC 值. 在固定的主动学习预算为 300 时, 分别设置经验池的大小为 300, 400, 500, 600, 700 和 800, 所有主动学习方法应用于分割心脏 MR 图像的心脏多结构 (LV, RV 和 Myo). 当经验池大小为 600 时, Accuracy, 每个类别的 DC 值和三个类别 DC 值的平均高于其他大小, 因此所有实验的经验池大小均为 600.

表 11-3　不同大小经验池心脏 MR 图像分割结果的 Accuracy 和 DC 值

ε	Accuracy	RV	Myo	LV	平均值
300	95.200	71.499	73.808	78.969	74.759
400	95.138	70.572	73.128	80.055	74.585
500	95.281	72.370	73.749	79.157	75.092
600	**95.679**	**74.741**	**75.177**	**83.228**	**77.715**
700	95.381	73.142	74.142	79.965	75.750
800	94.256	72.462	72.219	78.973	74.551

此外, 我们还讨论了不同的状态表示和动作表示对 MR 图像心脏多结构分割准确性的影响. 通过前面介绍的状态表示和动作表示的构建, 状态表示中的形状特征可以换成基于熵的特征, 动作表示中的 JS 散度也可以换成其他散度. 我们分别在状态表示和动作表示中使用图像的熵图、形状特征、KL 散度和 JS 散度的不同组合. 表 11-4 给出了 E, S, KL 和 JS 的不同组合的分割结果的 Accuracy 和 DC 值. 不难看出无论是 Accuracy, 每个类别的 DC 值和三个类别 DC 平均值, 组合为 S + JS 的分割结果比其他组合更准确.

表 11-4　不同状态和动作表示心脏 MR 图像分割结果的 Accuracy 和 DC 值

状态	Accuracy	RV	Myo	LV	平均值
E + KL	95.426	72.427	75.029	80.499	75.985
S + KL	95.416	73.458	73.642	80.059	75.896
E + JS	95.346	71.571	75.056	80.626	75.751
S + JS	**95.679**	**74.741**	**75.177**	**83.228**	**77.715**

11.4　本 章 小 结

本章提出了一种基于强化主动学习的图像选择策略应用于分割模型, 平衡分布各类别的主动学习选择框架用于心脏 MR 图像中心脏多结构的分割. 各种心脏病对人类健康构成严重威胁, 为了有效治疗和预防这些疾病, 准确分割整个心脏的多结构 (左心室、左心室心肌和右心室) 对于医学研究和应用至关重要. 目前, 这个问题的解决还需要依赖大量的人力, 这不仅成本高昂, 而且准确性有时也难以保证. 本章所提的 BDAL 模型直接利用强化学习和主动学习的相关理论知识, 为智能体学习合作采样策略, 以实现信息丰富且具有代表性的图像批次选择. 我们提出一种改进的 DQN, 用于主动学习以获得适用于心脏 MR 图像中多结构分割的获取函数. 此外, 优化每个类别的平均 DC 值并定义状态表示、动作表示和奖励, 完成一个强化学习的过程. 与其他基于主动学习的模型相比, 本章所提 BDAL 模型能够选择更具有信息性和代表性图像标注, 提高了分割性能并有助于平衡分布. 还将本章所提 BDAL 模型的性能与一些基于主动学习的工作进行了比较, 分割左心室、左心室心肌和右心室取得了不错的分割结果, 而且分割结果的 Accuracy, DC 和 IoU 值都比较高. 强化主动学习的图像选择策略是强化学习的一个有前途的研究方向, 可以应用于医学图像分割. 未来的研究应该更仔细地考虑状态表示和动作表示的潜在影响.

参 考 文 献

[1] 江贵平, 秦文健, 周寿军, 等. 医学图像分割及其发展现状 [J]. 计算机学报, 2015, 38(6): 1222-1242.

[2] Moreno J C, Surya Prasath V B S, Proenca H, et al. Fast and globally convex multiphase active contours for brain MRI segmentation[J]. Computer Vision and Image Understanding, 2014, 125: 237-250.

[3] Guillemaud R, Brady M. Estimating the bias field of MR images[J]. IEEE Transactions on Medical Imaging, 1997, 16(3): 238-251.

[4] Van Leemput K, Maes F, Vandermeulen D, et al. Automated model-based bias field correction of MR images of the brain[J]. IEEE Transactions on Medical Imaging, 1999, 18(10): 885-896.

[5] Van Leemput K, Maes F, Vandermeulen D, et al. Automatic segmentation of brain tissues and MR bias field correction using a digital brain atlas[C]//International Conference on Medical Image Computing and Computer-Assisted Intervention, Lecture Notes in Computer Science, vol 1469. Berlin, Heidelberg: Springer, 1998: 1222-1229.

[6] Johnston B, Atkins M S, Mackiewich B, et al. Segmentation of multiple sclerosis lesions in intensity corrected multispectral MRI[J]. IEEE Transactions on Medical Imaging, 1996, 15(2): 154-169.

[7] Meyer C R, Bland P H, Pipe J. Retrospective correction of intensity inhomogeneities in MRI[J]. IEEE Transactions on Medical Imaging, 1995, 14(1): 36-41.

[8] Li C, Huang R, Ding Z, et al. A level set method for image segmentation in the presence of intensity inhomogeneities with application to MRI[J]. IEEE Trans. Image Process., 2011, 20(7): 2007-2016.

[9] Li C, Gore J C, Davatzikos C. Multiplicative intrinsic component optimization (MICO) for MRI bias field estimation and tissue segmentation[J]. Magn. Reson. Imaging, 2014, 32(7): 913-923.

[10] Lim Y W, Lee S U. On the color image segmentation algorithm based on the thresholding and the fuzzy k-means techniques[J]. Pattern Recognition, 1990, 23(9): 935-952.

[11] Cheriet M, Said J N, Suen C Y. A recursive thresholding technique for image segmentation[J]. IEEE Trans. Image Process., 1998, 7(6): 918-921.

[12] Tobias O J, Seara R. Image segmentation by histogram thresholding using fuzzy sets[J]. IEEE Transactions on Image Processing, 2002, 11(12): 1457-1465.

[13] Arifin A Z, Asano A. Image segmentation by histogram thresholding using hierarchical cluster analysis[J]. Pattern Recognition Letters, 2006, 27(13): 1515-1521.

[14] Maitra M, Chatterjee A. A hybrid cooperative-comprehensive learning based PSO algorithm for image segmentation using multilevel thresholding[J]. Expert Systems with Applications, 2008, 34(2): 1341-1350.

[15] Pavlidis T, Liow Y T. Integrating region growing and edge detection[J]. IEEE Transactions on Pattern Analysis and Machine Intelligence, 1990, 12(3): 225-233.

[16] Hojjatoleslami S, Kittler J. Region growing: A new approach[J]. IEEE Transactions on Image Processing, 1998, 7(7): 1079-1084.

[17] Shih F Y, Cheng S. Automatic seeded region growing for color image segmentation[J]. Image and Vision Computing, 2005, 23(10): 877-886.

[18] Park J G, Lee C. Skull stripping based on region growing for magnetic resonance brain images[J]. NeuroImage, 2009, 47(4): 1394-1407.

[19] Caselles V, Kimmel R, Sapiro G. Geodesic active contours[J]. Int. J. Comput. Vis., 1997, 22(1): 61-79.

[20] Caselles V, Catt F, Coll T. A geometric model for active contours in image processing[J]. Numerische Mathematik, 1993, 66(1): 1-31.

[21] Kichenassamy S, Kumar A, Olver P, et al. Gradient flows and geometric active contour models[C]//Proceedings of the Fifth International Conference on Computer Vision (ICCV). Washington, D C: IEEE Computer Society, 1995: 810-815.

[22] Vasilevskiy A, Siddiqi K. Flux maximizing geometric flows[J]. IEEE Transactions on Pattern Analysis and Machine Intelligence, 2002, 24(12): 1565-1578.

[23] Kass M, Witkin A, Terzopoulos D. Snakes: Active contour models[J]. Int. J. Comput. Vis., 1988, 1(4): 321-331.

[24] Kimmel R, Amir A, Bruckstein A. Finding shortest paths on surfaces using level set propagation[J]. IEEE Trans. Pattern Anal. Mach. Intell., 1995, 17(6): 635-640.

[25] Malladi R, Sethian J A, Vemuri B C. Topology-independent shape modeling scheme[C]//Geometric Methods in Computer Vision II. International Society for Optics and Photonics, 1993, 2031: 246-258.

[26] Malladi R, Sethian J A, Vemuri B C. Evolutionary fronts for topology-independent shape modeling and recovery[C]//European Conference on Computer vision. Springer, 1994: 1-13.

[27] Xu C, Prince J L. Snakes, shapes, and gradient vector flow[J]. IEEE Transactions on Image Processing, 1998, 7(3): 359-369.

[28] Chan T F, Vese L A. Active contours without edges[J]. IEEE Transactions on Image Processing, 2001, 10(2): 266-277.

[29] Ronfard R. Region-based strategies for active contour models[J]. Int. J. Comput. Vis., 1994, 13(2): 229-251.

[30] Zhao H K, Chan T, Merriman B, et al. A variational level set approach to multiphase motion[J]. J. Comput. Phys., 1996, 127(1): 179-195.

[31] Samson C, Blanc-Féraud L, Aubert G, et al. A variational model for image classification and restoration[J]. IEEE Trans. Pattern Anal. Mach. Intell., 2000, 22(5): 460-472.

[32] Paragios N, Deriche R. Geodesic active regions and level set methods for supervised texture segmentation[J]. International Journal of Computer Vision, 2002, 46(3): 223-247.

[33] Vese L A, Chan T F. A Multiphase level set framework for image segmentation using the mumford and shah model[J]. Int. J. Comput. Vis., 2002, 50(3): 271-293.

[34] Tsai A, Yezzi A, Willsky A S. Curve evolution implementation of the mumford-shah functional for image segmentation, denoising, interpolation, and magnification[J]. IEEE Trans. Image Process., 2001, 10(8): 1169-1186.

[35] Li C M, Kao C Y, Gore J C, et al. Minimization of region-scalable fitting energy for image segmentation[J]. IEEE Transactions on Image Processing, 2008, 17(10): 1940-1949.

[36] Wang L, Li C, Sun Q, et al. Active contours driven by local and global intensity fitting energy with application to brain MR image segmentation. Comput. Med[J]. Imaging Graph, 2009, 33(7): 520-531.

[37] Sethian J A. Level Set Methods and Fast Marching Methods: Evolving Interfaces in Computational Geometry, Fluid Mechanics, Computer Vision, and Materials Science[M]. Cambrige: Cambrige University Press, 1999.

[38] Adalsteinsson D, Sethian J A. A fast level set method for propagating interfaces[J]. Journal of Computational Physics, 1995, 118(2): 269-277.

[39] Brinkmann B H, Manduca A, Robb R A. Optimized homomorphic unsharp masking for MR grayscale inhomogeneity correction[J]. IEEE Trans. Med. Imaging, 1998, 17(2): 161-171.

[40] Malladi R, Sethian J A, Vemuri B C. Shape modeling with front propagation: a level set approach[J]. IEEE Trans. Pattern Anal. Mach. Intell., 1995, 17(2): 158-175.

[41] Chan T F, Esedoglu S, Nikolova M. Algorithms for finding global minimizers of image segmentation and denoising models[J]. SIAM J. Appl. Math., 2006, 66(5): 1632-1648.

[42] Jaglan P, Dass R, Duhan M. A comparative analysis of various image segmentation techniques[C]//Proceedings of 2nd International Conference on Communication, Computing and Networking. Singapore: Springer, 2019: 359-374.

[43] Dewi M P, Armiati A, Alvini S. Image segmentation using minimum spanning tree[C]//IOP Conference Series: Materials Science and Engineering. IOP Publishing, 2018, 335(1): 12135.

[44] Guo Y, Şengür A, Akbulut Y, et al. An effective color image segmentation approach using neutrosophic adaptive mean shift clustering[J]. Measurement, 2018, 119: 28-40.

[45] Rudin L I, Osher S, Fatemi E. Nonlinear total variation based noise removal algorithms[J]. Physica D: Nonlinear Phenomena, 1992: 259-268.

[46] Chen L C, Papandreou G, Schroff F, et al. Rethinking atrous convolution for semantic image segmentation[J]. ArXiv Preprint ArXiv:1706.05587, 2017.

[47] Fischer V, Kumar M C, Metzen J H, et al. Adversarial examples for semantic image segmentation[J]. arXiv preprint arXiv:1703.01101, 2017.

[48] Fakhry A, Zeng T, Ji S. Residual deconvolutional networks for brain electron microscopy image segmentation[J]. IEEE Transactions on Medical Imaging, 2016, 36(2): 447-456.

[49] Goldstein T, Bresson X, Osher S. Geometric applications of the split Bregman method segmentation and surface reconstruction[J]. Journal of Scientific Computing, Springer, 2010, 45(1-3): 272-293.

[50] Houhou N, Thiran J P, Bresson X. Fast texture segmentation based on semi-local region descriptor and active contour[J]. Numerical Mathematics: Theory, Methods and Applications, 2009, 2(4): 445-468.

[51] Yang Y, Li C, Kao C Y, et al. Split Bregman Method for Minimization of Region-Scalable Fitting Energy for Image Segmentation[M]//International Symposium on Visual Computing. Berlin, Heidelberg: Springer, 2010, 6454 LNCS(PART 2): 117-128.

[52] Osher S, Mao Y, Dong B, et al. Fast linearized bregman iteration for compressive sensing and sparse denoising[J]. Mathematics of Computation, 2008, 8(1): 93-111.

[53] Yang Y, Wu B. Split Bregman method for minimization of improved active contour model combining local and global information dynamically[J]. J. Math. Anal. Appl., 2012, 389(1): 351-366.

[54] Yang Y, Zhao Y, Wu B, et al. A fast multiphase image segmentation model for gray images[J]. Comput. Math. Appl., 2014, 67(8): 1559-1581.

[55] Goldstein T, Osher S. The split bregman method for L1-regularized problems[J]. SIAM J. Imaging Sci., 2009, 2(2): 323-343.

[56] Tu X, Gao J, Zhu C, et al. MR image segmentation and bias field estimation based on coherent local intensity clustering with total variation regularization[J]. Medical & Biological Engineering & Computing, 2016, 54(12): 1807-1818.

[57] Yang Y, Zhao Y, Wu B. Split bregman method for minimization of fast multiphase image segmentation model for inhomogeneous images[J]. J. Optim. Theory Appl., 2015, 166(1): 285-305.

[58] Khan A R, Cherbuin N, Wen W, et al. Optimal weights for local multi-atlas fusion using supervised learning and dynamic information (superdyn): Validation on hippocampus segmentation[J]. Neuroimage, 2011, 56(1): 126-139.

[59] Wang H, Suh J W, Das S R, et al. Multi-atlas segmentation with joint label fusion[J]. IEEE Transactions on Pattern Analysis and Machine Intelligence, 2013, 35(3): 611-623.

[60] Van Rikxoort E M, Isgum I, Arzhaeva Y, et al. Adaptive local multi-atlas segmentation: Application to the heart and the caudate nucleus[J]. Medical Image Analysis, 2010, 14(1): 39-49.

[61] Maan B, Der Heijden F Van. Prostate MR image segmentation using 3d active appearance models[C]//Promise 12: MICCAI 2012 Grand Challenge on Prostate MR Image Segmentation, 2017: 41-51.

[62] Arbeláez Z P, Maire M, Fowlkes C, et al. Contour detection and hierarchical image segmentation[J]. IEEE Transactions on Pattern Analysis and Machine Intelligence, 2011, 33(5): 898-916.

[63] Kittler J. Combining classifiers: A theoretical framework[J]. Pattern Analysis and Applications, 1998, 1(1): 18-27.

[64] Kuncheva L I. Combining pattern classifiers: Methods and algorithms[M]. New York: Wiley, 2004.

[65] Warfield S K, Zou K H, Wells W M. Simultaneous truth and performance level estimation (STAPLE): An algorithm for the validation of image segmentation[J]. IEEE Transactions on Medical Imaging, 2004, 23(7): 903-921.

[66] Gong Z, Lu Z, Zhao D, et al. Level set framework of multi-atlas label fusion with applications to magnetic resonance imaging segmentation of brain region of interests and cardiac left ventricles[J]. Digital Medicine, 2017, 3(2): 76-85.

[67] Wijnhout J S, Hendriksen D, Van Assen H C, et al. LV challenge LKEB contribution: Fully automated myocardial contour detection[J]. The MIDAS Journal-Cardiac MR Left Ventricle Segmentation Challenge, 2009.

[68] Jolly M P. Fully automatic left ventricle segmentation in cardiac cine MR images using registration and minimum surfaces[J]. The MIDAS Journal-Cardia MR Left Ventricle Segmentation Challenge, 2000.

[69] Wang L, Li C, Sun Q, et al. Active contours driven by local and global intensity fitting energy with application to brain MR image segmentation[J]. Comput. Med. Imaging Graph., 2009, 33(7): 520-531.

[70] Aljabar P, Heckemann R A, Hammers A, et al. Multi-atlas based segmentation of brain images: Atlas selection and its effect on accuracy[J]. Neuroimage, 2009, 46(3): 726-738.

[71] Wu Z W, Guo Y R, Park S H, et al. Robust brain ROI segmentation by deformation regression and deformable shape model[J]. Medical Image Analysis, 2018, 43(11): 198-213.

[72] Shan L, Zach C, Charles C, et al. Automatic atlas-based three-label cartilage segmentation from MR knee images[J]. Medical Image Analysis, 2014, 18(7): 1233-1246.

[73] Yang H, Sun J, Li H, et al. Neural multi-atlas label fusion: Application to cardiac MR images[J]. Medical Image Analysis, 2018, 49(9): 60-75.

[74] 胡海峰, 张丽, 陈志强, 等. 锥束 CT 技术在口腔临床中的应用[J]. CT 理论与应用研究, 2009, 18(3): 30-37.

[75] Lin T-Y, Goyal P, Girshick R, et al. Focal Loss for Dense Object Detection[C]//Proceedings of the IEEE International Conference on Computer Vision (ICCV): Vol 2017. Venice, Italy: IEEE, 2017: 2980-2988.

[76] He K, Zhang X, Ren S, et al. Deep residual learning for image recognition[C]//Proceedings of the IEEE Conference on Computer Vision and Pattern Recognition (CVPR): Vol 2016-Decem. Las Vegas, USA: IEEE, 2016: 770-778.

[77] Lin T, Dollár P, Girshick R, et al. Feature pyramid networks for object detection[C]//Proceedings of the IEEE Conference on Computer Vision and Pattern Recognition (CVPR): Vol 2017-Janua. Honolulu, USA: IEEE, 2017: 936-944.

[78] Girshick R. Fast R-CNN[C]//Proceedings of the IEEE International Conference on Computer Vision (ICCV): Vol 2015. Santiago, USA: IEEE, 2015: 1440-1448.

[79] Kingma D P, Ba J L. Adam: A method for stochastic optimization[C]//International Conference on Learning Representations (ICLR): Vol 3. San Diego, USA: Conference Track Proceedings, 2015: 1-15.

[80] Li C, Huang R, Ding Z, et al. A level set method for image segmentation in the presence of intensity inhomogeneities with application to MRI[J]. IEEE Transactions on Image Processing, 2011, 20(7): 2007-2016.

[81] Gan Y, Xia Z, Xiong J, et al. Tooth and alveolar bone segmentation from dental computed tomography images[J]. IEEE Journal of Biomedical and Health Informatics, 2018, 22(1): 196-204.

[82] Qiu W, Yuan J, Ukwatta E, et al. Three-Dimensional prostate segmentation using level set with shape constraint based on rotational slices for 3D end-firing TRUS guided biopsy[J]. Medical Physics, 2013, 40(7): 072903.

[83] Yang Y, Xie R, Jia W, et al. Accurate and automatic tooth image segmentation model with deep convolutional neural networks and level set method[J]. Neurocomputing, 2021, 419: 108-125.

[84] Aubert G, Kornprobst P. Mathematical problems in image processing: Partial differential equations and the calculus of variations[M]. Berlin, Germany: Springer Science & Business Media, 2006: 29-93.

[85] Yang C, Shi X, Yao D, et al. A level set method for convexity preserving segmentation of cardiac left ventricle[C]//International Conference on Image Processing: Vol 2017-Sep. Athens, Greece: IEEE, 2018: 2159-2163.

[86] Zhou Z H. A brief introduction to weakly supervised learning[J]. National Science Review, 2018, 5(1): 44-53.

[87] Li C, Kao C Y, Gore J C, et al. Minimization of region-scalable fitting energy for image segmentation[J]. IEEE Transactions on Image Processing, 2008, 17(10): 1940-1949.

[88] Ji D X, Ong S H, Foong K W C. A level-set based approach for anterior teeth segmentation in cone beam computed tomography images[J]. Computers in Biology and Medicine, 2014, 50: 116-128.

[89] Xia Z, Gan Y, Chang L, et al. Individual tooth segmentation from CT images scanned with contacts of maxillary and mandible teeth[J]. Computer Methods and Programs in Biomedicine, 2017, 138: 1-12.

[90] Liu N, Hanj, Yangm-H. PiCANet: Learning pixel-wise contextual attention for saliency detection[C]//Proceedings of the IEEE Conference on Computer Vision and Pattern Recognition (CVPR): Vol 2020. Salt Lake City, USA: IEEE, 2018: 3089-3098.

[91] Ronneberger O, Fischer P, Brox T. U-Net: Convolutional Networks for Biomedical Image Segmentation[C]//International Conference on Medical Image Computing and Computer-Assisted Intervention (MICCAI): Vol 9351 LNCS. Munich, Germany: Springer, Cham, 2015: 234-241.

[92] Zhao Y, Li P, Gao C, et al. TSASNet: Tooth segmentation on dental panoramic X-Ray images by two-Stage attention segmentation network[J]. Knowledge-Based Systems, 2020, 206: 106338.

[93] Chung M, Lee M, Hong J, et al. Pose-Aware instance segmentation framework from cone beam CT images for tooth segmentation[J]. Computers in Biology and Medicine, 2020, 120: 103720.

[94] He K, Gkioxari G, Dollár P, et al. Mask R-CNN[C]//Proceedings of the IEEE International Conference on Computer Vision (ICCV): Vol 2017. Venice, Italy: IEEE, 2017: 2961-2969.

[95] Li C, Xu C, Gui C, et al. Distance regularized level set evolution and its application to image segmentation[J]. IEEE Transactions on Image Processing, 2010, 19(12): 3243-3254.

[96] 理查德·塞利斯基. 计算机视觉: 算法与应用 [M]. 艾海舟等, 译. 北京: 清华大学出版社, 2011: 77-147.

[97] Voulodimos A, Doulamis N, Doulamis A, et al. Deep learning for computer vision: A brief review[J]. Computational Intelligence and Neuroscience, 2018, 2018: 1-18.

[98] 大卫·福赛斯, 简·庞塞. 计算机视觉: 一种现代方法 [M]. 2 版. 高永强等, 译. 北京: 电子工业出版社, 2017: 326-364.

[99] Katti G, Ara S A, Shireen A. Magnetic resonance imaging (MRI)-A review[J]. International Journal of Dental Clinics, 2011, 3(1): 65-70.

[100] Brooks S L. Computed tomography[J]. Dental Clinics of North America, 1993, 37(4): 575-590.

[101] Carovac A, Smajlovic F, Junuzovic D. Application of ultrasound in medicine[J]. Acta Informatica Medica, 2011, 19(3): 168.

[102] Sharma N, Aggarwal L M, et al. Automated medical image segmentation techniques[J]. Journal of Medical Physics, 2010, 35(1): 3.

[103] Patil D D, Deore S G. Medical image segmentation: A review[J]. International Journal of Computer Science and Mobile Computing, 2013, 2(1): 22-27.

[104] Du G, Cao X, Liang J, et al. Medical image segmentation based on U-net: A review[J]. Journal of Imaging Science and Technology, 2020, 64: 1-12.

[105] Wang R, Lei T, Cui R, et al. Medical image segmentation using deep learning: A survey[J]. IET Image Processing, 2022, 16(5): 1243-1267.

[106] Otsu N. A threshold selection method from gray-level histograms[J]. IEEE Transactions on Systems, Man, and Cybernetics, 1979, 9(1): 62-66.

[107] Zhang C, Xie Y, Liu D, et al. Fast threshold image segmentation based on 2D fuzzy fisher and random local optimized (QPSO)[J]. IEEE Transactions on Image Processing, 2017, 26: 1355-1362.

[108] Shao D, Xu C, Xiang Y, et al. Ultrasound image segmentation with multilevel threshold based on differential search algorithm[J]. IET Image Processing, 2019, 13(6): 998-1005.

[109] Li J, Tang W, Wang J, et al. Multilevel thresholding selection based on variational mode decomposition for image segmentation[J]. Signal Processing, 2018, 147: 80-91.

[110] Wang D, Wang X P. The iterative convolution-thresholding method (ICTM) for image segmentation[J]. Pattern Recognition, 2022, 130: 108794.

[111] Zait M, Messatfa H. A comparative study of clustering methods[J]. Future Generation Computer Systems, 1997, 13(2-3): 149-159.

[112] Von Luxburg U, et al. Clustering stability: An overview[J]. Foundations and Trends in Machine Learning, 2010, 2(3): 235-274.

[113] Selim S Z, Ismail M A. K-means-type algorithms: A generalized convergence theorem and characterization of local optimality[J]. IEEE Transactions on Pattern Analysis and Machine Intelligence, 1984, (1): 81-87.

[114] Sinaga K P, Yang M S. Unsupervised K-means clustering algorithm[J]. IEEE Access, 2020, 8: 80716-80727.

[115] 张向荣, 骞晓雪, 焦李成. 基于免疫谱聚类的图像分割 [J]. 软件学报, 2010(9): 2196-2205.

[116] Moftah H M, Azar A T, Al-Shammari E T, et al. Adaptive k-means clustering algorithm for MR breast image segmentation[J]. Neural Computing and Applications, 2014, 24(7): 1917-1928.

[117] Khan A R, Khan S, Harouni M, et al. Brain tumor segmentation using K-means clustering and deep learning with synthetic data augmentation for classification[J]. Microscopy Research and Technique, 2021, 84(7): 1389-1399.

[118] Song Y, Peng G, Sun D, et al. Active contours driven by Gaussian function and adaptive-scale local correntropy-based K-means clustering for fast image segmentation[J]. Signal Processing, 2020, 174: 107625.

[119] Abdullah A S, Rahebi J, Özok Y E, et al. A new and effective method for human retina optic disc segmentation with fuzzy clustering method based on active contour model[J]. Medical & Biological Engineering & Computing, 2020, 58(1): 25-37.

[120] Yang Y, Wang R, Feng C. Level set formulation for automatic medical image segmentation based on fuzzy clustering[J]. Signal Processing: Image Communication, 2020, 87: 115907.

[121] Kass M,Witkin A, Terzopoulos D. Snakes: Active contour models[J]. International Journal of Computer Vision, 1988, 1(4): 321-331.

[122] 邬冬华, 田蔚文, 张连生, 等. 一种修正的求总极值的积分——水平集方法的实现算法收敛性 [J]. 应用数学学报, 2001, 24(1): 100-110.

[123] Chan T F, Vese L A. Active contours without edges[J]. IEEE Transactions on Image Processing, 2001, 10(2): 266-277.

[124] Caselles V, Kimmel R, Sapiro G. Geodesic active contours[J]. International Journal of Computer Vision, 1997, 22(1): 61-79.

[125] Li C, Kao C Y, Gore J C, et al. Minimization of region-scalable fitting energy for image segmentation[J]. IEEE Transactions on Image Processing, 2008, 17(10): 1940-1949.

[126] Li C, Xu C, Gui C, et al. Distance regularized level set evolution and its application to image segmentation[J]. IEEE Transactions on Image Processing, 2010, 19(12): 3243-3254.

[127] Li C, Huang R, Ding Z, et al. A level set method for image segmentation in the presence of intensity inhomogeneities with application to MRI[J]. IEEE Transactions on Image Processing, 2011, 20(7): 2007-2016.

[128] 张明慧, 卢振泰, 张娟. 基于多图谱活动轮廓模型的脑部图像分割 [J]. 计算机学报, 2016, 39(7): 1490-1500.

[129] Osher S, Sethian J A. Fronts propagating with curvature-dependent speed: Algorithms based on Hamilton-Jacobi formulations[J]. Journal of Computational Physics, 1988, 79(1): 12-49.

[130] Yang Y, Jia W, Yang Y. Multi-atlas segmentation and correction model with level set formulation for 3D brain MR images[J]. Pattern Recognition, 2019, 90: 450-463.

[131] Liu C, Ng MK P, Zeng T. Weighted variational model for selective image segmentation with application to medical images[J]. Pattern Recognition, 2018, 76: 367-379.

[132] Ma D, Liao Q, Chen Z, et al. Adaptive local-fitting-based active contour model for medical image segmentation[J]. Signal Processing: Image Communication, 2019, 76: 201-213.

[133] Ding K, Xiao L, Weng G. Active contours driven by local pre-fitting energy for fast image segmentation[J]. Pattern Recognition Letters, 2018, 104: 29-36.

[134] Liu C, Liu W, Xing W. An improved edge-based level set method combining local regional fitting information for noisy image segmentation[J]. Signal Processing, 2017, 130: 12-21.

[135] Mumford D, Shah J. Optimal approximations by piecewise smooth functions and associated variational problems[J]. Communications on Pure and Applied Mathematics, 1989, 42: 577-685.

[136] Goldstein T, Osher S. The Split Bregman method for L_1-regularized problems[J]. SIAM Journal on Imaging Sciences, 2009, 2(2): 323-343.

[137] Wang W, Yan S, Mao L, et al. Robust minimum variance beamforming with sidelobe-level control using the alternating direction method of multipliers[J]. IEEE Transactions on Aerospace and Electronic Systems, 2021, 57(5): 3506-3519.

[138] Hou R, Li F, Zhang G. Truncated residual based plug-and-play ADMM algorithm for MRI reconstruction[J]. IEEE Transactions on Computational Imaging, 2022, 8: 96-108.

[139] Goldstein T, Bresson X, Osher S. Geometric applications of the Split Bregman method: Segmentation and surface reconstruction[J]. Journal of Computational Science, 2010, 45(1-3): 272-293.

[140] Yin W, Osher S, Goldfarb D. Bregman iterative algorithms for L_1-Minimization with applications to compressed sensing[J]. SIAM Journal on Imaging Sciences, 2008, 1(1): 143-168.

[141] Yang Y,Wu B. Split Bregman method for minimization of improved active contour model combining local and global information dynamically[J]. Journal of Mathematical Analysis and Applications, 2012, 389(1): 351-366.

[142] Yang Y,Wu B. Convex image segmentation model based on local and global intensity fitting energy and Split Bregman method[J]. Journal of Applied Mathematics, 2012, 2012(4): 155-172.

[143] Yang Y, Zhao Y, Wu B, et al. A fast multiphase image segmentation model for gray images[J]. Computers and Mathematics with Applications, 2014, 67(8): 1559-1581.

[144] Yang Y, Wu B. A new and fast multiphase image segmentation model for color images[J]. Mathematical Problems in Engineering, 2012, 2012: 95-102.

[145] Yang Y, Zhao Y,Wu B. Split Bregman method for minimization of fast multiphase image segmentation model for inhomogeneous images[J]. Journal of Optimization Theory and Applications, 2015, 166(1): 285-305.

[146] Huang Z, Wang X, Wei Y, et al. CCNet: Criss-cross attention for semantic segmentation[J]. IEEE Transactions on Pattern Analysis and Machine Intelligence, 2020, 14(8): 6896-6908.

[147] Pang S, Pang C, Zhao L, et al. SpineParseNet: Spine parsing for volumetric MR image by a two-stage segmentation framework with semantic image representation[J]. IEEE Transactions on Medical Imaging, 2021, 40(1): 262-273.

[148] Gu R,Wang G, Song T, et al. CA-Net: Comprehensive attention convolutional neural networks for explainable medical image segmentation[J]. IEEE Transactions on Medical Imaging, 2021, 40(2): 699-711.

[149] Wu Y, Zeng D, Wang Z, et al. Distributed contrastive learning for medical image segmentation[J]. Medical Image Analysis, 2022, 81: 102564.

[150] Gu J, Wang Z, Kuen J, et al. Recent advances in convolutional neural networks[J]. Pattern Recognition, 2018, 77: 354-377.

[151] Ghimire D, Kil D, Kim S h. A survey on efficient convolutional neural networks and hardware acceleration[J]. Electronics, 2022, 11(6): 945.

[152] Han Z, Jian M, Wang G G. ConvUNeXt: An efficient convolution neural network for medical image segmentation[J]. Knowledge-Based Systems, 2022, 253: 109512.

[153] Long J, Shelhamer E, Darrell T. Fully convolutional networks for semantic segmentation[C]//Proceedings of the IEEE Conference on Computer Vision and Pattern Recognition. Boston, MA, USA: IEEE, 2015: 3431-3440.

[154] Ronneberger O, Fischer P, Brox T. U-net: Convolutional networks for biomedical image segmentation[C]//International Conference on Medical Image Computing and Computer-Assisted Intervention. Munich, Germany: Springer, 2015: 234-241.

[155] Li X, Chen H, Qi X, et al. H-DenseUNet: Hybrid densely connected UNet for liver and tumor segmentation from CT volumes[J]. IEEE Transactions on Medical Imaging, 2018, 37(12): 2663-2674.

[156] Thomas E, Pawan S, Kumar S, et al. Multi-res-attention UNet: A CNN model for the segmentation of focal cortical dysplasia lesions from magnetic resonance images[J]. IEEE Journal of Biomedical and Health Informatics, 2021, 25(5): 1724-1734.

[157] Gab Allah A M, Sarhan A M, Elshennawy N M. Edge U-Net: Brain tumor segmentation using MRI based on deep U-Net model with boundary information[J]. Expert Systems with Applications, 2023, 213: 118833.

[158] Yang Y, Shu X,Wang R, et al. Parallelizable and robust image segmentation model based on the shape prior information[J]. Applied Mathematical Modelling, 2020, 83: 357-370.

[159] Yang Y, Xie R, Jia W, et al. Accurate and automatic tooth image segmentation model with deep convolutional neural networks and level set method[J]. Neurocomputing, 2021, 419: 108-125.

[160] Ma J, He J, Yang X. Learning geodesic active contours for embedding object global information in segmentation CNNs[J]. IEEE Transactions on Medical Imaging, 2021, 40(1): 93-104.

[161] Xie R, Yang Y, Chen Z. WITS: Weakly-supervised individual tooth segmentation model trained on box-level labels[J]. Pattern Recognition, 2023, 133: 108974.

[162] Prince M. Does active learning work? A review of the research[J]. Journal of Engineering Education, 2004, 93(3): 223-231.

[163] Zheng Y, Gao Y, Lu S, et al. Multistage semisupervised active learning framework for crack identification, segmentation, and measurement of bridges[J]. Computer- Aided Civil and Infrastructure Engineering, 2022, 37(9): 1089-1108.

[164] Anahideh H, Asudeh A, Thirumuruganathan S. Fair active learning[J]. Expert Systems with Applications, 2022, 199: 116981.

[165] 张北辰, 李亮, 查正军, 等. 基于跨模态对比学习的视觉问答主动学习方法 [J]. 计算机学报, 2022, 45(8): 1730-1745.

[166] Ren P, Xiao Y, Chang X, et al. A survey of deep active learning[J]. ACM Computing Surveys, 2022, 54(9): 1-40.

[167] Belharbi S, Ben Ayed I, McCaffrey L, et al. Deep active learning for joint classification & segmentation with weak annotator[C]//Proceedings of the IEEE/CVF Winter Conference on Applications of Computer Vision. Waikoloa, HI, USA: IEEE, 2021: 3338-3347.

[168] Mitchell T, BuChanan B, DeJong G, et al. Machine learning[J]. Annual Review of Computer Science, 1990, 4(1): 417-433.

[169] Sarker I H. Machine learning: Algorithms, real-world applications and research directions[J]. SN Computer Science, 2021, 2(3): 1-21.

[170] Janiesch C, Zschech P, Heinrich K. Machine learning and deep learning[J]. Electronic Markets, 2021, 31(3): 685-695.

[171] Tran T, Do T T, Reid I, et al. Bayesian generative active deep learning[C]//International Conference on Machine Learning. Long Beach, USA: PMLR, 2019: 6295-6304.

[172] Cai L, Xu X, Liew J H, et al. Revisiting superpixels for active learning in semantic segmentation with realistic annotation costs[C]//Proceedings of the IEEE/CVF Conference on Computer Vision and Pattern Recognition. Nashville, TN, USA: IEEE, 2021: 10988-10997.

[173] Yang L, Zhang Y, Chen J, et al. Suggestive annotation: A deep active learning framework for biomedical image segmentation[C]//International Conference on Medical Image Computing and Computer-Assisted Intervention. Quebec City, Canada: Springer, 2017: 399-407.

[174] Siddiqui Y, Valentin J, Nießner M. Viewal: active learning with viewpoint entropy for semantic segmentation[C]//Proceedings of the IEEE/CVF Conference on Computer Vision and Pattern Recognition. Seattle, WA, USA: IEEE, 2020: 9433-9443.

[175] Jung S K, Lim H K, Lee S, et al. Deep active learning for automatic segmentation of maxillary sinus lesions using a convolutional neural network[J]. Diagnostics, 2021, 11(4): 688.

[176] Haralick R M, Shapiro L G. Image segmentation techniques[J]. Computer Vision, Graphics, and Image Processing, 1985, 29(1): 100-132.

[177] Pal N R, Pal S K. A review on image segmentation techniques[J]. Pattern Recognition, 1993, 26(9): 1277-1294.

[178] Zanaty E, Ghoniemy S. Medical image segmentation techniques: An overview[J]. International Journal of Informatics and Medical Data Processing, 2016, 1(1): 16-37.

[179] Wei Z, Zou J, Zhang J. Automatic recognition of chewing noises in epileptic EEG based on period segmentation[J]. Neurocomputing, 2016, 190: 107-116.

[180] Yang X, Wu T, Zhang L, et al. CNN with spatio-temporal information for fast suspicious object detection and recognition in THz security images[J]. Signal Processing, 2019, 160: 202-214.

[181] Yuan D, Chang X, Huang P Y, et al. Self-supervised deep correlation tracking[J]. IEEE Transactions on Image Processing, 2021, 30: 976-985.

[182] Yuan D, Li X, He Z, et al. Visual object tracking with adaptive structural convolutional network[J]. Knowledge-Based Systems, 2020, 194: 105554.

[183] Yuan D, Kang W, He Z. Robust visual tracking with correlation filters and metric learning[J]. Knowledge-Based Systems, 2020, 195: 105697.

[184] Zeng N, Li H, Wang Z, et al. Deep-reinforcement-learning-based images segmentation for quantitative analysis of gold immunochromatographic strip[J]. Neurocomputing, 2021, 425: 173-180.

[185] Troya-Galvis A, Gancarski P, Berti-Equille L. Remote sensing image analysis by aggregation of segmentation-classification collaborative agents[J]. Pattern Recognition, 2018, 73: 259-274.

[186] He L, Huang S. Modified firefly algorithm based multilevel thresholding for color image segmentation[J]. Neurocomputing, 2017, 240: 152-174.

[187] Liu C, Liu W, Xing W. An improved edge-based level set method combining local regional fitting information for noisy image segmentation[J]. Signal Processing, 2017, 130: 12-21.

[188] Zhang Y, Guo H, Chen F, et al. Weighted kernel mapping model with spring simulation based watershed transformation for level set image segmentation[J]. Neurocomputing, 2017, 249: 1-8.

[189] Ding K, Xiao L, Weng G. Active contours driven by region-scalable fitting and optimized Laplacian of Gaussian energy for image segmentation[J]. Signal Processing, 2017, 134: 224-233.

[190] Wang L, Zhang L, Yang X, et al. Level set based segmentation using local fitted images and inhomogeneity entropy[J]. Signal Processing, 2020, 167: 107297.

[191] Yang Y,Wu B. Split Bregman method for minimization of improved active contour model combining local and global information dynamically[J]. Journal of Mathematical Analysis and Applications, 2012, 389(1): 351-366.

[192] Gu Z, Cheng J, Fu H, et al. CE-Net: Context encoder network for 2D medical image segmentation[J]. IEEE Transactions on Medical Imaging, 2019, 38(10): 2281-2292.

[193] Lian C, Ruan S, Denoeux T, et al. Joint tumor segmentation in PET-CT images using co-clustering and fusion based on belief functions[J]. IEEE Transactions on Image Processing, 2018, 28(2): 755-766.

[194] Yang Y, Zhao Y,Wu B, et al. A fast multiphase image segmentation model for gray images[J]. Computers & Mathematics with Applications, 2014, 67(8): 1559-1581.

[195] Shi X, Li C. Convexity preserving level set for left ventricle segmentation[J]. Magnetic Resonance Imaging, 2021, 78: 109-118.

[196] Weng G, Dong B, Lei Y. A level set method based on additive bias correction for image segmentation[J]. Expert Systems with Applications, 2021, 185: 115633.

[197] Grinias E, Tziritas G. Fast Fully-automatic cardiac segmentation in MRI using MRF model optimization, substructures tracking and B-Spline smoothing[C]//Statistical Atlases and Computational Models of the Heart. ACDC and MMWHS Challenges. New York, USA: Springer, 2018: 91-100.

[198] Yang X, Bian C, Yu L, et al. Class-Balanced Deep Neural Network for Automatic Ventricular Structure Segmentation[C]//Statistical Atlases and Computational Models of the Heart. ACDC and MMWHS Challenges. New York, USA: Springer, 2018: 152-160.

[199] Shah-Hosseini H, Safabakhsh R. Automatic multilevel thresholding for image segmentation by the growing time adaptive self-organizing map[J]. IEEE Transactions on Pattern Analysis and Machine Intelligence, 2002, 24(10): 1388-1393.

[200] Shen J, Hao X, Liang Z, et al. Real-Time Superpixel Segmentation by DBSCAN Clustering Algorithm[J]. IEEE Transactions on Image Processing, 2016, 25(12): 5933-5942.

[201] Shu X, Yang Y,Wu B. Adaptive segmentation model for liver CT images based on neural network and level set method[J]. Neurocomputing, 2021, 453: 438-452.

[202] Shu X, Yang Y, Wu B. A neighbor level set framework minimized with the split Bregman method for medical image segmentation[J]. Signal Processing, 2021, 189: 108293.

[203] Fu H, Xu D, Lin S. Object-based multiple foreground segmentation in RGBD video[J]. IEEE Transactions on Image Processing, 2017, 26(3): 1418-1427.

[204] Kim D, Woo S, Lee J Y, et al. Dense pixel-level interpretation of dynamic scenes with video panoptic segmentation[J]. IEEE Transactions on Image Processing, 2022, 31: 5383-5395.

[205] Zhou S, Nie D, Adeli E, et al. High-resolution encoder-decoder networks for lowcontrast medical image segmentation[J]. IEEE Transactions on Image Processing, 2020, 29: 461-475.

[206] Lenczner G, Chan-Hon-Tong A, Le Saux B, et al. DIAL: Deep interactive and active learning for semantic segmentation in remote sensing[J]. IEEE Journal of Selected Topics in Applied Earth Observations and Remote Sensing, 2022, 15: 3376-3389.

[207] Roy A, Borkar V, Karandikar A, et al. Online reinforcement learning of optimal threshold policies for Markov decision processes[J]. IEEE Transactions on Automatic Control, 2022, 67(7): 3722-3729.

[208] Ding T, Zeng Z, Bai J, et al. Optimal electric vehicle charging strategy with Markov decision process and reinforcement learning technique[J]. IEEE Transactions on Industry Applications, 2020, 56(5): 5811-5823.

[209] Wang Y, Liu H, Zheng W, et al. Multi-objective workflow scheduling with deep-Q-network-based multi-agent reinforcement learning[J]. IEEE Access, 2019, 7: 39974-39982.

[210] Wu J, Jin Z, Liu A, et al. A hybrid deep-Q-network and model predictive control for point stabilization of visual servoing systems[J]. Control Engineering Practice, 2022, 128: 105314.

[211] Mnih V, Kavukcuoglu K, Silver D, et al. Human-level control through deep reinforcement learning[J]. Nature, 2015, 518(7540): 529-533.

[212] Casanova A, Pinheiro P O, Rostamzadeh N, et al. Reinforced active learning for image segmentation[C]//International Conference on Learning Representations. Ethiopia, Africa: STAT, 2020: 1-17.